U0225895

实用口腔正畸临床技术精要

Textbook for Orthodontic Therapists

实用口腔正畸临床技术精要

Textbook for Orthodontic Therapists

编著 （英）西瑞·戴维斯（Ceri Davies）

主审 金作林 冯 雪

主译 高 洁 秦 文 徐悦蓉 叶清馨

北方联合出版传媒（集团）股份有限公司

辽宁科学技术出版社

沈 阳

图文编辑

刘 菲 刘 娜 康 鹤 肖 艳 王静雅 纪凤薇 刘玉卿 张 浩 曹 勇 杨 洋

Title: Textbook for Orthodontic Therapists

By Ceri Davies, ISBN: 9781119565451

Copyright © 2020 John Wiley & Sons Limited.

© 2023，辽宁科学技术出版社。

著作权合同登记号：06–2021第160号。

版权所有·翻印必究

图书在版编目（CIP）数据

实用口腔正畸临床技术精要 /（英）西瑞·戴维斯（Ceri Davies）编著；高洁等主译. —沈阳：辽宁科学技术出版社，2023.6

ISBN 978-7-5591-2961-1

Ⅰ. ①实… Ⅱ. ①西… ②高… Ⅲ. ①口腔正畸学 Ⅳ. ①R783.5

中国国家版本馆CIP数据核字（2023）第055202号

出版发行：辽宁科学技术出版社
　　　　　（地址：沈阳市和平区十一纬路25号　邮编：110003）
印 刷 者：凸版艺彩（东莞）印刷有限公司
经 销 者：各地新华书店
幅面尺寸：210mm×285mm
印　　张：18.75
插　　页：4
字　　数：375千字
出版时间：2023 年 6 月第 1 版
印刷时间：2023 年 6 月第 1 次印刷
策划编辑：陈　刚
责任编辑：金　烁
封面设计：袁　舒
版式设计：袁　舒
责任校对：李　霞

书　　号：ISBN 978-7-5591-2961-1
定　　价：298.00 元

投稿热线：024-23280336
邮购热线：024-23280336
E-mail:cyclonechen@126.com
http://www.lnkj.com.cn

主审简介
Reviewers

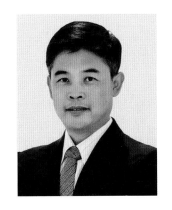

金作林

　　中华口腔医学会口腔正畸专业委员会主任委员，中国人民解放军空军军医大学口腔医院正畸科主任、教授、主任医师，博士研究生导师。四川大学华西口腔医学院博士后，美国哥伦比亚大学访问学者，陕西省口腔正畸专业委员会前主任委员。世界正畸医师联盟会员，美国正畸协会国际会员。《中华口腔正畸学杂志》副主编。

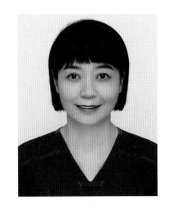

冯 雪

　　原第四军医大学口腔医院正畸科副主任、副教授。西北大学医学院教授，主任医师，研究生导师。中华医学会医学美学与美容分会美容牙科学组副组长，中国医院协会口腔医院分会委员，中国康复医学会口腔疾病预防与康复专业委员会委员，陕西省口腔正畸专业委员会常务委员，国家自然科学基金委评审专家，世界牙科联盟会员。发表学术论文60余篇，其中以第一作者及通讯作者身份发表SCI论文11篇；主译专著6部，参编、参译专著6部。承担或完成国家自然科学基金项目5项、省级课题3项。获陕西省科学技术进步奖一等奖1项、二等奖1项。

审译者名单
Reviewers & Translators

主　审　金作林　冯　雪

主　译　高　洁　秦　文　徐悦蓉　叶清馨

译　者（按姓名首字母排序）

高　洁　空军军医大学第三附属医院正畸科
郭冬会　空军军医大学第三附属医院正畸科
刘　倩　空军军医大学第三附属医院正畸科
李　晨　西北大学医学院
李永刚　西北大学医学院
祁祎喆　空军军医大学第三附属医院正畸科
秦　文　空军军医大学第三附属医院正畸科
王　宪　联勤保障部队第九六二医院
文　艺　空军军医大学第三附属医院正畸科
徐悦蓉　空军军医大学第三附属医院正畸科
杨鸿旭　空军军医大学第三附属医院解剖生理学教研室
叶清馨　可丽尔医疗科技（常州）有限公司
张　浩　空军军医大学第三附属医院正畸科
张浩霖　空军军医大学第三附属医院正畸科

序
Foreword

　　我非常荣幸可以为这本《实用口腔正畸临床技术精要》作序。在过去的数十年里，口腔正畸患者数量呈指数级上升，社会对于合格的口腔正畸医师的需求也逐年增加。一名合格的正畸医师需要学习非常广泛的口腔医学知识，其学习时间相当于三年制研究生课程，但包含的知识体量更大、更丰富！

　　我强烈推荐这本书作为口腔正畸医师必读图书，因为此书有效地将临床和理论知识结合到具体的口腔正畸临床实践中。最重要的是，它还考虑了正畸患者现在和未来的最大利益以及可能相关的正畸问题。

　　不仅如此，本书的逻辑顺序清晰，图文并茂，有助于正畸医师进行阅读学习。

　　做得很好，Ceri！

Shivani Patel

口腔正畸专科医师

BDS(Hons) MFDS RCPS MSc(Lond) IMOrth RCS FDS RCPS FICD(Hons)

2019年5月于伦敦

成功不会来找你，你必须出去找它。

——KUSHANDWIZDOM

致谢
Acknowledgements

　　首先，我要特别感谢Monica Reinach博士，是她给了我这个机会，让我有机会成为一名正畸专科医师。多年来，我和她一起在Pure Orthodontics工作，在这期间，她给予了我巨大的支持。如果没有Monica，我就不会有今天的成就。因此，任何辞藻都不足以充分表达我的感激之情。

　　其次，我要特别感谢Hemant Patel博士和Chris Cook博士，他们是我大学的课程导师，非常感谢他们帮助我出版了这本书，同时也要感谢他们在大学期间给予我的所有帮助。

　　感谢Shivani Patel博士，非常感谢他在本书出版过程中给予的帮助。

　　感谢来自埃塞克斯的曼宁特里正畸技工室的Chris Kimberly，为我提供了一些活动矫治器及照片。

　　最后，我要感谢我的同事们，感谢他们在临床工作中的帮助以及为本书提供的照片。谢谢他们每一个人。

目录
Contents

1

口腔正畸史
History of Orthodontics

口腔正畸学不仅可以纠正错位牙齿、排齐牙列，其背后的学科历史也是源远流长。从古至今，人们都非常重视牙齿这个重要的咀嚼器官。考古学家发现，很久之前的人类便尝试过矫正牙齿，他们通过将金属丝缠绕在牙齿上来重新排列它们。基于以往众多口腔医师的研究，现代口腔正畸学则更加科学化。

1.1　21世纪前的口腔正畸学

18—19世纪，现代口腔正畸学开始发展，直到1900年才被认定是一门专业学科。当时治疗所使用的矫治器与我们今天的矫治器有很大的不同。1723年，法国牙医Pierre Fauchard设计了第一个牙弓扩展矫治器，它被称为Bandeau，由U形金属条组成，通过将牙齿结扎固定在U形金属条上来扩弓。在18世纪晚期，美国牙医Norman W. Kingsley开始使用一种早期的头帽牵引装置进行远中向移动牙齿。最早的头帽类矫治装置诞生于1840年，被称为"颏兜"。此时，由于活动矫治器固位作用较差，因此并没有被大量使用。直到1949年，箭头卡环（Adams卡环）被广泛应用，活动矫治器的使用才变得更加普及。在19世纪，Dwinelle发明的螺旋扩弓器开始流行，这种应用

在活动矫治器中的螺旋装置与现今的螺旋扩弓器已基本无区别。

1879年，Norman W. Kingsley发明的功能矫治器得以推广。我们如今熟知的功能矫治器大多应用于前导下颌，而Kingsley医师所设计的功能矫治器主要是引导患者下颌发生咬合跳跃至医师设计的目标咬合位置。此后，越来越多的医师发明了形式多样的功能矫治器，包括活动功能矫治器和固定功能矫治器。其中具有代表性的活动功能矫治器有1902年Pierre Robin发明的Monobloc矫治器，1908年Viggo Andresen发明的肌激动器以及1957年Rolf Frankel发明的Frankel功能矫治器（FR1、FR2、FR3）。具有代表性的固定功能矫治器有Emil Herbst在1905年发明的Herbst功能矫治器。20世纪80年代William Clark发明了Twin Block矫治器，小巧、设计合理、患者依从性高，目前依然是临床工作中非常流行的功能矫治器。

1970年，固定矫治器开始普遍应用于正畸临床，当时的固定矫治器与现在存在一些细微差异。Edward Angle研发了多种固定矫治器，例如1907年的Angle E形弓，主要由双侧磨牙带环及与牙弓形态匹配的唇侧弓丝构成，可以将需要扩弓的牙齿与唇侧弓丝进行结扎。为了更好地控制牙齿移动方向，Angle在1910年发明了钉管弓矫治

Textbook for Orthodontic Therapists, First Edition. Ceri Davies.
© 2020 John Wiley & Sons Ltd. Published 2020 by John Wiley & Sons Ltd.

器，该矫治器将牙齿用黄金或白金的金属带环包裹，金属带环上焊接了一根竖管，通过将栓钉插入竖管中来实现牙齿移动。然而，由于钉管弓矫治器使用的是圆丝，牙齿的转矩表达和牙根平行度效果较差，并且在每次复查时，栓钉还需移动并重新焊接到一个新的位置。1915年，Angle发明了带状弓矫治器，这种矫治器在钉管弓矫治器的基础上进行了改良，在每个带环上焊接垂直托槽来优化牙齿的旋转控制。后来，Begg受到Angle带状弓矫治器的启发，发明了细丝矫治技术。但是，Angle于1930年去世，不过在他去世前5年，即1925年发明了方丝弓矫治器，该矫治器的托槽取消了原本的垂直型槽沟，而改为水平型槽沟，通过使用方形弓丝并进行功能曲的弯制，以实现三维方向的牙齿移动控制。现代的直丝弓矫治器就是基于Angle的方丝弓矫治器而来。

20世纪，固定矫治器的托槽都是通过焊接在带环上，再粘接在每颗牙齿上的。由于每颗牙齿的形态不同，医师还需要在牙椅旁使用直的金属带进行弯制，以达到与牙齿形态贴合。不难想象，这将耗费很多时间。1930年，第一家口腔正畸材料供应商开始销售不再需要弯制的成品带环。带环上焊接的托槽主要是用来结扎弓丝，牙齿的移动还需要口腔正畸医师弯制弓丝。同样，弯制弓丝也非常耗时，患者往往需要几个小时才能完成固定矫治器的佩戴。

1970年，Andrews发明了至今依然非常流行的直丝弓矫治器，这大大地改变了正畸医师的临床操作。直丝弓矫治器与之前的固定矫治器不同，它的每一颗托槽都预存了特定的牙齿数据，如内收、外展、轴倾、转矩等。直丝弓矫治器大大减少了临床弓丝弯制，有助于牙齿高效移动。如今，不同类型的直丝弓矫治器在正畸临床中广泛使用，不同类型的直丝弓矫治器有着不同的槽沟大小及基底形态。

1963年，美学矫治器问世，至今仍风靡全球。例如20世纪80年代发明的舌侧矫治器，开启了口腔正畸的一个新的领域。截至目前，已经有多位正畸医师发明了不同系统、不同类型的固定矫治器，例如标准方丝弓矫治器、Begg矫治器、直丝弓矫治器、Tip Edge矫治器、自锁托槽、舌侧矫治器等。接下来，我们将对其逐一介绍。

1.2 标准方丝弓矫治器

Edward Angle（1855—1930）：

- 于1925年发明了标准方丝弓矫治器。
- 他是一名美国牙医，被称为口腔正畸学之父。
- 就读于宾夕法尼亚牙科外科学院，并于1878年获得执业资格。
- 1890年建立了Angle口腔正畸学校，在那里，口腔正畸学成了一门专业。
- 1899年提出的安氏分类法，一直沿用至今。
- 一生中发明了多种矫治器，如E形弓矫治器（1907年）、钉管弓矫治器（1910年）、带状弓矫治器（1915年）、方丝弓矫治器（1925年）。
- 1930年去世，享年75岁。

标准方丝弓矫治器（图1.1）：

- 每颗牙齿设计的托槽类型都是一样的，均属于被动槽沟。
- 所有托槽都是矩形。
- 托槽的型号取决于托槽槽沟的宽度。
- 托槽有两种不同的规格：
  - 一种槽沟宽度通常是0.018英寸或者0.022英寸
  - 另一种槽沟宽度通常是0.025英寸或者0.028英寸

- 方丝弓矫治器可以在三维方向上控制牙齿移动。
- 方丝弓矫治器的弓丝需要弯制序列弯曲，这非常耗时并且需要正畸医师有高超的技巧。患者需要定期复查。
- 弓丝序列弯曲通常按照以下顺序（图1.2）：
  - 第一序列弯曲——内收和外展
    - 此序列弯曲位于水平方向，主要用于补偿不同牙齿之间宽度的差异
    - 此序列弯曲补偿了牙齿宽度在颊舌向、唇腭向的差异（前后向移动，即A–P平面）
    - 例如，现代口腔正畸学研究发现，上颌

中切牙相较于上颌侧切牙偏唇侧，尖牙与上颌中切牙类似，位置也偏唇侧，这有利于位于口角处的尖牙起到支撑作用
  - 第二序列弯曲——轴倾
    - 此序列弯曲位于垂直方向，主要用于补偿或纠正牙齿轴倾，调整牙齿在近远中向的角度
    - 例如，远中倾斜的侧切牙需要通过在弓丝上弯制第二序列弯曲来向近中竖直，以达到侧切牙应有的轴倾度
  - 第三序列弯曲——转矩
    - 只能在方丝上弯制
    - 正畸医师通过调整弓丝转矩来进行控根移动
    - 例如，可以通过将弓丝向唇侧扭转增加根唇向转矩；将弓丝向舌侧扭转增加根舌向转矩
- 可以在弓丝上增加闭隙曲来关闭牙齿之间的缝隙。
- 标准方丝弓系统对支抗的要求较高。
- 牙齿移动受到托槽间距大小的影响：
  - 窄托槽（托槽间距大）：托槽之间的弓丝长度相对较长，使弓丝弹性较高，易于排齐

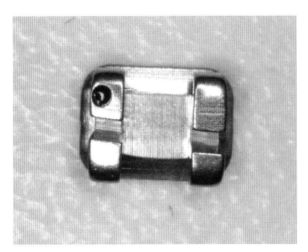

图1.1　标准方丝弓托槽。每颗牙齿使用同样的托槽，托槽无内置数据

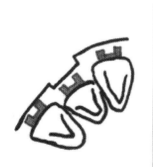 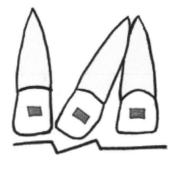 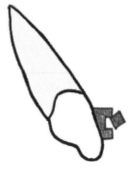

第一序列弯曲　　第二序列弯曲　　第三序列弯曲

图1.2　第一、第二、第三序列弯曲

– 宽托槽（托槽间距小）：较小的托槽间距使托槽之间弓丝长度相对较小，有利于牙齿去扭转和近远中向的移动控制

1.3 Begg矫治器

Begg（1898—1983）：

- 20世纪50年代，Begg发明了Begg矫治器。
- 他是一名澳大利亚籍医师。
- 他曾于1924年就读于Angle口腔正畸学校（帕萨迪纳市，美国加利福尼亚州），是最早使用标准方丝弓矫治器的正畸医师之一。
- 1925年，他回到了位于澳大利亚南部的阿德莱德市，开始独立接诊正畸患者。
- 后来，他成为阿德莱德大学教授。
- 他还发明了新型弓丝：澳丝。
- 他于1980年退休，1983年去世。

Begg矫治器（图1.3）：

- 克服了标准方丝弓矫治器对支抗的高要求，治疗过程中常为弱支抗。
- 又被称为细丝矫治器。

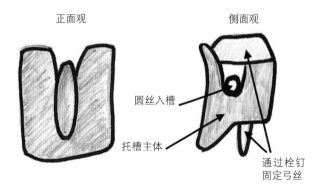

正面观　　　　　　　　　侧面观

圆丝入槽

托槽主体

通过栓钉固定弓丝

图1.3　Begg矫治器，矫治系统构成

- 该矫治系统由托槽、栓钉和弓丝构成。
- 栓钉可以将弓丝与槽沟紧密结扎，使弓丝完全入槽。
- 属于细丝矫治器，弓丝在槽沟上方存在非常多的余隙，弓丝在槽沟内可以轻易地滑动。
- Begg矫治技术在最后的精细调整阶段难度较大。

Begg矫治技术为了实现牙齿有效移动应用了多种不同的方法（图1.4）：

- 圆丝和颌间牵引的应用可以让牙齿倾斜移动到目标位置。
- 辅簧和弯制曲能够竖直牙根，实现牙齿旋转移动。
- 拔牙病例应用颌间支抗，后牙段作为一个整体的支抗单元，通过橡皮圈牵引辅助前牙内收。
- Begg矫治器需要患者有较高的依从性，因为颌间牵引对患者的配合度要求较高。

1.4 直丝弓矫治器

Andrews：

- 于1970年发明了直丝弓矫治器。
- 还提出了Andrews理想秴六要素。
- 他是一名美国籍口腔正畸医师，虽然现在已经不再具体参与临床工作，但仍积极活跃在口腔正畸的科研和教育上。
- 他的儿子Will A. Andrews子承父业，继承了他在加利福尼亚州圣地亚哥市于1958年创立的Point Loma口腔诊所。

直丝弓矫治器（图1.5）：

- 也被称为预成方丝弓矫治器。

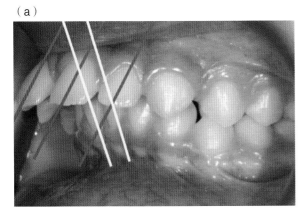 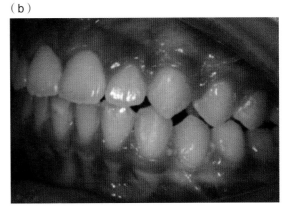

图1.4 Begg矫治器的应用。(a)通过颌间牵引,牙齿发生倾斜移动。图中红色直线和黄色直线示上下颌前牙唇倾程度。(b)通过辅簧竖直发生倾斜移动牙齿的牙根

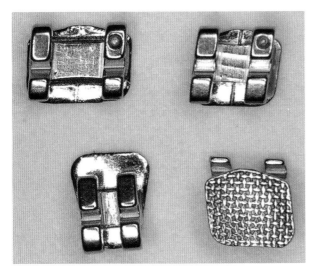

图1.5 直丝弓矫治器

- 该矫治器可以应用于一期矫治或功能矫治器后的二期矫治。
- 直丝弓矫治器被称为预成方丝弓矫治器的原因,主要是不同牙位的托槽在水平面上厚度不同,并且不同牙位的托槽中被预存了不同的数据。
- 直丝弓托槽中内置数据主要有:
  - **内收和外展**:即第一序列弯曲
  - **轴倾**:即第二序列弯曲
  - **转矩**:即第三序列弯曲
- 在托槽中内置数据使直丝弓矫治器可以有效地减少临床中弓丝弯制的时间,在有的病例中甚至整个治疗阶段都不需要弯制弓丝,因此直丝弓矫治器非常受到医师的青睐。

- 为了将牙齿排列在正确的位置,在生产时已经将3个序列弯曲的数据内置在托槽底板上:
  - **内收和外展(第一序列弯曲)**:通过托槽底板厚度的差异来体现牙列第一序列弯曲。例如,侧切牙相对于中切牙更偏舌侧,因此,侧切牙的托槽底板厚度较中切牙的厚一些
  - **轴倾(第二序列弯曲)**:通过在不同牙位托槽槽沟设置不同的近远中倾斜度,来表达不同牙齿在轴倾上的差异
  - **转矩(第三序列弯曲)**:不同牙位托槽的转矩不同,弓丝越粗,转矩表达越强。如果目标转矩表达不够,还可以通过给弓丝增加转矩来进行调整
- 直丝弓矫治器可以使用预成型弓丝。通过序列地更换这些弓丝,牙齿逐步向目标位置排齐。
- 托槽有不同规格:
  - 0.018英寸×0.025英寸槽沟,常用工作弓丝为0.016英寸×0.022英寸不锈钢方丝
  - 0.022英寸×0.028英寸槽沟,常用工作弓丝

为0.019英寸×0.025英寸不锈钢方丝

- 根据患者的牙列拥挤程度，该矫治器可适用于拔牙或非拔牙矫治。
- 直丝弓矫治器一直非常流行，目前最常见的3种直丝弓矫治器有：
  - Andrews
  - Roth
  - MBT（由McLaughlin、Bennett、Trevisi 3名医师共同设计）
- 有多名正畸医师为以上3种直丝弓矫治器的设计出谋划策。不过，每名正畸医师对于托槽中具体内置多少转矩值有着不同的意见。因此，每种直丝弓矫治器都有不同的转矩。其中MBT矫治器的内置转矩值是3种常见直丝弓矫治器中最大的。

直丝弓矫治器的优势：

- 减少椅旁时间。
- 减少弓丝弯制。
- 可以使用滑动法进行牙齿移动。
- 治疗结果较好。

直丝弓矫治器的不足：

- 由于个体在第一序列弯曲、第二序列弯曲、第三序列弯曲的差异，需要设计多种不同数据的托槽。
- 忽略了牙齿的生物学变异。
- 相较于方丝弓矫治器，摩擦力较大，需要额外考虑支抗。

1.5 Tip Edge矫治器

Peter Kesling：

- 他于1986年发明了Tip Edge矫治器。
- 他是一名口腔正畸医师，出生于美国印第安纳州拉波特市，他的父亲Harold Kesling也是一名口腔正畸医师。
- 他的儿子也继承了家族的口腔正畸事业，成了一名正畸医师，仍然在印第安纳州的韦斯特维尔市工作。

Tip Edge矫治器：

- 该矫治器结合了Begg矫治器（圆丝，轻力）和直丝弓矫治器（便于精细调整）两者的优势。
- Tip Edge矫治器的应用包括3个阶段：
  - **第一阶段**：排齐牙齿，调整切牙和磨牙关系，纠正反𬌗和牙齿扭转
  - **第二阶段**：维持第一阶段已调整好的咬合关系，关闭牙弓内间隙
  - **第三阶段**：纠正牙齿倾斜
- 每一个托槽也预制了3个序列弯曲的数据。
- 在矫治初始排齐和倾斜移动牙齿阶段，使用圆丝。在矫治后期精细调整时，为了更好地控制牙齿移动，使用方丝。
- 为了使弓丝完全入槽，可以使用弹性结扎或金属结扎丝进行结扎。

1.6 自锁托槽

自锁托槽（图1.6）：

- 于1990年发明。
- 被认为有利于非拔牙矫治并且在一开始常被用于非拔牙矫治病例中。
- 自锁托槽自身包含锁盖，可以不借助结扎丝而使弓丝完全入槽。
- 自锁托槽大致可以分为两类：

- **被动自锁托槽**：该托槽的锁盖不会对槽沟内的弓丝主动施压，有利于弓丝在槽沟内滑动
- **主动自锁托槽**：该托槽的锁盖/弹簧夹会对槽沟内的弓丝主动施压
- 由于通过锁盖或弹簧夹固定弓丝，弓丝可以在自锁托槽中自由滑动。
- 应用自锁托槽排齐牙齿时，容易实现扩弓、增加牙弓长度、减小颊廓。
- 颌间牵引在自锁托槽中应用广泛，通过牵引可以改善患者的咬合关系。
- 自锁托槽可以大幅减少每次复查时椅旁操作时间。
- 自锁托槽有高、中、低3种不同规格的转矩。
- 托槽供应商声称自锁托槽属于低摩擦力托槽。

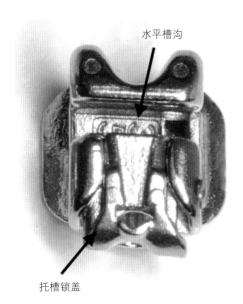

水平槽沟

托槽锁盖

图1.6 自锁托槽

常见的自锁托槽：

- Damon系列托槽（Ormco Corporation, Orange, CA, USA）：例如Damon 3，Damon 3MX，Damon Q，Damon Clear。

- Clarity托槽（3M, St Paul, MN, USA）。
- Harmony托槽（ASO International, Tokyo, Japan）。
- SmartClip托槽（3M）。
- SPEED托槽（Haspeler Orthodontics, Cambridge, ON, Canada）。
- In-Ovation托槽（Dentsply Sirona, Woodbridge, ON, Canada）。

自锁托槽的优势：

- 低摩擦力。
- 弓丝可以完全入槽。
- 操作简单、快捷。
- 无须结扎，有利于口腔卫生。
- 复诊间隔长。

自锁托槽的不足：

- 锁盖/弹簧夹如果损坏，托槽将无法正常使用，需要更换新的自锁托槽。
- 自锁托槽需要反复确认锁盖是否关闭严密。
- 价格相对高昂。
- 由于槽沟余隙较大，精细调整阶段比较费力。

1.7 唇侧固定矫治器的优势与不足

优势：

- 唇侧固定矫治器易于安装。
- 熟练之后便于操作。
- 椅旁操作时间相对较少。
- 不需要弯制太多弓丝便能获得良好的牙齿排列。
- 美学托槽和弓丝受到了很多患者的青睐。
- 治疗时间相较舌侧矫治器要少。

不足：

- 由于矫治器位于唇侧，治疗期间患者美观性不足。
- 唇侧牙齿脱矿容易被发现，影响后期美观。
- 美学托槽在拆除时容易碎裂。

1.8 舌侧矫治器

舌侧矫治器（图1.7）：

- 1970年于美国发明。
- 矫治器位于上下颌牙列的舌侧。
- 舌侧矫治器的托槽是预制的带状弓托槽，托槽垂直向比横向更宽。
- 所有的托槽和弓丝均需定制，尽量减少对舌的刺激及发音的影响，并且有利于后期精细调整。
- 定制式托槽有利于治疗期间脱落后的重新粘接，不过，如果某个托槽丢失，需要重新定制。
- 舌侧矫治器通常采用间接粘接，因此，确保托槽稳定位于转移托盘上非常重要，托槽定位不准确将会导致牙齿移动不可控。
- 舌侧矫治器也可以设计为自锁托槽。

优势：

- 美观。
- 相较于唇侧矫治器，釉质脱矿的发生率低且不易被察觉。
- 上颌前牙托槽可以起到类似前牙平面导板的作用，有利于深覆𬌗的纠正。

不足：

- 影响发音。
- 舌侧托槽容易引发患者黏膜溃疡。
- 舌体不适感强。
- 对医师技术水平要求较高。
- 托槽间距小。
- 椅旁操作时间较唇侧矫治器长。
- 由于托槽间距小，精细调整效果欠佳，弓丝弯制困难。
- 间接粘接或者托槽脱落后再粘接存在定位困难。
- 费用高。
- 治疗周期长。

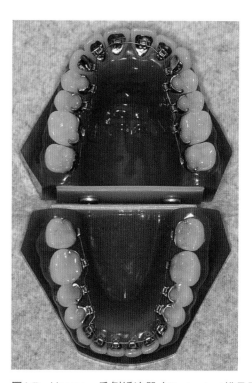

图1.7 Harmony舌侧矫治器（Typhodont模具展示）

2

患者评估
Patient Assessment

收集患者临床资料进行评估是正畸治疗中非常重要的一环，每名正畸患者在治疗前都需要详细地收集资料及诊断分析，包括X线检查和模型等，来进行患者颌骨特征和错𬌗情况的诊断。通过收集资料来诊断分析，正畸医师可以明确患者治疗的必要性，制订合适的正畸治疗计划。

患者评估资料一般包括两方面：

- 口外检查。
- 口内检查。

患者评估一般包括3个维度。口外检查和口内检查主要内容如下：

- **口外检查**：评估面部特征。
- **口内检查**：评估上下颌牙列情况。

2.1　三维方向检查

正畸检查的三维方向有：

- **矢状向（AP）**：主要评估患者前后向情况。
- **垂直向**：主要评估患者上下方向情况。
- **水平向（横向）**：主要评估患者水平向情况。

2.2　口外检查

口外检查有4个阶段：矢状向检查、垂直向检查、水平向检查、面下1/3检查。

2.2.1　矢状向检查

- 从患者侧面进行评估。
- 可以明确患者的矢状向骨性特征。
- 需要评估患者侧貌突度，观察上牙槽座点（A点）与下牙槽座点（B点）之间的关系。
- 患者在矢状向可以分为以下3类：
  - **骨性Ⅰ类**：下颌相对于上颌呈中性关系，在矢状向上位于上颌后2~3mm（图2.1）
  - **骨性Ⅱ类**：下颌相对于上颌呈远中关系（图2.2）
  - **骨性Ⅲ类**：下颌相对于上颌呈近中关系（图2.3）

2.2.2　垂直向检查

- 从患者正面和侧面进行评估。
- 可以明确患者的垂直向骨性特征。
- 需要评估患者面下1/3，例如面下1/3高度（也

Textbook for Orthodontic Therapists, First Edition. Ceri Davies.
© 2020 John Wiley & Sons Ltd. Published 2020 by John Wiley & Sons Ltd.

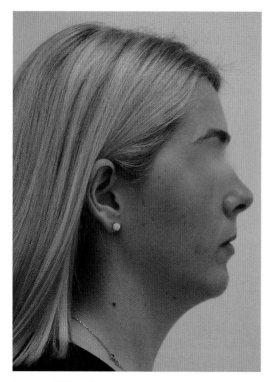

图2.1　骨性Ⅰ类

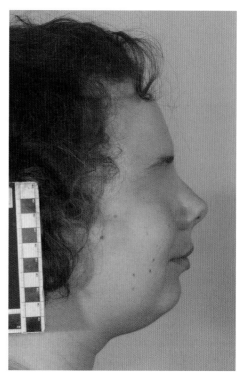

图2.2　骨性Ⅱ类

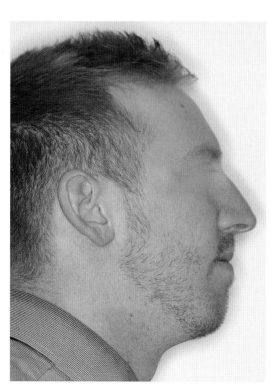

图2.3　骨性Ⅲ类

被称为下前面高，LAFH）和眶耳平面–下颌平面（FH–MP）交角（也被称为下颌平面角，FMPA）。

LAFH：

- LAFH评估的同时还需测量上前面高（UAFH）。
- UAFH即眉间点到鼻底的距离（图2.4）。
- LAFH即鼻底到颏部最下点的距离。

FMPA：

- FMPA即眶耳平面与下颌平面（FH–MP）的交角（图2.5）。
- 可以通过将一只手水平放置于眶耳平面，另一只手放置于下颌平面，然后观察交角的大小。

FMPA测量值的意义：

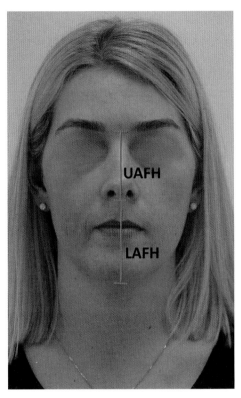

图2.4　垂直向检查：正面观

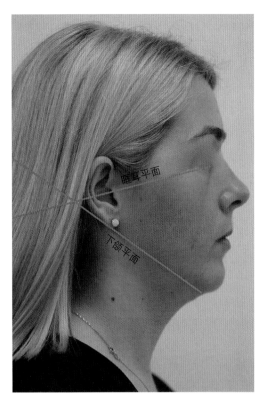

图2.5　垂直向检查：右侧面观

- LAFH和FMPA值位于正常平均值范围内：常见骨性Ⅰ类
- LAFH和FMPA值偏小：常见于骨性Ⅱ类
- LAFH和FMPA值偏大：常见于骨性Ⅲ类

2.2.3　水平向检查

- 从患者正面进行评估，从上至下观察整个面部。
- 可以明确患者的水平向骨性特征。
- 需要记录患者是否存在明显的左右不对称（图2.6）（尽管每个人都存在或多或少的不对称）。
- 患者可以通过口内咬压舌板来评估殆平面和水平面是否一致（图2.7）。

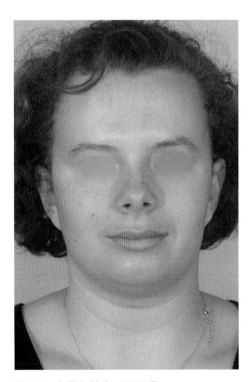

图2.6　水平向检查：正面观

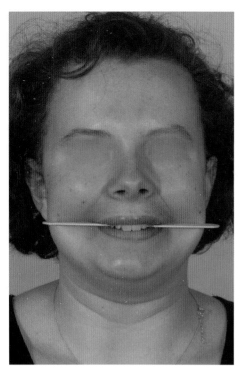

图2.7　水平向检查：压舌板检查𬌗平面

2.2.4　侧貌类型

- 通过LAFH进行侧貌评估。
- 侧貌通常可分为凸面型、直面型和凹面型（图2.8）。
- 凸面型患者的LAFH表现为前突，常见于非洲加勒比人群。
- 直面型患者的LAFH表现为平直。
- 凹面型患者的LAFH表现为凹陷，双唇位于E线之后。

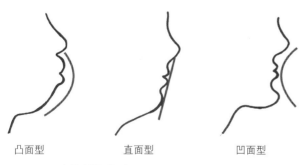

凸面型　　　　　直面型　　　　　凹面型

图2.8　不同的侧貌类型

- 凹面型患者在进行拔牙矫治时要格外谨慎，拔除牙齿容易使面型更加凹陷，而凸面型患者可以通过拔牙矫治获得良好面型。

2.3　口内检查

口内检查的项目较多，除了从三维方向上进行口内检查外，还有额外8个方面的牙列信息需要记录。

2.3.1　矢状向检查

- 前后向的口内情况的评估。
- 矢状向检查需要记录上下颌间咬合关系，包括磨牙关系、切牙关系、尖牙关系及前牙覆盖。
- 磨牙关系：
  - 通常应用安氏分类
  - 上颌第一磨牙的位置是关键
  - 分为安氏Ⅰ类、安氏Ⅱ类、安氏Ⅲ类
- 切牙关系：
  - 依据1983年英国标准分类协会（British Standards Institute Classification，BSIC）分类
  - 根据切牙位置关系进行分类
  - 分为Ⅰ类、Ⅱ类1分类、Ⅱ类2分类、Ⅲ类
- 尖牙关系：
  - 根据尖牙位置关系进行分类
  - 通常可分为Ⅰ类、Ⅱ类、Ⅲ类
- 前牙覆盖：
  - 是上下颌切牙切端在水平面上的矢状向距离差，可以通过不锈钢直尺进行测量

2.3.2　垂直向检查

- 评估上下牙弓的情况。

- 主要检查覆𬌗情况。
- 覆𬌗定义：是指当后牙处于牙尖交错𬌗时，上颌前牙覆盖下颌前牙唇面的垂直距离。通常可分为：
  - **正常覆𬌗**：上颌前牙覆盖过下颌前牙唇面不超过切1/3且下颌前牙切缘要在上颌前牙舌面切1/3以内
  - **完全性深覆𬌗**：上颌切牙覆盖超过下颌切牙切端的1/3，但下颌前牙与上颌前牙或上颌牙龈有咬合接触
  - **不完全性深覆𬌗**：上颌切牙覆盖超过下颌切牙切端的1/3，但下颌前牙与上颌前牙或上颌牙龈无咬合接触
  - **覆𬌗减少或不完全开𬌗**：上颌切牙覆盖下颌切牙切端少于1/3，但下颌前牙与上颌前牙或上颌牙龈有部分咬合接触
  - **无覆𬌗或完全开𬌗**：上颌切牙覆盖下颌切牙切端少于1/3，但下颌前牙与上颌前牙或上颌牙龈完全无咬合接触

2.3.3　水平向检查

- 水平方向的口内情况评估。
- 主要检查是否存在后牙锁𬌗。
- 在牙尖交错位时，上颌后牙舌尖的舌斜面位于下颌后牙颊尖颊斜面的颊侧，记录为正锁𬌗。
- 锁𬌗可以发生在牙弓的单侧或者双侧。

2.3.4　拥挤度

- 拥挤度评估包括上颌牙弓评估和下颌牙弓评估。
- 拥挤度评估主要依据牙弓间隙测量进行分级。
- 绘制经过大多数牙齿的牙弓曲线，辅助判断牙列拥挤度大小。

- 牙弓拥挤度的计算需要用到牙线及不锈钢直尺。首先应用直尺测量每颗牙齿的近远中径并计算它们的总和。然后应用牙线沿着理想牙弓形状，测量理想牙弓的长度，通过以下公式进行计算：

  所有牙齿近远中径之和−理想牙弓长度=拥挤度

- 拥挤度依据程度分级如下：
  - 轻度拥挤：2～4mm
  - 中度拥挤：4～8mm
  - 重度拥挤：＞8mm

2.3.5　牙列间隙

- 牙列间隙的评估包括上颌牙弓评估和下颌牙弓评估。
- 可分为轻度、中度及重度。

  间隙常见于以下几种情形：
  - 拔牙间隙：患者之前拔牙产生的间隙，例如下颌左侧第一恒磨牙拔除后产生的缺牙间隙
  - 牙量−骨量不调产生间隙：牙弓过大，或者牙齿过小会出现间隙（例如，牙列中存在过小牙）
  - 畸形过小牙：常见于上颌侧切牙
  - 其他间隙：当患者有吮拇指、异常吐舌习惯或牙弓内有多生牙时，便会出现间隙

2.3.6　闭口型

- 在患者进行闭口运动时进行评估。
- 评估指标主要包括：
  - 闭口运动时下颌是否存在偏移？

- 为了达到更舒适的咬合，患者下颌是否会向左侧、右侧或者前伸移位？

2.3.7 牙齿数量/缺失

- 评估牙齿数量。
- 记录患者缺失牙或额外牙情况。
- 缺失牙原因众多，可见于：
  - 先天性牙齿缺失
  - 曾有拔牙史
  - 存在阻生牙
- 牙齿数量变多常由于多生牙造成，常见于：
  - 锥形多生牙，也被称为正中多生牙
  - 牙结节
  - 附生牙
  - 牙瘤

2.3.8 口腔习惯

- 记录患者是否存在影响错𬌗畸形的口腔不良习惯，例如吮指习惯、吐舌习惯。
- 在正式正畸治疗前建立健康正确的口腔习惯至关重要。
- 不良口腔习惯在牙齿矫正前需要进行纠正，并且对不良习惯的纠正要贯穿整个治疗过程，否则极易引起错𬌗畸形的复发。

2.3.9 3P检查

- 检查口内牙齿存在情况（Presence）。
- 检查牙齿位置（Position）：观察牙齿是否阻生、扭转、异位。
- 检查牙齿病理情况（Pathology）：观察牙齿是否龋坏、牙周健康程度、有无牙龈退缩等。值得注意的是，以上问题建议在正畸治疗前得到有效治疗，必要时应该进行X线辅助检查诊断。

2.3.10 SSC检查

- 包括牙齿大小（Size）、形态（Shape）、颜色（Colour）的检查：
  - 是否存在过小牙
  - 是否存在过大牙
  - 有无畸形侧切牙
  - 有无因外伤导致的变色牙

2.3.11 颞下颌关节检查

- 记录颞下颌关节状态。
- 记录开闭口运动时颞下颌关节有无异常。
- 患者有无相关颞下颌关节症状。
- 有无关节弹响或疼痛。

3

错殆畸形的分类
Classification of Malocclusion

依据咬合时牙齿之间的位置关系可以进行错殆畸形的分类。分类主要参考的牙齿位置关系为磨牙关系、切牙关系和尖牙关系。目前有3种分类方法：

- 安氏分类法。
- BSIC分类法。
- 尖牙关系分类法。

3.1 安氏分类法

1899年Angle提出，根据第一恒磨牙的近远中向关系，可以进行错殆畸形的分类：

- Ⅰ类错殆：上颌第一恒磨牙的近中颊尖咬合于下颌第一恒磨牙的近中颊沟（图3.1）。
- Ⅱ类错殆：上颌第一恒磨牙的近中颊尖位于下颌第一恒磨牙近中颊沟的近中（图3.2）。
- Ⅲ类错殆：上颌第一恒磨牙的近中颊尖位于下颌第一恒磨牙近中颊沟的远中（图3.3）。
- 25%Ⅱ类错殆：上颌第一恒磨牙的近中颊尖位于下颌第一恒磨牙近中颊沟的近中1/4牙尖位置。
- 50%Ⅱ类错殆：上颌第一恒磨牙的近中颊尖位于下颌第一恒磨牙近中颊沟的近中1/2牙尖位置（与下颌第一磨牙尖对尖）。
- 75%Ⅱ类错殆：上颌第一恒磨牙的近中颊尖位于下颌第一恒磨牙近中颊沟的近中3/4牙尖位置（不完全远中关系）。
- 25%Ⅲ类错殆：上颌第一恒磨牙的近中颊尖位于下颌第一恒磨牙近中颊沟的远中1/4牙尖位置。
- 50%Ⅲ类错殆：上颌第一恒磨牙的近中颊尖位于下颌第一恒磨牙近中颊沟的远中1/2牙尖位置（与下颌第二磨牙尖对尖）。
- 75%Ⅲ类错殆：上颌第一恒磨牙的近中颊尖位于下颌第一恒磨牙近中颊沟的远中3/4牙尖位置（不完全Ⅲ类关系）。

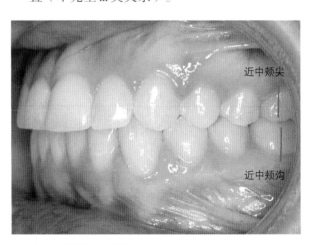

近中颊尖

近中颊沟

图3.1 Ⅰ类错殆的磨牙关系

Textbook for Orthodontic Therapists, First Edition. Ceri Davies.
© 2020 John Wiley & Sons Ltd. Published 2020 by John Wiley & Sons Ltd.

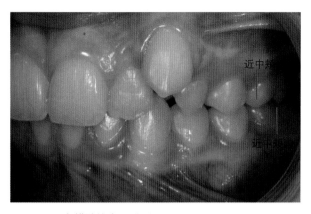

图3.2 Ⅱ类错𬌗的磨牙关系

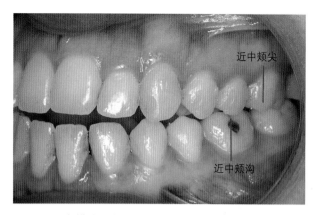

图3.3 Ⅲ类错𬌗的磨牙关系

3.2 BSIC分类法

这种分类法主要依据切牙关系进行分类。

- **Ⅰ类错𬌗**：牙尖交错位时，下颌中切牙切缘咬合在上颌中切牙舌隆突上（图3.4）。
- **Ⅱ类1分类错𬌗**：下颌中切牙切缘位于上颌中切牙舌隆突后方，上颌中切牙唇倾，且覆盖增加（图3.5）。
- **Ⅱ类2分类错𬌗**：下颌中切牙切缘位于上颌中切牙舌隆突后方，上颌中切牙舌倾，伴随覆盖增大或减小（图3.6）。有一个共同特征是侧切牙唇倾。
- **Ⅲ类错𬌗**：下颌中切牙切缘位于上颌中切牙舌隆突前方，覆盖减小或是反覆盖（图3.7）。

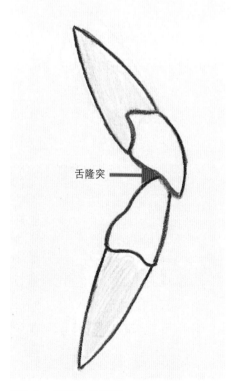

图3.4 切牙Ⅰ类关系

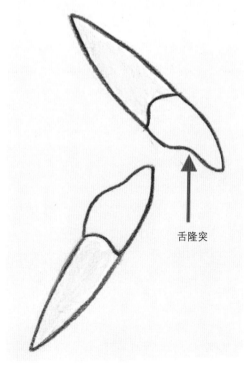

图3.5 切牙Ⅱ类1分类关系

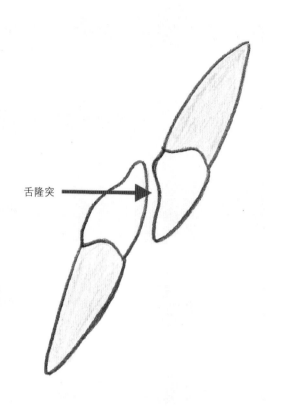

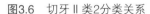
舌隆突

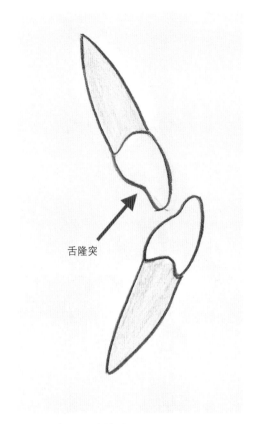
舌隆突

图3.6 切牙Ⅱ类2分类关系

图3.7 切牙Ⅲ类关系

3.3 尖牙关系分类法

这种分类法主要依据尖牙位置进行分类。

- **Ⅰ类错殆**：上颌尖牙位于下颌尖牙和第一前磨牙邻接处（图3.8）。

- **Ⅱ类错殆**：上颌尖牙向前移动，位于下颌尖牙和下颌侧切牙之间（图3.9）。

- **Ⅲ类错殆**：上颌尖牙向后移动，位于下颌第一前磨牙和第二前磨牙之间（图3.10）。

- **25%Ⅱ类错殆**：上颌尖牙向前移动1/4牙尖，位于下颌第一前磨牙和尖牙之间。

- **50%Ⅱ类错殆**：上颌尖牙向前移动1/2牙尖，位于下颌尖牙上方（和下颌尖牙是牙尖对牙尖的关系）。

- **75%Ⅱ类错殆**：上颌尖牙向前移动3/4牙尖，位于下颌尖牙与侧切牙之间（不完全Ⅱ类关系）。

- **25%Ⅲ类错殆**：上颌尖牙向后移动1/4牙尖，位于下颌尖牙和第一前磨牙之间。

- **50%Ⅲ类错殆**：上颌尖牙向后移动1/2牙尖，位于下颌第一前磨牙上方。

- **75%Ⅲ类错殆**：上颌尖牙向后移动3/4牙尖，位于下颌第一前磨牙和第二前磨牙之间（不完全Ⅲ类关系）。

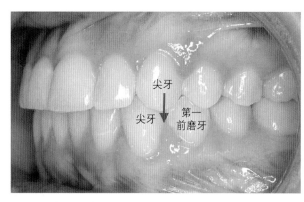

图3.8　尖牙Ⅰ类关系

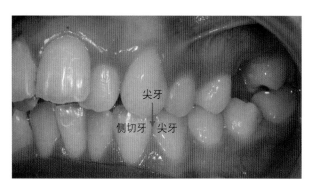

图3.9　尖牙Ⅱ类关系

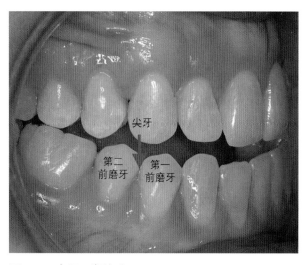

图3.10　尖牙Ⅲ类关系

3.4　Andrews六要素

这一分类是由发明了直丝弓矫治器的Andrews提出的。随着时间的推移，Andrews发现并不总能够建立良好的Ⅰ类关系，因此他提出了6个关键要素来鉴别个体性差异，以此评估错𬌗畸形的病因。随后，因为正确的牙齿大小对实现良好的Ⅰ类咬合关系会产生影响，增加了第七个关键要素。

1）正确的磨牙关系：

- 上颌第一磨牙的近颊尖咬合于下颌第一磨牙的近中颊沟。
- 上颌第一磨牙的远颊尖咬合于下颌第二磨牙的近颊尖。

2）正确的牙冠轴倾度：

- 所有的牙冠均向近中倾斜。

3）正确的牙冠转矩：

- 上下颌切牙牙冠唇倾。
- 上颌后牙牙冠舌倾；下颌后牙牙冠较直立。

4）平直的Spee曲线。

5）牙弓内无扭转的牙齿。

6）牙列无间隙（牙齿紧密接触）。

7）正确的牙齿大小。

4

错殆畸形的病因
Aetiology of Malocclusion

本章将介绍正畸中所有不同类型错殆畸形的原因。

4.1 骨性因素

骨性因素可以分别从三维方向来归类。

4.1.1 矢状向（前后向）

牙-牙槽骨代偿是牙齿对颌骨异常的一种代偿模式。例如，患者可能是Ⅰ类的切牙关系，但呈现的是Ⅲ类的骨骼关系。

4.1.2 垂直向

下颌骨在生长过程中会发生旋转。这是患者生长发育结束后出现的一种额外生长，有两种类型：

- 前旋（逆时针）生长型：下前面高降低。
- 后旋（顺时针）生长型：下前面高增加。

4.1.3 水平向（横向）

上颌骨水平向发育不足：

- 这种情况多与反殆有关，大多数为Ⅲ类病例。
- 常见于上颌后缩，患者上颌三维方向发育不足，从而导致前、后牙反殆。

  牙-牙槽骨代偿：

- 是对颌骨异常的一种代偿模式。
- 在横向不调的病例中，牙齿会出现一定的代偿。
- 例如，可通过上颌磨牙颊倾和下颌磨牙舌倾来带代偿上颌横向大小不足。

4.2 软组织因素

4.2.1 唇部的丰满度和协调性

唇部的丰满度和协调性会对牙列产生影响，因为它们影响切牙唇舌向定位，包括以下几点：

- 唇肌松弛：切牙会发生唇倾。
- 唇肌紧张（条带状下唇）：
  - 唇肌紧张时，切牙倾向于舌倾
  - 也可以用唇部肌肉活性高来描述这一类型
- 下唇线：

Textbook for Orthodontic Therapists, First Edition. Ceri Davies.
© 2020 John Wiley & Sons Ltd. Published 2020 by John Wiley & Sons Ltd.

- 下唇应覆盖上颌切牙牙冠切端的1/3 ~ 1/2
- 覆盖超过1/2：上颌前牙舌倾
- 覆盖少于1/3：上颌前牙唇倾

4.2.2 唇肌力量

唇肌力量主要是检查患者在休息状态下唇部的状态。主要有以下两种情况：

- 唇肌正常：能轻松地实现口唇闭合。
- 唇功能不全：即开唇露齿，需要过度的肌肉活动才可实现口唇闭合。可具有以下特征：
  - 通常与下唇线低有关
  - 为了进行唇闭合可引发异常吞咽。如果无法实现过度肌肉活动和下颌前伸，可能会出现以下吞咽模式：
    - 舌体抵住下唇导致切牙唇倾
    - 下唇位于腭部，导致上颌切牙唇倾和下颌切牙舌倾
    - 舌头抵住上唇导致上颌切牙唇倾

4.2.3 巨舌（舌体过大）

舌的大小会影响牙列发育。舌会妨碍切牙的萌出，造成前牙开𬌗。可表现出以下两种吐舌习惯：

- 适应性吐舌习惯：一旦牙齿位置得到纠正，这种不良习惯也会得到纠正和消除。可见于舌体处于牙齿之间。
- 自发性吐舌习惯：舌体位于牙齿之间并向前伸，即使牙齿位置得到纠正，这种不良习惯也可能不会破除，从而导致矫治复发。

4.2.4 腺样体肥大

腺样体位于咽穹后部，鼻咽部顶部与咽后壁之间。腺样体肥大可导致长期持续的口呼吸，可引起磨牙的过度萌出，下前面高增加及前牙开𬌗。

4.2.5 全身肌源性疾病

全身肌无力也会对牙列产生影响。无力的肌肉对牙列缺乏支撑作用，牙齿可以无规则地移动。

4.3 局部因素

局部因素可分为3类：

- 牙齿数量异常。
- 牙齿大小异常。
- 牙齿位置异常。

4.3.1 牙齿数量异常

4.3.1.1 先天性牙齿缺失

- 先天性牙齿缺失是指缺少一颗或多颗乳牙或恒牙（不包括第三磨牙）。
- 最常见的原因是遗传，常伴有先天性牙齿缺失的家族史。
- 最常见的缺失牙位是上颌第三磨牙、下颌第三磨牙、下颌前磨牙、上颌侧切牙、上颌前磨牙和下颌中切牙。

4.3.1.2 额外牙

- 额外牙即多生牙。
- 多生牙是指在正常的牙列内出现多余的牙齿。

- 多生牙最常见于上颌前牙区。
- 这种类型的多生牙常为圆锥形，也被称为正中多生牙。

4.3.1.3 乳牙早失

- 乳牙早失的可能原因有很多。
- 最常见的原因是龋齿、外伤和牙根吸收。
- 乳牙早失可引起拥挤和间隙丧失，从而导致牙列拥挤。
- 例如，下颌第二乳磨牙早失会引起下颌第一恒磨牙近中移动，使下颌前磨牙萌出间隙不足，导致牙列拥挤。

4.3.1.4 恒牙过早拔除

- 最常见的是第一恒磨牙。
- 第一恒磨牙过早拔除会引起拥挤和间隙丧失，从而引起牙齿阻生。
- 第一恒磨牙过早拔除的常见原因是饮食习惯和口腔卫生不佳引起的龋坏。

4.3.2 牙齿大小异常

4.3.2.1 过大牙

- 大于正常牙的牙齿被称为过大牙。
- 过大牙有较大的临床牙冠。
- 过大牙与脑垂体功能亢进、巨人症有关。
- 过大牙引起的错𬌗畸形，典型的临床特征是牙列拥挤。

4.3.2.2 过小牙

- 小于正常牙的牙齿被称为过小牙。

- 过小牙有较小的临床牙冠。
- 过小牙常与先天性牙齿缺失有关。
- 过小牙引起的错𬌗畸形，典型的临床特征是牙列稀疏。

4.3.2.3 牙量–骨量不调

- 牙量–骨量不调反映的是牙量和骨量之间的关系。
- 当牙量和骨量大小出现不匹配时就会引起牙量–骨量不调。
- 例如，患者可能会出现骨量大、牙量小或者骨量小、牙量大。
- 临床表现为牙列稀疏或牙列拥挤。

4.3.2.4 Bolton指数不调

- 这是对上下颌牙齿大小差异的分析。
- 通过分析牙齿大小的不匹配，从而分析最佳的牙弓间关系。
- 分析时需要测量所有牙齿的近远中宽度。
- 这一分析旨在达到理想的咬合关系且上下颌牙量匹配。

4.3.3 牙齿位置异常

4.3.3.1 低𬌗牙（根骨粘连）

- 低𬌗牙即根骨粘连。
- 低𬌗牙是由于牙骨质和牙槽骨直接结合从而导致牙齿萌出失败。
- 当根骨粘连时，牙齿相对于邻牙下移。但需要知道的是，这种情况发生时牙齿没有"下沉"，而是相邻的牙齿沿着牙槽复合体萌出，患牙处于萌出停滞状态，周围的牙槽骨继续发育，相邻牙齿不断萌出，使患牙出现相对"下沉"的现象。

- 最常见于乳牙，多为第一乳磨牙和第二乳磨牙。
- 根骨粘连受遗传因素影响，在先天性牙齿缺失患者中发生率较高。

4.3.3.2 异位牙（Ectopic tooth）

- 描述牙齿萌出位置异常。
- 异位牙是指牙齿以一定角度或在异常位置萌出，而未在牙列的正常位置萌出。

4.3.3.3 阻生牙、埋伏牙

- 当由于组织、骨骼和其他牙齿等障碍导致牙齿不能萌出，就会引起埋伏牙（阻生牙）。
- 主要发生在拥挤病例中。
- 最常见于上颌尖牙、上颌中切牙、下颌第一恒磨牙。

4.3.3.4 易位牙（Transposition）

- 指牙齿的解剖学位置发生了交换。
- 最常见于上颌尖牙和第一前磨牙、下颌侧切牙和下颌尖牙之间发生易位。
- 易位牙有两种类型：
  - 牙齿的牙冠和牙根完全发生位置交换，被称为真性易位
  - 牙齿的牙根在正常位置，只是牙冠发生了交换，被称为假性易位

4.3.3.5 原发性萌出障碍

- 指牙齿未能完全萌出。

- 通常有很强的遗传性。
- 最常见于第一磨牙和第二恒磨牙。

4.4 不良习惯

吮指习惯可能至少会持续到6～7岁。这一习惯持续的时间、强度会对咬合产生显著影响。这一不良习惯若每天作用超过6小时，将会导致牙齿移动，引起：

- 前牙开𬌗。
- 深覆盖。
- 后牙锁𬌗。

4.5 系带附着

4.5.1 上唇系带

- 如果患者上唇系带附着较低，会出现上颌正中间隙。
- 如果患者因上唇系带附着异常使切牙间存在间隙，在治疗结束时需要进行系带修整。
- 如果未进行上唇系带修整，治疗结束后的正中间隙可能会再次复发。

4.5.2 下唇系带

如果患者下唇系带附着较低，会有以下影响：

- 牙列间隙。
- 口腔卫生不良。
- 牙龈边缘退缩。

5

Ⅰ类错𬌗
Class I Malocclusion

5.1　定义

　　下颌切牙切缘咬合于或位于上颌中切牙切缘下方。

5.2　患病率

　　高加索人群中50%为此类错𬌗。

5.3　病因

5.3.1　骨性因素

- 患者可表现为骨性Ⅰ类、Ⅱ类或Ⅲ类错𬌗。
- 当伴有以下特征时，患者可表现有牙–牙槽骨代偿：
  - 骨性Ⅱ类或Ⅲ类错𬌗
  - 骨性Ⅱ类：上颌切牙唇倾，下颌切牙舌倾
  - 骨性Ⅲ类：上颌切牙舌倾，下颌切牙唇倾
- 下前面高可为平均值，或增大，或减小。
- 下颌不对称，或上颌牙弓狭窄，导致反𬌗。

5.3.2　软组织因素

- 患者软组织形态一般较好。
- 患者可表现为双牙弓前突（双牙弓前突是指上下颌前牙均唇倾）。
- 双牙弓前突的临床表现为：
  - 肌张力弱
  - 唇闭合不全
  - 舌体位置前伸
  - 巨舌

5.3.3　局部因素

- 牙量–骨量不调会导致拥挤或牙列间隙。
- 乳牙早失，会导致中线不调。
- 当存在拥挤时，会导致牙齿阻生，例如，第一乳磨牙、第二乳磨牙早失，可能会造成上颌尖牙、上颌中切牙、第一磨牙或者前磨牙的阻生。
- 当存在牙列间隙时，若上颌尖牙未萌出，处于"丑小鸭"阶段；待尖牙萌出后，可自行改善；当存在以下情况时，患者表现有牙列间隙：
  - 侧切牙缺失
  - 过小牙
  - 多生牙

- 系带附着过低
- 切牙唇倾。

5.4 治疗

5.4.1 不治疗

- 接受、保留错𬌗畸形。
- 需告知患者不治疗后所有可能存在的风险。

5.4.2 活动矫治器

- 开辟间隙：
  - 上颌活动矫治器（URA），开辟间隙
  - 例如，配合（或不配合）头帽，使用活动矫治器推磨牙远中移动
- 间隙保持：
  - URA可用作间隙保持
  - URA只能使牙齿发生唇舌向倾斜移动
- 排齐：
  - URA可通过唇弓排齐牙列
  - URA只能使牙齿发生唇舌向倾斜移动
- 纠正反𬌗：
  - URA对于反𬌗患者效果较好
  - URA加前牙咬合平面导板（FABP），能够压低切牙，促进下颌后牙萌出，有助于打开咬合

5.4.3 固定矫治器

- 对于Ⅰ类错𬌗，可通过拔牙解除拥挤。
  - 拔除上下颌第二前磨牙，解除轻度拥挤
  - 拔除上下颌第一前磨牙，解除中度拥挤
  - 轻、中度拥挤，考虑拔除上下颌第二前磨牙，在牙弓中提供少量间隙；中、重度拥挤，考虑拔除第一前磨牙，因为这样会在牙弓前段提供更多间隙
- 以下情况可考虑非拔牙矫治：
  - 使用自锁托槽
  - 在牙齿上使用低摩擦力矫治系统
  - 通过上颌扩弓获得间隙，无须拔牙
  - 减小颊廊获得足够间隙排齐牙列

5.4.4 头帽

下列情况可考虑使用头帽：

- 开辟间隙：
  - 有多种牵引方式可以选择：
    - 颈部低位牵引
    - 高位牵引
    - 复合水平牵引
  - 可通过推磨牙远中移动开辟间隙
- 纠正深覆𬌗：
  - 选用颈部低位牵引
  - 牵引应低于𬌗平面
  - 通过低于𬌗平面的牵引，远中移动并伸长磨牙
  - 伸长磨牙有助于减小前牙的深覆𬌗

5.4.5 手术

快速扩弓器（RME）仅用于上颌。组成部分包括上颌第一前磨牙和第一磨牙上的带环，刚性连接臂与螺旋扩弓器。通过打开腭中缝实现骨性扩弓。患者通过加力钥匙每天最多打开螺旋扩弓器4次，每次1/4圈，可产生1mm的扩弓量。快速扩弓结束后，应原位保持3个月，允许腭中缝处（扩开后的缝隙）新骨的生成。

6

Ⅱ类1分类错殆
Class Ⅱ Div I Malocclusion

6.1　定义

咬合时，下颌切牙切缘位于上颌中切牙舌隆突之后，上颌中切牙常唇倾，覆盖加深。

6.2　患病率

高加索人群中35%为此类错殆。

6.3　病因

6.3.1　骨性因素

- 患者为Ⅱ类骨性错殆，且下颌后缩。
- 牙–牙槽骨代偿：
  - 患者可能是Ⅱ类骨性错殆，但是切牙关系为Ⅰ类
  - 患者上颌切牙舌倾和下颌切牙唇倾代偿形成Ⅰ类切牙关系；但是去除代偿后，患者将变成Ⅱ类1分类错殆
- 下前面高（LAFH）可能正常，增大或减小。

6.3.2　软组织因素

- 出现唇功能不全的可能原因：
  - 下唇线低导致切牙唇倾
  - 下颌后退，导致唇功能不全。当患者下颌位置靠后，也会表现为骨性Ⅱ类。下颌骨相对于上颌骨位置靠后，可描述为下颌骨后退
  - 患者为实现闭唇，导致肌肉功能亢进
- 适应性吐舌习惯：
  - 切牙位置正常时，适应性吐舌习惯消失
  - 舌肌对牙列的推力长期存在
  - 可导致前牙深覆盖或AOB
- 下唇肌紧张（Lower lip trap）：
  - 下唇肌紧张可导致上颌切牙唇倾和下颌切牙舌倾
  - 下唇可位于上颌切牙后
- 条带状下唇（Strap–like lower lip）：
  - 条带状下唇也被称为紧张唇
  - 可引起下颌切牙舌倾，导致Ⅱ类1分类错殆更加严重
- 自发性吐舌习惯：
  - 在牙齿处于正确的位置时，自发性吐舌习惯也持续存在
  - 舌肌对牙列的推力长期存在

Textbook for Orthodontic Therapists, First Edition. Ceri Davies.
© 2020 John Wiley & Sons Ltd. Published 2020 by John Wiley & Sons Ltd.

- 可能导致上颌切牙唇倾和AOB
- 正畸治疗完成后，如果患者仍存在不良习惯，内源性舌肌推力将导致复发

6.3.3 局部因素

- 拥挤：
  - 拥挤会导致切牙向牙弓唇侧挤出，从而导致覆盖增加
  - 由于没有足够的空间，导致牙齿位于牙弓外
- 间隙：
  - 中切牙间间隙
  - 吮指习惯可导致覆盖增加
  - 上颌中切牙之间存在多生牙（萌出或未萌出）
- 拔除下颌前牙：
  - 可能导致下颌切牙在唇肌压力下舌倾，覆𬌗覆盖增大

6.3.4 不良习惯

- 持续的吮指习惯可能导致：
  - 覆盖增加
  - 上颌牙弓狭窄
  - 上颌切牙唇倾：Ⅱ类1分类错𬌗
  - 舌低位
  - 开𬌗
  - 下颌切牙舌倾
  - 后牙反𬌗

6.4 治疗

Ⅱ类1分类错𬌗有6种矫治方法。

6.4.1 不治疗

- 接受、保留错𬌗畸形。
- 需告知患者不治疗后所有可能存在的风险。

6.4.2 活动矫治器

- 唇弓：
  - 结合唇弓的上颌活动矫治器（URA）
  - 唇弓用于内收上颌切牙，可减小深覆盖
  - 使用URA减小覆盖时，需除去上颌前牙腭侧基托的丙烯酸树脂
- 腭中缝扩弓螺簧：
  - URA可与腭中缝扩弓螺簧合用
  - Ⅱ类1分类的患者可能存在后牙反𬌗
  - 使用腭中缝扩弓螺簧将有助于纠正后牙反𬌗
- 纠正深覆𬌗：
  - 患者可能存在深覆𬌗
  - URA可与FABP合用
  - 可以促进后牙伸长和切牙压低，有助于改善深覆𬌗
- 开辟间隙：
  - 有时需在牙弓内开辟间隙
  - 可通过装置远中移动后牙，创造间隙

6.4.3 功能矫治器

以下6种功能矫治器均可使用：

- Clark's Twin Block（双𬌗垫矫治器）。
- Herbst矫治器。
- 生物调节器。
- 肌激动器（Medium opening activator，MOA）。
- 夹式固定功能矫治器（Clip-on fixed functional,

COFF）。

- Frankel矫治器。

功能矫治器可使下颌被迫前伸，内收上颌前牙、唇倾下颌前牙来减小覆盖。

6.4.4　固定矫治器

- Ⅱ类1分类错𬌗可通过拔牙矫治牙列拥挤：
  - 仅拔除上颌第一前磨牙：
    - 适用于下颌牙列整齐，上颌牙列轻度至中度拥挤
    - 拔除上颌第一前磨牙可提供间隙，内收前牙，减小覆盖
  - 拔除上颌第一前磨牙和下颌第二前磨牙：
    - 适用于上下颌牙列都存在轻度至中度拥挤
    - 拔除上颌第一前磨牙有助于内收上颌切牙以减小覆盖。之所以考虑拔除靠前的前磨牙，是因为需要更多的空间来内收前牙
    - 由于下颌牙列为中度拥挤，因此拔除下颌第二前磨牙足以排齐下颌牙列
  - 拔除上颌和下颌第一前磨牙：
    - 适用于上下颌牙弓都存在中度至重度拥挤
    - 由于上下颌牙弓都需要更多的空间，因此拔除第一前磨牙
    - 如果患者下颌牙列严重拥挤，应拔除下颌第一前磨牙
- 颌间牵引：
  - 应考虑使用弹性牵引矫治Ⅱ类1分类错𬌗
  - 使用Ⅱ类颌间牵引
  - Ⅱ类颌间牵引有助于内收上颌前牙并唇倾下颌前牙，从而减小覆盖
  - 如果患者存在深覆𬌗，Ⅱ类颌间牵引可促

使下颌磨牙伸长，有助于打开咬合

- 关闭间隙：
  - 当覆盖减小后，应使用固定矫治器关闭剩余间隙
  - 例如，拔除上颌第一前磨牙和下颌第二前磨牙后，在上颌牙弓中，使用尖牙向远中结扎（Lacebacks）将上颌尖牙远中移动到上颌第一前磨牙的位置以实现Ⅰ类尖牙关系。一旦达到尖牙中性关系，将皮链放置在上颌侧切牙远中以内收上颌切牙减小覆盖。在下颌牙弓中，使用尖牙向远中结扎解除下颌前牙拥挤。下颌切牙排齐后近中移动下颌后牙关闭剩余间隙
- 纠正深覆𬌗：
  - 在这个阶段可以纠正患者的深覆𬌗
  - 可通过多种方法纠正前牙深覆𬌗：
    - 粘接第二磨牙颊面管
    - 粘接下颌前牙托槽时偏向牙冠切端
    - 使用反Spee曲线的弓丝
    - 复合树脂/金属前牙𬌗垫
    - 固定FABP
    - 活动FABP
    - Ⅱ类颌间牵引
    - 头帽配合颈部低位牵引
- 纠正前牙开𬌗：
  - 在此阶段应纠正前牙开𬌗
  - 多种固定矫治器可用于纠正前牙开𬌗：
    - 后牙区𬌗垫压低后牙段
    - 粘接前牙托槽时定位偏龈方
    - 反Spee曲线弓丝（倒置放入）
    - 前牙匣形牵引
    - 伸长切牙
    - 临时支抗装置（TAD）压低后牙
    - Kim机制（即MEAW技术）
    - 头帽配合高位牵引

6.4.5 头帽

- 开辟间隙：
  - 头帽可用于开辟间隙
  - 应配合使用组合式牵引
  - 牵引方向应与𬌗平面齐平，使上颌磨牙远中移动

- 纠正深覆𬌗：
  - 可以使用头帽纠正深覆𬌗
  - 应配合使用颈部低位牵引
  - 牵引方向应朝向𬌗平面下方，实现上颌磨牙伸长和远中移动。这种方法可以促进患者下颌后旋（顺时针）生长，减小深覆𬌗

- 纠正前牙开𬌗：
  - 可以使用头帽纠正前牙开𬌗
  - 应配合使用高位牵引
  - 牵引方向应朝向𬌗平面后上方，实现上颌磨牙远中移动和压低，并抑制上颌骨垂直向生长。这种方法可以促进患者下颌前旋（逆时针）生长，减小前牙开𬌗

6.4.6 手术

正颌外科手术可以作为部分患者的治疗选择，适用于严重的骨性Ⅱ类错𬌗病例或下颌严重后缩的病例。可以通过下颌骨双侧矢状劈开截骨术（BSSO），实现下颌骨前移。

7

Ⅱ类2分类错殆
Class Ⅱ Div Ⅱ Malocclusion

7.1 定义

下颌切牙切缘咬合于上颌中切牙舌隆突面。

此类型上颌中切牙舌倾，覆盖较小。这类错殆畸形的共同特征是侧切牙易唇向突出。

7.2 患病率

高加索人群10%为此类错殆。

7.3 病因

7.3.1 骨性因素

患者将表现为下颌后缩的骨性Ⅱ类错殆，具有许多特征，例如：

- 下前面高（LAFH）和眶耳平面–下颌平面交角（FMPA）减小。
- 逆时针生长型。
- 高下唇线。
- 深覆殆。
- 明显的颏唇沟。

由于下颌牙弓狭窄，前磨牙区可见正锁殆。

7.3.2 软组织因素

- 高下唇线：
  - 如果上颌中切牙被下唇覆盖1/3，可伴有上颌前牙舌倾
  - 侧切牙的牙冠较短，常可摆脱下唇和前牙的控制。容易出现侧切牙唇倾
- 颏唇沟：
  - 颏唇沟位于下唇和颏部之间
  - 随着LAFH的减少，颏唇沟将反映出唇部丰满度
- 上下颌前牙舌倾（Bimaxillary retroclination）：
  - 描述上下颌切牙的位置
  - 指上下颌切牙由于条带状下唇压迫而舌倾

7.3.3 局部因素

- 切牙角增大：
  - 切牙角是进行头影测量分析时上下颌切牙形成的角度
  - 此角度由上下颌切牙长轴交汇形成
  - 高加索人的切牙角平均值为135°±10°

Textbook for Orthodontic Therapists, First Edition. Ceri Davies.
© 2020 John Wiley & Sons Ltd. Published 2020 by John Wiley & Sons Ltd.

- 根据切牙的位置，切牙角可能会有所不同
- 如果切牙角减小到平均值，则表明患者属于Ⅱ类1分类
- 如果切牙角增加且大于其平均值，则表明患者属于Ⅱ类2分类；主要原因是上下颌切牙舌倾

- 露龈笑：
  - 上颌中切牙舌倾，常导致患者出现露龈笑
  - 这是Ⅱ类2分类病例的常见特征

- 舌倾的下颌切牙：
  - 患者的下颌切牙多舌倾
  - 这可能是由于：
    ○ 深覆𬌗
    ○ 条带状下唇可使牙齿舌倾

- 深覆𬌗：
  - 深覆𬌗也会影响切牙的位置：
    ○ 会限制下颌切牙
    ○ 会对上颌切牙腭侧和下颌切牙唇侧的牙龈造成创伤
    ○ 可导致尖牙间宽度减小，从而导致前磨牙区正锁𬌗

- 拥挤：
  - 在Ⅱ类2分类病例中常出现拥挤
  - 拥挤多伴有切牙舌倾

- 唇向或近中唇向扭转的侧切牙：
  - 这是Ⅱ类2分类病例中很常见的特征
  - 原因可能是：
    ○ 牙列拥挤
    ○ 下唇对侧切牙缺少控制

7.4　治疗

　　Ⅱ类2分类错𬌗畸形的治疗通常考虑以下6种方法。

7.4.1　不治疗

- 接受、保留错𬌗畸形。
- 需告知患者不治疗后所有可能存在的风险。

7.4.2　活动矫治器

- 前牙区扩弓螺簧或Z形簧（或双曲簧）：
  - 活动矫治器上设置两个主动加力单元
  - 所有加力单元都可用来唇倾上颌切牙，使其成为Ⅱ类1分类

- 纠正深覆𬌗：
  - 活动矫治器上可添加咬合平面导板，减少深覆𬌗
  - 矫治器可使下颌磨牙被动萌出和下颌切牙压低

- 活动矫治器可配合使用上颌2-2片段弓，可以唇展上颌切牙，将错𬌗畸形转变为Ⅱ类1分类。

7.4.3　功能矫治器

- 常见的有以下6种矫治器：
  - Clark's Twin Block（双𬌗垫矫治器）
  - 生物调节器
  - Herbst矫治器
  - 肌激动器（MOA）
  - 夹式固定功能矫治器（COFF）
  - Frankel矫治器

- 这些矫治器可使下颌前移以减少覆盖。

7.4.4　固定矫治器

　　Ⅱ类2分类病例，常会将患者先调整为Ⅱ类1分类，此时患者覆盖增大，治疗需要减少覆盖。

- 拔牙矫治：
  - 仅拔除上颌第一前磨牙：
    - 适用于下颌牙齿排列基本整齐，上颌存在轻度或中度拥挤的病例
    - 符合以上情况的病例，可以考虑拔除上颌双侧第一前磨牙，拔除这些牙齿可以提供充足的空间用来减少覆盖，有助于内收上颌切牙
  - 拔除上颌第一前磨牙和下颌第二前磨牙：
    - 适用于上下颌牙弓均存在轻度或中度拥挤
    - 拔除上颌第一前磨牙有助于舌倾内收上颌切牙，以减少覆盖。考虑这些牙齿是因为前面需要更多的空间来内收前牙
    - 下颌牙弓轻度至中度拥挤时应考虑拔除下颌第二前磨牙，因为只需要较少的空间来对齐牙列
  - 拔除上颌和下颌第一前磨牙：
    - 这是在两个牙弓的中度至重度拥挤情况下应该考虑的
    - 由于两个牙弓需要更多的空间，拔除第一个前磨牙可以获得更多的空间，因此在拥挤严重时可以考虑该拔牙模式
    - 如果患者下颌牙弓严重拥挤，应拔除下颌第一前磨牙
- 颌间弹性牵引：
  - 对于Ⅱ类2分类病例，可以考虑弹性牵引
  - 应使用Ⅱ类颌间弹性牵引
  - Ⅱ类弹性牵引有助于上颌前牙段内收和下颌前牙段的唇倾，这将有助于减少覆盖
  - 在Ⅱ类2分类病例中，患者常伴有深覆殆。Ⅱ类弹性牵引将有利于正畸治疗，因为Ⅱ类颌间牵引可伸长下颌磨牙，也有助于减少患者的深覆殆
- 关闭间隙：
  - 一旦上颌前牙处于正确的倾斜度，可以依据Ⅱ类1分类常规矫治程序关闭拔牙间隙
  - 一旦覆盖减少，固定矫治器需要关闭所有剩余间隙
  - 例如，患者拔除上颌第一前磨牙和下颌第二前磨牙。在上颌牙弓中，上颌尖牙到上颌第一恒磨牙放置牵引，以实现Ⅰ类尖牙关系，一旦尖牙达到Ⅰ类关系，并且前牙达到正确的倾斜度，然后放置弹性皮链内收上颌2-2以减小覆盖。在下颌牙弓中，间隙用于减轻下颌前牙拥挤，一旦牙齿排齐，后牙可通过近中移动关闭剩余间隙
- 纠正深覆殆：
  - Ⅱ类2分类的患者多伴有深覆殆，可在此阶段纠正
  - 使用固定矫治器有多种方法用来纠正深覆殆：
    - 粘接第二磨牙颊面管
    - 粘接下颌前牙托槽时偏向牙冠切端
    - 使用反Spee曲线的弓丝
    - 复合树脂/金属前牙殆垫
    - 固定FABP
    - 活动FABP
    - Ⅱ类颌间牵引
    - 头帽配合颈部低位牵引

7.4.5 头帽

- 纠正深覆殆：
  - 可使用头帽矫纠正深覆殆
  - 应配合使用颈部低位牵引
  - 这种牵引方向应朝向殆平面下方，用于伸长上颌磨牙。这种方法可以促进下颌后旋（顺时针）生长，减少深覆殆

7.4.6　手术

手术可以作为一些患者的治疗选择，尤其是骨性错殆问题严重的患者。通常可表现为严重的下颌后缩和重度深覆殆，这往往是手术的指征。可接受的手术类型有：

- 下颌截骨术：

- 这种类型的手术常应用于重度深覆殆
- 手术在下颌3-3处做切口，向下移动下颌前牙段以矫正深覆殆

- 双侧矢状劈开截骨术（BSSO）：
  - 用于下颌前移
  - 对下颌后缩的患者进行治疗，可以前移下颌，减少覆盖

8

Ⅲ类错殆
Class III Malocclusion

8.1 定义

下颌切牙切缘咬合于上颌切牙唇面的唇侧，常伴有覆盖减小或反覆盖。

8.2 患病率

高加索人群中5%为此类错殆。

8.3 病因

8.3.1 骨性因素

- 患者为骨性Ⅲ类错殆畸形，呈现不同程度的下颌前突。
- 患者呈现骨性Ⅲ类错殆畸形的原因有很多：
  - 下颌长度增加
  - 髁突前移于关节窝前部
  - 上颌长度缩短
  - 颅底短
  - 颅底角减小
- 下前面高（LAFH）和眶耳平面–下颌平面交角（FMPA）增大。
- 下颌顺时针生长型。

- 横向发育不足的上颌骨和/或横向发育过度的下颌骨都可能导致后牙反殆。

8.3.2 软组织因素

- 牙–牙槽骨代偿：
  - 横向维度上发现，下颌磨牙会向舌侧和腭侧倾斜，以代偿后牙的反殆
- 巨舌：
  - 俗称大舌头
  - 舌体静止时低于其正常位置，这将导致：
    ○ 下颌牙弓过宽
    ○ 后牙反殆
    ○ 下颌切牙唇倾

8.3.3 局部因素

- 狭窄的上颌牙弓。
- 过宽的下颌牙弓。
- 上颌牙弓拥挤。
- 整齐或有间隙的下颌牙弓。
- 前后牙反殆。

Textbook for Orthodontic Therapists, First Edition. Ceri Davies.
© 2020 John Wiley & Sons Ltd. Published 2020 by John Wiley & Sons Ltd.

8.4 治疗

Ⅲ类错𬌗畸形常有以下6种治疗方法。

8.4.1 不治疗

- 接受、保留错𬌗畸形。
- 需告知患者不治疗后所有可能存在的风险。

8.4.2 活动矫治器

- 前牙反𬌗：
  - 使用带有前牙区扩弓螺簧或Z形簧的URA
  - 通过唇倾上颌前牙以减轻前牙反𬌗
  - 需要后牙𬌗垫来帮助打开咬合，以防止任何阻碍牙齿移动的干扰
- 后牙反𬌗：
  - 使用带有腭中缝扩弓螺簧或Coffin簧的URA
  - 通过扩大上颌牙弓来减轻后牙反𬌗，从而实现扩张
  - 需要后牙𬌗垫来帮助打开咬合，以防止任何阻碍牙齿移动的干扰
- 正覆盖：
  - 使用带有前牙区扩弓螺簧或Z形簧的URA
  - 弹簧有助于矫正前牙反𬌗，使前牙达到正常的覆盖
- 前后牙反𬌗：
  - 使用带有3D扩弓螺簧的URA
  - 可以前后同时扩弓矫正前牙及后牙反𬌗
  - 螺簧可以在1周的不同日期进行转动加力
  - 后牙𬌗垫有助于去除牙齿移动的咬合干扰
- 后牙𬌗垫：
  - 在URA的磨牙段使用𬌗垫
  - 打开咬合以阻止任何咬合干扰，从而纠正反𬌗

8.4.3 功能矫治器

- 功能矫治器可用于Ⅲ类错𬌗畸形的病例，但目前已经不常见。
- 有两种类型可用于Ⅲ类错𬌗畸形患者：
  - 反向双𬌗垫矫治器：
    - 这是一种上下颌分体式的功能矫治器
    - 它的工作原理与在Ⅱ类错𬌗畸形中使用的Twin Block矫治器大致相同；只是适用的情况略有不同
    - 下咬合斜面位于上咬合斜面的后方，以帮助缩回下颌骨
    - 在英国很少使用
  - Frankel Ⅲ型矫治器（FR3）：
    - 该器械通过树脂颊屏消除颊肌压力，并允许上颌外扩
    - 目前很少使用

8.4.4 固定矫治器

- 在Ⅲ类错𬌗畸形中考虑拔牙以帮助对齐牙齿和纠正咬合。
  - 拔除上颌第二前磨牙和下颌第一前磨牙：
    - 这种情况下考虑此种拔除术，因为下颌牙弓前段需要更多的间隙用来内收下颌前牙
    - 拔除下颌第一前磨牙，用来获得更多的间隙，以形成正常的覆盖
    - 上颌牙弓存在拥挤的情况下，可以考虑拔除上颌第二前磨牙
  - 仅拔除下颌第一前磨牙：
    - 当下颌牙弓前段需要更多的间隙用来内收下颌前牙时，可以考虑这种方法，但这种方法很少使用
    - 如果患者表现为上颌牙弓排列良好，可

考虑这种拔牙模式

- 拔除下颌切牙：
  ○ 这种拔牙模式可使下颌前牙段获得间隙，用来内收下颌前牙
  ○ 很少使用这种方法
  ○ 下颌切牙严重的根尖病变或者牙周状况不佳的成人患者，可考虑这种拔牙模式
- 颌间弹性牵引：
  - 对于Ⅲ类错𬌗畸形的病例，将考虑使用弹性牵引
  - 应使用Ⅲ类颌间弹性牵引
  - Ⅲ类弹性牵引将有助于内收下颌前牙，并唇展上颌前牙，这将有助于获得正常覆盖
- 圆丝：
  - 下颌牙弓可考虑使用圆丝
  - 仅在下颌牙弓使用圆丝有助于下颌切牙舌倾
  - 如果使用方丝，会导致下颌前牙段转矩加大，使Ⅲ类错𬌗畸形加重，增加治疗难度
- 颌间交互牵引：
  - 多数患者常伴有后牙反𬌗
  - 主要是因为下颌牙弓较宽
  - 颌间交互牵引可与固定矫治器一起使用
  - 弹性牵引将从上颌后牙的腭侧延伸到下颌后牙的颊侧
  - 颌间交互牵引，可扩宽上颌牙弓，达到矫治后牙反𬌗的目的
- 关闭间隙：
  - 从治疗开始到间隙关闭前，拔牙间隙将被应用于纠正Ⅲ类咬合
  - 下颌牙弓应考虑向后结扎，这有助于内收下颌前牙
  - 一旦尖牙处于Ⅰ类关系，下颌牙列可向后弹性连扎，弹性链将放在下颌牙弓2-2处，这将有助于通过向后倾斜下颌前牙来缩小间隙

- 当关闭上颌牙弓剩余间隙时，不考虑上颌前牙内收，此时主要内收下颌前牙，建立正常覆盖
- 将上颌后牙前移，以关闭上颌牙列的间隙
- 纠正前牙开𬌗（AOB）如有：
  - 出现AOB的患者在此阶段可以得到纠正
  - 使用固定矫治器纠正AOB的方法有很多：
    ○ 后牙区𬌗垫压低后牙段
    ○ 粘接前牙托槽时定位偏龈方
    ○ 反Spee曲线弓丝（倒置放入）
    ○ 前牙匣形牵引
    ○ 伸长切牙
    ○ 临时支抗装置（TAD）压低后牙
    ○ Kim机制（即MEAW技术）
    ○ 头帽配合高位牵引

8.4.5 头帽

- 高位头帽牵引：
  - 这种类型的头帽用于远中移动、压低磨牙和限制上颌向前生长
  - 通过促进下颌前旋，降低LAFH，有助于纠正AOB
- 面具前牵：
  - 这种类型的装置也被称为反向头帽
  - 可用于近中移动牙齿以闭合间隙或尝试向前移动上颌骨
    - 不常用

8.4.6 手术

手术可以作为一些患者的治疗选择。这些接受手术的患者大多畸形较重。严重的下颌前突患者是手术的指征，患者可能接受的手术类型有：

- 双侧矢状劈开截骨术（BSSO）：
  - 可以内收下颌
  - 用于下颌前突的患者，因为这将使下颌内收

- 上颌前移术：
  - 考虑上颌前移的情况使用
  - 实现上颌骨的近中矢状向移动

9

患病率
Prevalences

以下患病率是基于在高加索人群统计而出的切牙关系：

- Ⅰ类：50%。
- Ⅱ类1分类：35%。
- Ⅱ类2分类：10%。
- Ⅲ类：5%。

唇腭裂：

- 有或无腭裂的唇裂患病率1∶700，男女比例=2∶1。
- 单纯腭裂患病率1∶200，男女比例=4∶1。

前牙开𬌗（AOB）：

- 高加索人：2%～4%。
- 非洲加勒比人：5%～10%。

反𬌗：

- 8%～16%。

先天性牙齿缺失：

- 人群中大约6%存在先天性牙齿缺失，男女比例=3∶2。

常见的缺失牙位：

- 下颌第二前磨牙：3%。
- 上颌侧切牙：2%。
- 上颌第二前磨牙：3%。
- 下颌中切牙：1%。

多生牙：

- 人群中约4%存在多生牙，男女比例=2∶1。
- 多生牙类型：
  - 圆锥型：75%
  - 结节型：12%
  - 额外牙：7%
  - 牙瘤：6%
- 阻生尖牙：
  - 患病率1%～2%，男女比例=2∶1
  - 大多为腭侧阻生尖牙：约占85%
  - 部分为颊侧阻生尖牙：约占15%

10

先天性牙齿缺失
Hypodontia

10.1　定义

当一颗或多颗乳牙或恒牙先天缺失时，可以定义为先天性牙齿缺失。

10.2　常见缺失牙

在高加索人群中，牙列内最常见的缺失牙有：

- 下颌第二前磨牙。
- 上颌侧切牙。
- 上颌第二前磨牙。
- 下颌中切牙。

第三恒磨牙也是常见的先天性牙齿缺失，但在正畸治疗需求指数（IOTN）标准中，第三恒磨牙并未归属于牙齿缺失的范畴（见第33章）。25%的人存在第三恒磨牙缺失。

当出现先天性牙齿缺失时，除下颌中切牙外，缺失牙通常是同类型中末尾牙齿。

10.3　患病率

高加索人群中：

- 6%的人群患有牙缺失。
- 女性比男性更常见，比例=3∶2。

10.4　常见缺失牙位

- 下颌第二前磨牙：3%。
- 上颌侧切牙：2%。
- 上颌第二前磨牙：3%。
- 下颌中切牙：1%。

10.5　先天性牙齿缺失的分类

先天性牙齿缺失可分为轻度、中度或重度病例：

- 轻度：1~2颗牙齿缺失。
- 中度：3~5颗牙齿缺失。
- 重度：6颗或更多的牙齿缺失。

10.6　先天性牙齿缺失的整体分类

除了先天性牙齿缺失（或称少数牙缺失），还有2个术语在描述牙齿缺失时使用，具体取决于牙齿缺失的数量：

Textbook for Orthodontic Therapists, First Edition. Ceri Davies.
© 2020 John Wiley & Sons Ltd. Published 2020 by John Wiley & Sons Ltd.

- 少数牙缺失（Hypodontia）：缺牙不足6颗。
- 少牙症（Oligodontia）：缺牙6颗以上。
- 无牙畸形（Anodontia）：完全无牙。

10.7 牙齿缺失的病因

遗传因素：

- 牙齿缺失的家族史。
- 家族成员之间不总是出现相同牙位的牙齿缺失。

局部因素：

- 因牙板未融合导致的唇腭裂。

综合征：

- 唐氏综合征（Down's综合征）。
- 半侧颜面发育不全综合征。

10.8 先天性牙齿缺失的相关疾病

某些疾病可能与牙齿缺失有关，包括：

- 唇腭裂。
- 唐氏综合征。
- 外胚层发育不良。
- 无牙症。

10.9 先天性牙齿缺失的相关因素

- 牙齿发育迟缓：在下颌牙弓，下颌第二前磨牙是最后形成的牙齿，其次是上颌第二前磨牙。影像学检查时，这些牙齿在9岁之前是看不见的，因此对它们的缺失要格外注意。

- 过小牙：钉状侧切牙（图10.1）可见于先天性牙齿发育不全和过小牙等情况，这被称为牙量–骨量不调。
- 阻生尖牙：侧切牙缺失或侧切牙过小，可能会发生尖牙阻生。这可能是因为尖牙是利用侧切牙牙根的远中面来引导萌出，侧切牙缺失，尖牙可能会偏离萌出路径导致阻生。
- 异位牙：牙齿可以异位到任何可用的空间，从而导致倾斜和旋转。
- 易位牙：缺失的侧切牙会使尖牙偏离萌出路径，导致尖牙和第一前磨牙易位。
- 牙槽骨萎缩：缺牙会导致缺牙部位的牙槽骨萎缩，使成人患者的牙齿移动和种植体植入更加困难。
- 乳牙滞留：第二恒磨牙已经正常萌出但口内仍保留乳牙的患者即乳牙滞留（图10.2）。上颌第二前磨牙是最后萌出的牙齿之一，通常在10岁左右，下颌第二前磨牙在11岁左右。年龄超过13岁的口腔内仍有乳牙的患者应进行X线摄片（图10.3～图10.5）以确定第二前磨牙是否存在。

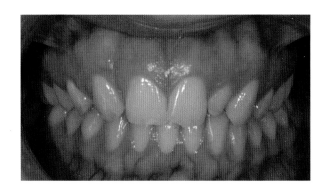

图10.1 12缺失，22过小牙

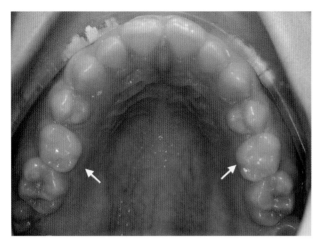

图10.2　上颌口内照片显示15、25缺失伴55、65滞留

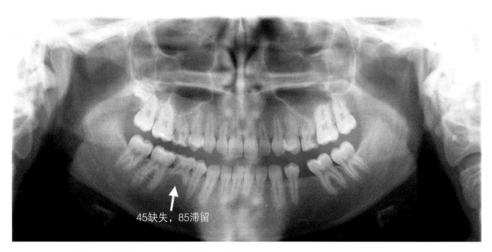

图10.3　口腔曲面断层片显示45缺失伴85滞留

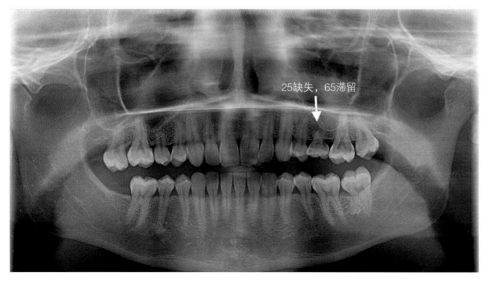

图10.4　口腔曲面断层片显示25缺失伴65滞留

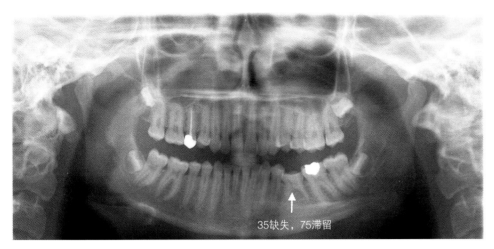

图10.5 口腔曲面断层片显示35缺失伴75滞留

10.10 乳牙先天性缺失的治疗

考虑到患者心理因素，乳牙缺失可以进行治疗，可通过义齿修复，以帮助和改善美学及功能。

10.11 恒牙先天性缺失的治疗

- 第二前磨牙：对于缺失的第二前磨牙，可以考虑两种选择：
  - 关闭间隙：将第一恒磨牙和第二恒磨牙前移，如果有第三恒磨牙，允许第三恒磨牙萌出
  - 修复体直接修复间隙：例如种植牙或修复桥
- 上颌侧切牙：对于缺失的上颌侧切牙，有两种选择（图10.6）：
  - 关闭间隙：将尖牙近中移动并调改为侧切牙。为此考虑的方法包括：
    ○ 倒粘尖牙托槽。正常尖牙的牙根自然地位于唇侧，形成了颊侧隆起，将尖牙托槽倒置会使牙根产生腭侧转矩，有利于调改成侧切牙的"尖牙"牙根舌向移动
    ○ 将尖牙托槽放在上颌第一前磨牙上。牙根唇向移动，有利于实现根部颊侧隆起
    ○ 在尖牙上放置侧切牙托槽。这将改变尖牙的转矩，使其看起来更像侧切牙
    ○ 调磨上颌尖牙。在治疗结束时，牙医可以将尖牙的牙尖调磨，使其看起来更像侧切牙
  - 用义齿修复间隙：例如种植牙或固定桥
    ○ 一旦患者完成治疗，就需要保持缺失牙所留间隙，以防止种植体或固定桥位置的空间闭合。Hawley保持器（图10.7）可以修改为具有牙齿颜色的桥体，以保持已经形成的空间。在修复工作完成之前，患者可以一直佩戴Hawley保持器，为修复体及患者牙齿的正确颜色匹配提供时间（图10.8）
- 下颌中切牙：对于缺失的下颌中切牙，有两种治疗选择（图10.9）：
  - 关闭间隙：特别是在Ⅲ类错𬌗，因为有助于内收下颌前牙
  - 义齿修复间隙：例如种植牙或固定桥

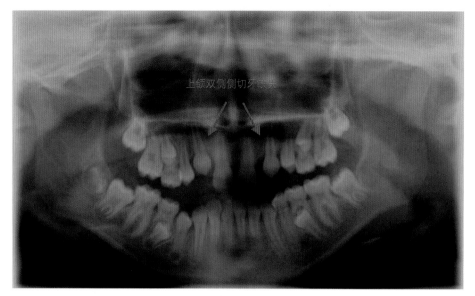

图10.6 口腔曲面断层片显示上颌侧切牙缺失

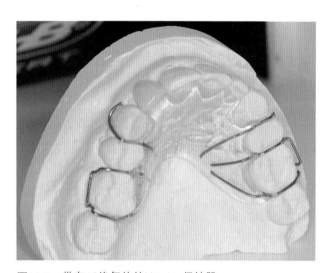

图10.7 带有12修复体的Hawley保持器

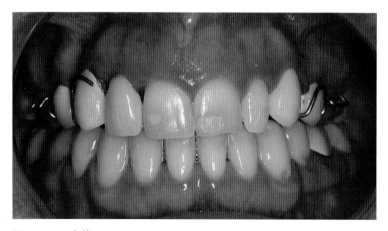

图10.8 口内像

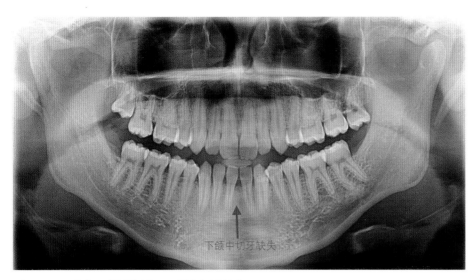
下颌中切牙缺失

图10.9   口腔曲面断层片显示下颌中切牙缺失

10.12   种植所需空间

种植体所需的最小空间是7mm。在正畸治疗过程中，正畸医师和种植医师要联络对方以确认所需的间隙是否足够。种植医师必须在拆除矫治器前检查间隙大小，以便在必要时进行调整。

10.13   Kesling模型外科

Kesling模型外科通过复制研究模型，可以预测并向患者展示关闭或保留修复间隙的最终美学和咬合结果。

11

多生牙
Supernumeraries

11.1 定义

多生牙就是多余的牙。当正常牙列中有多余的牙齿时就定义为多生牙。

11.2 患病率

- 高加索人群患病率4%。
- 男性患病率是女性的2倍。
- 上颌骨前牙区最常见（80%）。
- 第二常见区域是下颌前磨牙区域。

11.3 病因

- 遗传因素：可能有多生牙的家族史。
- 局部因素：多生牙可能是由于牙板内成釉细胞的过度活跃导致。

11.4 影响

多生牙有两个主要影响：

- 牙齿异位萌出。

- 萌出受阻，甚至导致正常牙齿阻生。

11.5 临床特征

- 萌出失败：多生牙可能阻碍周围牙齿的萌出，因为它们可能位于萌出路径上。
- 间隙：上颌中线处出现的多生牙可导致上颌中切牙之间的间隙。
- 拥挤：萌出的多余牙会占据牙弓空间，导致拥挤。巨形牙经常与多生牙有关。
- 牙齿移位或旋转。
- 邻牙牙根吸收。
- 多生牙牙胚内出现囊性改变。
- 阻碍正畸牙齿移动。

11.6 相关疾病

有些疾病与多生牙有关：

- 唇腭裂。
- 颅骨锁骨发育不良。
- Gardner's综合征。

Textbook for Orthodontic Therapists, First Edition. Ceri Davies.
© 2020 John Wiley & Sons Ltd. Published 2020 by John Wiley & Sons Ltd.

11.7　处理

- 如果不进行正畸治疗可以保留并监控。在这种情况下，患者必须定期对牙根吸收和牙胚囊性改变的状态进行常规检查。
- 如果恒牙萌出受阻，则需要拔除多生牙，导萌恒牙。
- 拔牙矫治，进行正畸治疗。

11.8　类型

- 圆锥型，也被称为楔形牙（图11.1和图11.2）：
  - 患病率75%
  - 最常见的多生牙类型
  - 多发生在上颌骨前部
  - 呈钉状
  - 在中线处发现时被称为楔形牙
  - 根部基本已经完成发育
- 结节型：
  - 患病率12%
  - 桶状
  - 由多个结节组成
  - 发生在上颌骨前部
  - 经常成对出现
  - 位于腭部至上颌中切牙区域
  - 可阻止上颌中切牙萌出
  - 牙根形态通常不完整

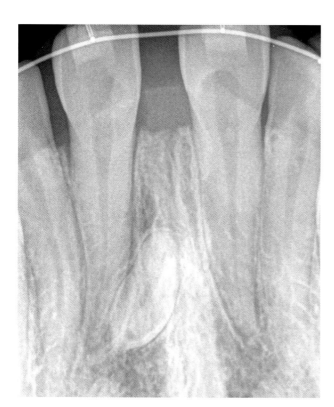

图11.1　上颌前部咬合片显示位于上颌中切牙牙根之间未萌出的多生牙

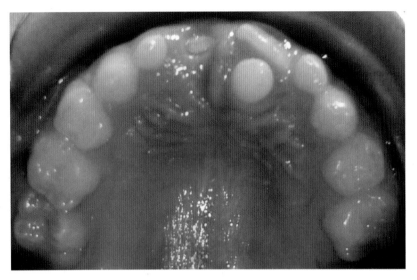

图11.2 上颌口内像。显示腭部近中突至21

- 额外牙型（图11.3和图11.4）：
  - 患病率7%
  - 类似于正常牙齿形态
  - 一般位于某一牙弓段末端
  - 最常见的区域是上颌侧切牙区域
  - 第二常见区域是下颌前磨牙区域

- 牙瘤型（图11.5）：
  - 患病率6%
  - 很少发生
  - 两种类型：
    - 混杂型：由不规则的牙组织组成
    - 组合型：具有组织良好的类牙齿结构
  - 是一团混乱的牙齿组织

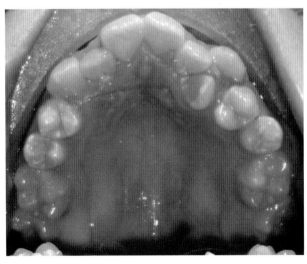

图11.3 上颌口内像显示多生牙

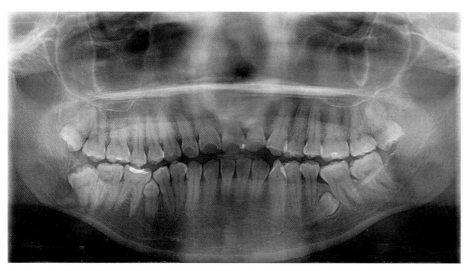

图11.4　口腔曲面断层片显示下颌左侧颌骨内的多生牙

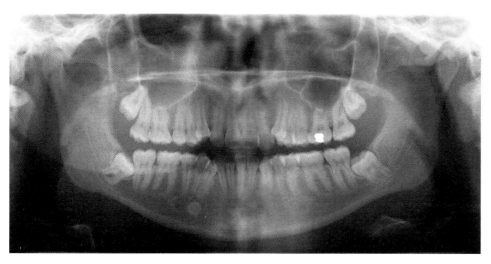

图11.5　口腔曲面断层片显示下颌右侧前磨牙区周围有牙瘤

12

尖牙阻生
Impacted Canines

12.1 定义

尖牙阻生是指由于牙弓内拥挤或阻塞导致萌出失败。阻塞可能是由于拥挤、多生牙或纤维组织异常。

12.2 患病率

- 高加索人群患病率1%~2%。
- 女性比男性更常见，比例=2∶1。
- 腭侧阻生尖牙的患病率85%。
- 颊侧阻生尖牙的患病率15%。

12.3 先天性上下颌尖牙缺失的患病率

高加索人群上下颌尖牙完全缺失的患病率：

- 上颌尖牙：0.3%。
- 下颌尖牙：0.1%。

12.4 上颌尖牙的发育

上颌尖牙在4~5个月开始在上颌向殆方生长。尖牙的萌出路径很长，沿着侧切牙的牙根远中到乳尖牙的颊侧，11~12岁萌出到最后位置。尖牙在10岁时可在颊侧前庭沟的高位触及。

12.5 上下颌尖牙萌出

上颌尖牙和下颌尖牙在不同的时间萌出：

- 上颌尖牙萌出发生在11~12岁。
- 下颌尖牙萌出发生在9~11岁。

12.6 病因

- 尖牙牙胚异位：异位牙胚可能导致尖牙严重移位。
- 萌出路径过长：由于萌出路径较长，尖牙可能偏离"航线"。
- 短根或无上颌侧切牙：尖牙利用侧切牙的远端来寻找它们的路径。如果它们不在或很小，尖牙会很难萌出到位。
- 拥挤：没有足够的空间容纳尖牙，可能导致尖牙颊侧、腭侧异位或水平异位。
- 乳尖牙滞留：这可能导致恒尖牙永久阻生，因为它无法通过正常路径萌出。
- 遗传学：研究表明，尖牙阻生是一种遗传

Textbook for Orthodontic Therapists, First Edition. Ceri Davies.
© 2020 John Wiley & Sons Ltd. Published 2020 by John Wiley & Sons Ltd.

特征。

- 原发性乳尖牙滞留：上颌尖牙和下颌尖牙通常分别在11岁和10岁左右萌出。一名13岁以上的患者如果表现为原发性乳尖牙滞留，其恒尖牙大概率会阻生。

12.7 临床症状

患阻生尖牙的患者可有以下临床症状：

- 尖牙在10岁时仍无法在颊侧前庭沟高位触及。
- 滞留的乳牙牢固，不能移动。
- 腭部隆起，推测可能存在埋伏尖牙。
- 牙弓内拥挤严重，空间不足，尖牙萌出空间不足。
- 上颌中切牙和侧切牙的活动度增加或失活，可能是尖牙阻生导致这些牙齿牙根吸收的指标。

12.8 影像学特征

有阻生尖牙的患者X线片上可以看到以下影像学特征：

- 使用视差技术可见腭部或颊部异位尖牙（见下一章节）。
- 尖牙与侧切牙或中切牙牙根重叠。
- 尖牙的长轴与垂直面成25°以上的角度。

12.9 评估尖牙位置的视差技术

视差技术用于评估和定位未萌出的一颗或多颗牙齿的位置。

常用于当牙齿需要定位以确定其位置以及需要暴露时。

视差有两种：水平视差和垂直视差。在X射线管头处于两个位置的情况下，对未萌出的牙齿进行了两次观察。评估牙齿相对于X射线管头的移动方向，然后确定未萌出牙齿的位置。

首字母缩略词SLOB用于确定阻生尖牙的位置：

- S（Same）：相同。
- L（Lingual）：舌侧。
- O（Opposite）：相反。
- B（Buccal）：颊侧。

如果牙齿的移动方向与X射线管头方向相同，则牙齿处于舌侧或腭侧。

如果牙齿的移动方向与X射线管头方向相反，则牙齿处于颊侧。

12.9.1 水平视差

- 使用两张根尖片（PA）或两张PA和一张上颌前部咬合片（USO）。
- 在水平面内，围绕牙弓水平移动X射线管头移动获得射线图像。X射线管头左右移动。

12.9.2 垂直视差

- 使用全口曲面断层片和上颌前部咬合片。
- 在垂直面上垂直移动X射线管头，从而改变两个射线图像之间的角度。
- 拍摄曲面断层片时管头向上8°。
- 拍摄上颌前部咬合片时管头向下65°。

在图12.1中垂直视差的例子中，尖牙的位置是舌侧/腭侧，还是颊侧？

如图12.2所示，尖牙位于舌侧/腭侧。

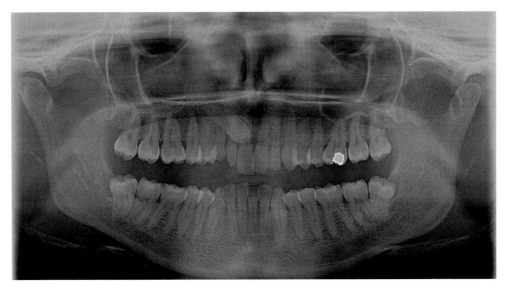

图12.1 咬合片显示13阻生

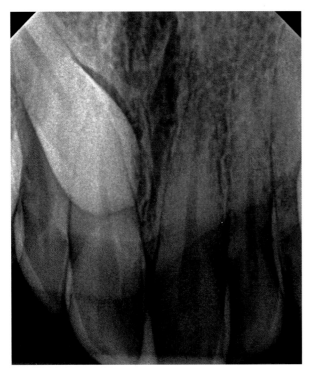

图12.2 上颌前部咬合片显示13阻生，位于腭侧

12.10 舌侧/腭侧和颊侧阻生尖牙的治疗

12.10.1 舌侧/腭侧阻生尖牙：手术暴露

- 如果牙齿处于良好的位置，那么在正畸之前，就可以进行开放或闭合的手术暴露，以便正畸牵引，伸长尖牙到正常位置。
  - 开放式导萌（图12.3）：
    - 通过移除骨骼和覆盖的软组织来暴露尖牙
    - 填塞物放置在暴露处，以防止其关闭
    - 一旦手术完成，患者必须及时开始导萌，在创口闭合前将托槽等导萌附件放置在目标牙齿上。如果处理不及时，开窗导萌术所暴露的部分就有可能消失，手术需要重做
  - 闭合式导萌（图12.4）：
    - 将阻生尖牙暴露一部分，并在其表面放置带有金属牵引链的附件；然后将牙龈缝合，使暴露面闭合。阻生牙可以通过金属链穿过软组织受力

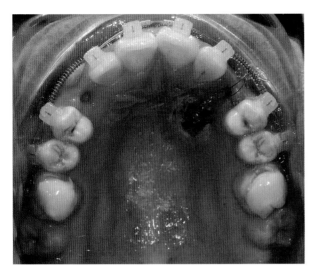

图12.3 上颌口内像：开放式导萌

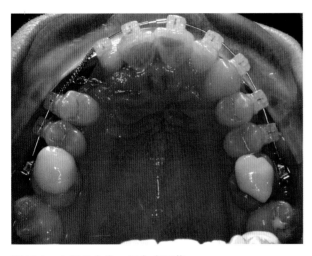

图12.4 上颌口内像：闭合式导萌

12.10.2 颊侧阻生尖牙

- 治疗方式可能不同于腭侧阻生尖牙。
- 患者可先进行正畸治疗，以创造空间，观察尖牙是否会自行萌出，因为颊侧尖牙由于颊面黏膜和骨骼较薄，萌出的可能性较大。
- 这通常需要6个月左右。
- 如果不起作用，则需要手术暴露。

12.10.3 手术拔除

在以下情况建议进行拔除：

- 尖牙处于非常不利的位置，如果将其留下，会有相邻牙齿牙根吸收的风险。
- 患者不愿导萌。
- 拥挤严重。

12.10.4 自体牙移植

- 这包括外科拔除阻生尖牙并将该牙齿植入上颌牙槽内的正常位置。
- 需要创造空间来接受移植。
- 由于存在根骨粘连的风险，通常不进行。

12.11 暴露敷料

两种类型的敷料可用于包装开放式导萌：

- COE-PAK™（GC Europe, Leuven, Belgium）。
- Gauze。

12.12 风险

12.12.1 牙根吸收

- 牙根吸收是阻生尖牙可能产生的最大风险。
- 尖牙的临床牙冠可能会偏离正轨，导致相邻牙齿牙根的吸收，最常见的是侧切牙。
- 如果尖牙与垂直面成25°，则必须采取措施保护相邻牙齿。

12.12.2 易位

- 尖牙可能偏离正常路径萌出，最常见于前磨牙之间。
- 如果尖牙已经很好地萌出，那么正畸治疗可以开始将前磨牙调磨来掩饰成尖牙，并通过后期修复将尖牙改形成前磨牙。

12.13 位置

- 如果阻生尖牙位置较垂直，则导萌成功率很高。
- 如果阻生尖牙位置较水平，则不太可能被导萌。

这一切都取决于：

- 如果阻生尖牙位置更靠近正中矢状面，则尖牙萌出的可能性更小，具体取决于角度有多大。
- 大于25°的角度会导致水平位阻生尖牙可能无法萌出。

- 平均角度为25°时垂直阻生尖牙可能会萌出。

12.14 根骨粘连

- 根骨粘连是尖牙外科暴露的最大风险。
- 在手术暴露前，不能预判出尖牙会出现根骨粘连。只有当尖牙的位置没有改善时，才能确定为根骨粘连。
- 在导萌过程中，当尖牙移动没有进展时，可以推测出现尖牙根骨粘连。
- 当尖牙根骨粘连时，可以看到以下特征：
  - 当比较导萌前后两张曲面断层片时，发现正确暴露导萌阻生尖牙6~12个月后，其在X线片上仍在同一位置
  - 没有牙齿从牙龈冒出的迹象
  - 相邻牙齿被压低
  - 弓丝仍然弯曲，暴露的金属链看起来仍然受力
  - 弹性结扎未松动且仍处于加力状态
  - 金属链无移动表示尖牙没有改变位置

13

阻生牙
Impacted Teeth

13.1　定义

　　阻生牙是指由于牙弓内拥挤导致牙齿萌出失败的情况。阻生可能是由于拥挤、多生牙存在，或纤维组织异常。

13.2　常见阻生牙

- 上颌尖牙（见第12章）。
- 下颌尖牙。
- 上颌中切牙。
- 前磨牙。
- 第一恒磨牙。
- 第三恒磨牙。

13.2.1　阻生下颌尖牙

- 与上颌尖牙相比，该牙齿的阻生率较低。
- 牙列拥挤可能导致阻生。
- 如果有足够的空间，这些牙齿在垂直方向或唇向自然萌动。
- 如果这些牙齿需要手术暴露，建议保留附着龈，闭合式导萌。
- 如果下颌尖牙水平阻生，它们可能无法自然萌出。

- 除手术暴露外，这些牙齿还有其他治疗选择，例如直接拔除或自体牙移植。

13.2.2　阻生上颌中切牙

- 高加索人群患病率0.13%。
- 上颌中切牙阻生的病因可能是由于多生牙，例如牙瘤、乳牙滞留或牙根弯曲。
- 应谨慎确认该牙齿是否阻生。如果上颌中切牙和侧切牙在下颌中切牙萌出前6个月萌出，则被称为下颌中切牙阻生。

　　治疗方案：

- 阻生中切牙萌出所需的空间必须充足，以利于牙齿移动。一般而言，上颌中切牙牙冠平均宽度约为9mm。
- 上颌中切牙阻生可能是由于多生牙存在，如牙瘤或额外牙。如果是这种情况，正畸治疗前必须清除这些阻碍萌出的多生牙。
- 在考虑手术暴露之前，可以试行放置一个间隙保持器，检查这颗牙齿是否会自然萌出。
- 如果没有自然萌出，则考虑手术暴露。

Textbook for Orthodontic Therapists, First Edition. Ceri Davies.
© 2020 John Wiley & Sons Ltd. Published 2020 by John Wiley & Sons Ltd.

13.2.3 阻生前磨牙

- 最常见阻生牙的是第二前磨牙。
- 阻生的原因可能是第二乳磨牙的早期缺失和第一恒磨牙的近中移动，导致第二前磨牙萌出的空间不足。
- 前磨牙区的多生牙也会导致第二前磨牙阻生。

治疗方案：

- 为了允许第二前磨牙萌出，可以考虑拔除第一前磨牙。
- 通过远中移动第一恒磨牙，创造空间，有利于第二前磨牙萌出。
- 如果上下颌牙列都是整齐的，可以考虑拔除第二恒磨牙。目的是实现第一恒磨牙的自发远中向移动，这将为第二前磨牙的萌出提供空间。

13.2.4 阻生第一恒磨牙

- 患病率0.75% ~ 6%。
- 男性比女性更常见。
- 上颌磨牙是最常见的阻生磨牙。
- 这些牙齿阻生的病因是拥挤、第一磨牙牙胚异位和第二乳磨牙位置欠佳。
- 阻生第一恒磨牙可能发生的风险包括：
  - 乳牙牙根吸收，导致失去活力
  - 牙弓失去应有间隙
  - 第一恒磨牙因该区域难以清洁而发生龋齿

治疗方案：

- 观察：
  - 观察3 ~ 6个月的自发萌出
  - 如果没有改善，则考虑治疗

- 远中移动牙齿：
  - 需要远中移动第一恒磨牙
  - 可以通过使用铜线分牙实现
  - 由第一恒磨牙近中面的接触点插入
  - 使用细丝钳加力
  - 每周拧紧一次，以确保力持续
- 如果第二恒磨牙萌出：
  - 上颌活动矫治器，带腭侧弹簧，用于远中移动第二恒磨牙
  - 头帽-口外弓可以用于远中移动第二恒磨牙
  - 固定矫治器配合佩戴横腭杆（TPA），可以防止远中移动磨牙近中移动复发
  - 可以为第一恒磨牙萌出提供空间
- 拔牙矫治（拔除第二乳磨牙）：
  - 只有在第二乳磨牙有严重的牙根吸收时才考虑
  - 风险在于这可能导致前磨牙区域的间隙不足，产生拥挤

13.2.5 阻生第三恒磨牙

- 高加索人群患病率30% ~ 50%。
- 下颌第三恒磨牙最常见。
- 阻生的原因可能是：
  - 拥挤
  - 位置异常
- 阻生第三恒磨牙与以下风险相关：
  - 第二恒磨牙牙根吸收
  - 龋齿
  - 第三恒磨牙区域牙龈肿胀（冠周炎）
  - 由于感染或阻生造成的创伤而在牙齿周围发现囊肿
- 阻生第三恒磨牙有两种治疗方法：
  - 如果阻生第三恒磨牙没有对患者造成任何伤害，则可以将其留下，但应定期检查，

密切监控

- 如果牙齿导致患者出现问题，则考虑将其拔除

- 拔掉第三恒磨牙的风险：

  - 第三恒磨牙拔除不是一个简单的过程，可能会导致以下风险：

    ◦ 下牙槽神经和舌神经损伤，由于神经损伤而可能出现感觉麻木和感觉丧失

    ◦ 拔牙期间和之后的感染

    ◦ 对患者进行全身麻醉的风险

  - 牙医可以在牙科手术椅上拔掉第三恒磨牙。然而，根据阻生第三恒磨牙的位置，有时第三恒磨牙的位置过于靠近神经，患者需要转诊到医院，在全身麻醉下拔除

- 如果患者使用固定矫治器，第三恒磨牙未完全萌出，可以考虑通过正畸治疗来帮助排齐第三恒磨牙。

14

深覆𬌗
Deepbites

14.1 定义

深覆𬌗是指当后牙咬合时，上颌切牙在垂直向上盖住下颌切牙≥4mm。

14.2 覆𬌗分类

在覆𬌗分类时，将下颌切牙分为3个部分，这将有利于区分患者的覆𬌗是正常覆𬌗、深覆𬌗还是浅覆𬌗。同时患者的覆𬌗还可以描述为完全性覆𬌗与不完全性覆𬌗，这取决于患者咬合时前牙是否咬合在软硬组织上。

- 正常覆𬌗（图14.1）：后牙咬合时，上颌切牙盖住1/3的下颌切牙。
- 深覆𬌗（图14.2）：后牙咬合时，上颌切牙盖住超过1/3的下颌切牙。
- 浅覆𬌗（图14.3）：后牙咬合时，上颌切牙盖住少于1/3的下颌切牙。
- 不完全性覆𬌗（图14.4和图14.5）：下颌切牙不与上颌软组织和硬组织接触。
- 完全性覆𬌗（图14.6和图14.7）：下颌切牙与上颌软组织或硬组织接触。

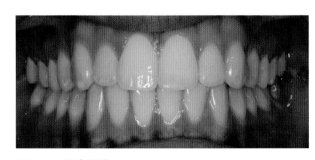

图14.1　正常覆𬌗

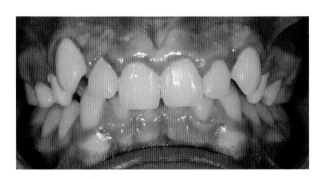

图14.2　深覆𬌗

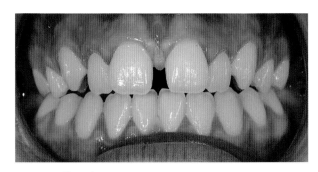

图14.3　浅覆𬌗

Textbook for Orthodontic Therapists, First Edition. Ceri Davies.
© 2020 John Wiley & Sons Ltd. Published 2020 by John Wiley & Sons Ltd.

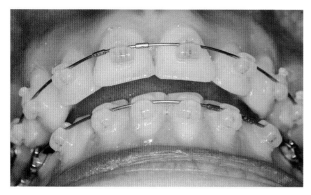

图14.4　不完全性覆殆1

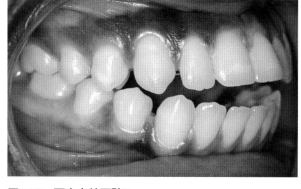

图14.5　不完全性覆殆2

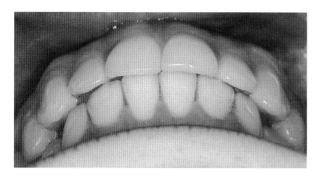

图14.6　完全性覆殆1

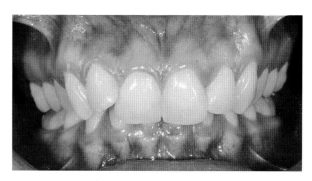

图14.7　完全性覆殆2

14.3　病因

14.3.1　骨性因素

- 骨性Ⅱ类错殆：下颌相对于上颌处于后退的位置，也被称为下颌后缩。
- 下颌骨联合部向前方的过度弯曲，造成下前面高降低。
- 下颌骨前旋与存在垂直发育倾向的髁突和下颌骨联合部相关，这将造成下颌切牙的直立或舌倾。

14.3.2　软组织因素

- 高下唇线：下唇盖住超过1/3的上颌切牙，引

起上颌中切牙的舌倾，切牙角增大。

14.3.3　局部因素

- 舌隆突形态不佳：不能够形成良好的咬合接触，造成下颌切牙的过度萌出，使覆殆加深和切牙角变大。

14.4　治疗

本书提供5种治疗深覆殆的方法。

14.4.1　活动矫治器

前牙咬合平面导板（FABP）可以使后牙脱离

接触，只有下颌前牙与导板接触，这将压低下颌切牙并使下颌磨牙被动萌出，有利于减小覆𬌗。

14.4.2 功能矫治器

功能矫治器会造成治疗后后牙开𬌗，通过矫治器上的聚丙烯树脂𬌗板和下颌骨的前移减小深覆𬌗。使用中度打开咬合的肌激动器时，由于下颌磨牙没有树脂𬌗板覆盖，有利于减小深覆𬌗。

14.4.3 固定矫治器

在使用固定矫治器纠正深覆𬌗时有许多不同的技术，总结如下：

- 治疗中纳入第二磨牙，将增加楔形效应。
- 摇椅弓可以压低前牙、伸长后牙。
  - 在放置下颌弓丝时，弓丝应位于后牙托槽上方和前牙托槽下方
  - 根据患者微笑时的上颌切牙暴露量，可以在上颌使用摇椅弓。当上颌使用摇椅弓时，弓丝放置有所不同，弓丝应在后牙托槽下方和前牙托槽上方
- 复合树脂/金属𬌗垫可以使切牙压低和磨牙伸长。
- 固定FABP可以使切牙压低和磨牙伸长。
- 活动FABP可以使切牙压低和磨牙伸长。
- 颌间Ⅱ类弹性牵引可以使磨牙伸长。

14.4.4 头帽

- 颈部低位牵引可以远中移动伸长磨牙。
- 有利于产生后旋，通过磨牙的伸长所产的楔形效应增加下前面高来减小深覆𬌗。
- 所传递的力位于𬌗平面的下方。

14.4.5 手术

对于一些患有严重深覆𬌗的患者应该考虑采用手术的方式纠正。考虑的手术程序是：

- 下颌骨分段：
  - 此种方式移动下颌前牙下降
  - 此种方式有利于减小深覆𬌗
- 双侧矢状劈开截骨术（BSSO）：
  - 严重后缩的下颌将造成深覆𬌗加重
  - 这种治疗可以前移下颌，有利于改善和减小深覆盖

14.5 稳定性

- **生长**：年轻患者由于仍然可以生长，在深覆𬌗纠正后，如果下颌继续前旋生长，深覆𬌗可能复发。
- **主动地咬合限制**：在治疗的结束阶段，确保舌隆突处具有防止深覆𬌗复发的主动咬合限制是十分重要的，这将阻止切牙过度萌出而造成深覆𬌗的重新形成。
- **切牙角**：确保角度为135°±10°。

15

开𬌗
Openbites

前牙开𬌗（AOB）和后牙开𬌗（POB）是描述两种开𬌗类型的专有名词。

15.1　前牙开𬌗的定义

前牙开𬌗是指后牙咬合时，上下颌切牙没有垂直向的覆𬌗。

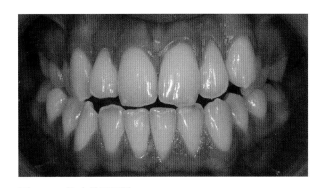

图15.1　轻度前牙开𬌗

15.2　前牙开𬌗的患病率

前牙开𬌗的患病率在人群中存在变化：

- 高加索人群2%~4%
- 非洲加勒比人群5%~10%。

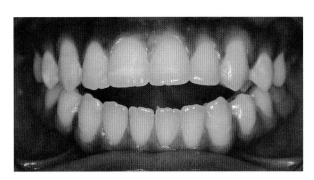

图15.2　中度前牙开𬌗

15.3　前牙开𬌗的分类

前牙开𬌗通常分为3类：

- 轻度（图15.1）：开𬌗距离在1~2mm之间。
- 中度（图15.2）：开𬌗距离在2~4mm之间。
- 重度（图15.3）：开𬌗距离＞4mm。

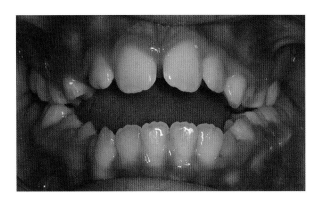

图15.3　重度前牙开𬌗

15.4 前牙开𬌗的病因

前牙开𬌗的病因可以归结为多种因素。

15.4.1 骨性因素

- 骨性 III 类错𬌗：归因于下前面高（LAFH）的增长。
- 向后的生长旋转：这种生长旋转会造成下颌联合部的向前倾斜，这将使下前面高的增长，增大前牙开𬌗的可能。
- 髁突吸收：髁突的吸收可能是由于下颌创伤引起的，这将影响髁突本身。一旦发生吸收，可以引起下颌向下向后旋转，造成前牙开𬌗。

15.4.2 软组织因素

- 舌位靠前：舌的位置和压力可以造成切牙的压低，造成前牙开𬌗。
- 适应性或自发性吐舌习惯：这种吐舌习惯的特点是当患者吞咽时舌体前伸，造成口腔前部缺乏封闭。牙齿受到压低和倾斜的力，从而增加前牙开𬌗的概率。
- 巨舌：过大的舌体会造成前牙开𬌗。
- 慢性鼻腔阻塞：腺样体增大的患者往往需要通过口腔进行呼吸。这将造成磨牙的过度萌出。这种现象主要出现于青春期的患者，青春期过后腺样体退化消失。
- 舌肌力量不足：舌肌萎缩造成舌肌力量不足（肌无力）。此类患者通常出现前面高增加并伴随前牙开𬌗。舌肌力量不足导致来自软组织的压力不足，从而使牙齿可以自由地移动。

15.4.3 局部因素

- 唇腭裂：由于牙齿不能正常萌出，限制了牙弓形态的正常发育，容易造成前牙开𬌗。

15.4.4 不良习惯

- 吮指习惯：对前牙产生持续的压入力，可以造成前牙开𬌗，改变牙弓形态。

15.5 前牙开𬌗的治疗

本书提供4种方法治疗前牙开𬌗的方法。

15.5.1 活动矫治器

后牙𬌗垫对前牙开𬌗的患者有利，可以压入后牙，通过减小楔形效应从而减小前牙开𬌗。

15.5.2 固定矫治器

借助固定矫治器可以使用不同的技术来减小前牙开𬌗：

- 后牙𬌗垫（玻璃离子水门汀）压入后牙。
- 前牙匣形牵引伸长上下颌前牙。
- 曲线倒置的弓丝可以压低磨牙，伸长切牙。
  - 下颌弓丝从后牙托槽下方和前牙托槽上方走行
  - 上颌弓丝从后牙托槽上方和前牙托槽下方走行
- 托槽位置：托槽定位更靠近龈方来伸长前牙，定位更靠近𬌗方来压低磨牙。缺点是这种治疗方式并不稳定，并且会受牙龈边缘的影响。
- 临时支抗装置（TAD）用以压入后牙。

- 高位牵引头帽用来远中移动和压低磨牙，并且限制上颌生长。
- Kim机制：即MEAW技术，现在已不普遍使用，但是仍然可以作为一种可考虑的选择。通过配合使用放置于颊侧和腭侧的TAD。通过两侧的TAD进行弹性牵引。还可以配合使用横腭杆来防止磨牙颊侧扩张，有助于维持磨牙间的宽度。

15.5.3 头帽

高位牵引头帽可以用来纠正前牙开𬌗，并且可以做到：

- 远中移动磨牙，压低磨牙并且限制上颌。
- 在𬌗平面上方传递力量。
- 促进下颌前旋生长，通过压低后牙，利用楔形效应，减小下前面高，从而减小前牙开𬌗。

15.5.4 手术

对于严重的前牙开𬌗患者，可以考虑使用以下两种类型的手术：

- Le Fort Ⅰ 截骨：这种手术可以向下移动上颌骨。
- 双侧矢状劈开截骨术（BSSO）：这种手术可以将下颌骨移动至正确位置：
  - 对于安氏Ⅱ类患者伴前牙开𬌗-下颌前移
  - 对于安氏Ⅲ类患者伴前牙开𬌗-下颌后退

15.6 影响前牙开𬌗不稳定性的因素

- 后旋生长型：正畸治疗后仍有大量生长的青少年人群具有复发的风险，造成下前面高的增加

并且再次出现前牙开𬌗。
- 舌位靠前：舌位靠前的患者也存在正畸治疗后复发的风险，靠前的舌体可以压低切牙，造成前牙开𬌗。

15.7 后牙开𬌗的定义

后牙开𬌗是指在后牙咬合时，上下颌后牙缺乏垂直向的覆𬌗关系（图15.4）。

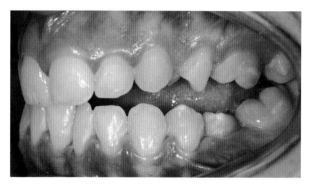

图15.4 后牙开𬌗

15.8 后牙开𬌗的影响因素

- 相较于前牙开𬌗，后牙开𬌗发生率更小。
- 第一恒磨牙的早期拔除可以造成后牙开𬌗，可能是因为舌体向侧方扩展所致。
- 后牙段的萌出不足可以造成后牙开𬌗。
- 后牙开𬌗也可能是由前牙开𬌗而向后方扩展造成。

15.9 后牙开𬌗的病因

15.9.1 先天性牙齿萌出异常

- 磨牙未萌。
- 拔除未能萌出的牙齿也是一种治疗选择。

15.9.2　萌出中断

- 这种情况常见于第一磨牙开始萌出时，因为某种原因萌出停止。

15.9.3　乳牙萌出不足或根骨粘连

- 乳牙萌出不足（低殆牙）可以造成后牙开殆。当周围的牙齿持续垂直向萌出时，萌出不足的乳牙并未像邻牙一样垂直向生长，看起来好像是萌出不足的牙齿在逐渐"下沉"。当第二乳磨牙早失，第一前磨牙和第一恒磨牙萌出时常见此种现象，此时萌出的第一前磨牙和第一恒磨牙常向对方倾斜，从而阻止了第二前磨牙的萌出，尽管未发生根骨粘连，但是依然造成萌出不足。

- 根骨粘连是用来表示牙根与骨之间产生粘连不能够完全萌出的专有名词。根骨粘连的牙齿对正畸力无反应，因为这类牙齿周围缺少牙周膜。

15.9.4　Twin Block矫治器造成的后牙开殆

- 使用Twin Block矫治器进行的功能矫治可以造成后牙开殆。

- 安氏 II 类患者下颌的向前移位和聚丙烯树脂殆板的作用，可以造成后牙的压低。

15.10　后牙开殆的治疗

15.10.1　固定矫治器

固定矫治器可以结合应用多种技术进行后牙开殆的治疗：

- 后牙匣形弹性牵引（图28.26）：
  - 弹性牵引4颗牙齿（上颌2颗，下颌2颗），形成匣形
  - 可帮助牙齿建立紧密咬合，并关闭后牙开殆
- 后牙锯齿形弹性牵引（图28.25）：
  - 这种弹性牵引接触后牙段的大部分牙齿
  - 在精细调整阶段有助于将咬合变得紧密
  - 形似锯齿
- 后牙V形弹性牵引（图28.25）：
  - 这种弹性牵引连接3颗牙齿构成V形
  - 有助于牙齿建立紧密咬合
  - 可以应用于前牙与后牙

16

反殆
Crossbites

16.1　定义

反殆是指相对的牙齿在颊腭向或颊舌向位置关系的异常。

16.2　类型

反殆可分为3类:

- 后牙反殆(图16.1):当患者最大咬合接触时,下颌牙齿的颊尖咬合在上颌牙齿颊尖的颊侧。
- 前牙反殆(图16.2):当后牙咬合时,一颗或多颗上颌切牙咬合在下颌切牙的舌侧。
- 正锁殆(图16.3):当患者最大咬合接触时,下颌牙齿的颊尖咬合在上颌牙齿腭尖的腭侧。

16.3　患病率

高加索人群患病率8%～16%。

16.4　造成反殆的因素

反殆可以发生在牙弓一侧,被称为单侧反

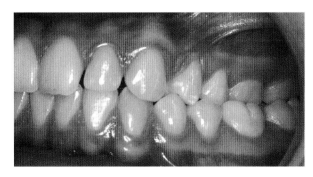

图16.1　25-27区反殆,24有反殆趋势

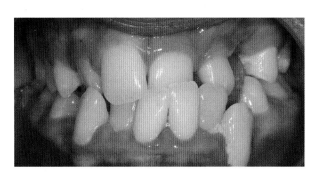

图16.2　21、22以及12存在反殆,口腔卫生不良

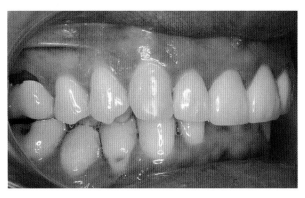

图16.3　14正锁殆

Textbook for Orthodontic Therapists, First Edition. Ceri Davies.
© 2020 John Wiley & Sons Ltd. Published 2020 by John Wiley & Sons Ltd.

𬌗，也可以发生于双侧牙弓，被称为双侧反𬌗。当存在反𬌗时也可能发生颌骨移位，即咬合路径上的牙齿遇到干扰时，产生下颌骨位置偏移。这是由于存在干扰，牙齿需要围绕这一干扰点工作，下颌需要滑入一个更加舒适的位置上以实现最大的尖窝交错。

反𬌗可发生于：

- 单侧后牙反𬌗伴随下颌骨移位。
- 单侧后牙反𬌗不伴随下颌骨移位。
- 双侧后牙反𬌗。
- 单侧正锁𬌗。
- 双侧正锁𬌗。

16.5 病因

16.5.1 骨性因素

- 骨性Ⅲ类错𬌗：由于下颌相对于上颌骨位置靠前可造成反𬌗。骨性Ⅲ类错𬌗中最常见的反𬌗类型是前牙反𬌗。
- 骨性Ⅱ类错𬌗：因为下颌相对于上颌骨位置靠后，常见正锁𬌗。伴有吮指习惯的患者也会出现后牙反𬌗。
- 上颌骨狭窄：上颌骨狭窄的患者可以呈现单侧或双侧后牙反𬌗。这是由于牙弓之间的大小和形态不匹配造成的。有吮指习惯的患者也常见反𬌗，吮指习惯造成的压力可以使上颌牙弓缩窄，造成后牙反𬌗。
- 下颌移位：下颌在闭口到最大牙尖交错位过程中的偏移，可造成单侧后牙反𬌗。

16.5.2 软组织因素

- 慢性鼻阻塞造成鼻呼吸不畅。

    - 鼻呼吸：问题会影响上颌骨发育，造成上颌骨狭窄，进而形成后牙反𬌗
    - 口呼吸：可以造成舌体位置的改变，使舌体休息时远离正常的腭部位置。舌体位置的变化改变了舌肌和颊肌之间的力量平衡，造成上颌骨的狭窄

16.5.3 局部因素

- 牙列拥挤：是造成反𬌗的最常见因素。
    - 侧切牙是最常见的拥挤部位，可以造成前牙反𬌗
    - 如果第二乳磨牙早失，第二前磨牙通常存在拥挤，可以造成反𬌗
    - 拥挤可以造成恒牙列中已萌出或正在萌出的牙齿异位，造成反𬌗
- 唇腭裂：在胚胎第8周左右，当腭部从垂直位置变为水平位置时，双侧腭部无法融合，进而产生唇腭裂（见第36章）。
    - 唇腭裂患者的反𬌗是由于相对于下颌牙弓，上颌牙弓过于狭窄所致
    - 唇腭裂修补手术后会产生瘢痕，使上颌扩弓很难实现

16.5.4 不良习惯

- 长时间的吮指习惯可以造成反𬌗。
    - 反𬌗的产生取决于不良习惯的持续时间与频率，这将影响牙弓形态
    - 拇指/手指向前施压时，由于舌部和颊部的压力失衡，上颌牙弓的后段变得狭窄，从而改变牙弓形态，造成反𬌗

16.6 治疗

16.6.1 阻断性（早期）治疗

- 指簧阻止器：
  - 此方法应用于有吮指习惯的患者
  - 阻止器用来破除此类不良习惯
  - 当患者持续吮指时，阻止装置可造成患者拇指或者手指的不适，从而破除吮指习惯
  - 主要应用于7～8岁的患者，当中切牙、侧切牙和第一恒磨牙已经萌出却仍有吮指习惯的患者
  - 可以是活动的或者固定的（图16.4和图16.5）
- 四眼簧：
  - 是一种固定矫治器，不能够自行摘戴（图16.6）
  - 可以用来进行牙列早期纠正的阻断性治疗
  - 通过上颌扩弓来纠正反𬌗
  - 也可用于上颌骨腭裂修复后的扩弓
  - 分为主动与被动两种：
    ○ 主动型是通过调节辅助扩弓使用的
    ○ 被动型是用于维持主动扩弓治疗效果的
  - 可以同时配合使用指簧阻止器，有利于破除吮指习惯

16.6.2 活动矫治器

活动矫治器配合使用弹簧和圈簧可以纠正反𬌗：

- 前牙区扩弓螺簧或Z形簧（或双曲簧）：
  - 这两种加力部件均可纠正前牙反𬌗
  - 使前牙产生唇侧移动从而纠正反𬌗
- 腭中缝处扩弓螺簧或Coffin簧：

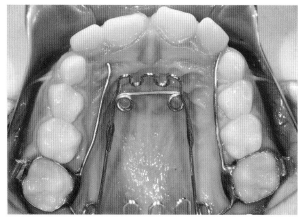

图16.4　固定指簧阻止器。四眼簧配合指簧破除不良习惯

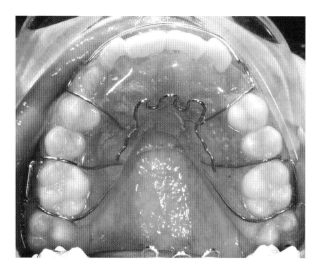

图16.5　活动指簧阻止器

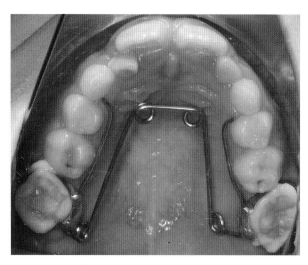

图16.6　四眼簧

– 这两种加力部件均可纠正后牙反𬌗

– 通过扩展上颌牙弓纠正反𬌗

- 3D扩弓螺簧：

  – 可以用来纠正前牙和后牙的反𬌗

  – 通过扩展上颌牙弓纠正后牙反𬌗，并且唇侧移动前牙纠正前牙反𬌗

- 所有以上的加力部件均需要配合活动矫治器的后牙𬌗垫使用。这样可以打开咬合，去除咬合干扰，使牙齿移动不受阻碍。

16.6.3　功能矫治器

　　Frankel矫治器：此种矫治器带有颊屏来减少软组织压力，可以使牙弓产生被动扩张。

　　Twin Block矫治器：此种矫治器可以配合腭中缝扩弓螺簧使用。在纠正牙弓矢状向关系的同时也可以通过上颌扩弓纠正横向关系。

16.6.4　固定矫治器

- 前牙反𬌗纠正。

  – 通过方丝调整转矩：

    ○ 通过使用方丝可以在牙齿上加载转矩

    ○ 此种方法可以使牙齿直立，从而解除前牙反𬌗

    ○ 当纠正前牙反𬌗时，通过𬌗板来分离咬合是很重要的。例如，放置后牙𬌗垫可以打开前牙咬合从而去除咬合干扰，解除前牙锁结

- 后牙反𬌗纠正。

  – 反𬌗弹性牵引：

    ○ 通过在反𬌗的上牙腭侧粘接附件来辅助反𬌗纠正

    ○ 在粘接的附件处到下颌牙齿颊侧的托槽间放置弹性牵引

- 不锈钢丝或钛钼合金（TMA）丝。

  – 这种类型的弓丝可以用来纠正后牙反𬌗

  – 将弓丝放入托槽前扩展弓丝形态，用以扩展上颌牙弓

  – 选取不锈钢或钛钼合金弓丝进行治疗，主要是因为反𬌗牙齿一旦被调整或扩展，弓丝可以一直维持在调整位置上，从而使牙齿得以纠正

- 正锁𬌗纠正。

  – 正锁𬌗弹性牵引：

    ○ 弹性牵引可以用来纠正正锁𬌗

    ○ 通过在下颌牙齿的舌侧粘接附件，在该附件处与上颌牙齿颊侧托槽间放置弹性牵引

  – 不锈钢丝或钛钼合金（TMA）弓丝：

    ○ 此种类型的弓丝可以用来纠正正锁𬌗

    ○ 将弓丝放入托槽前扩展弓丝形态，用以扩展下颌牙弓

    ○ 选取不锈钢或钛钼合金制成的弓丝进行治疗，主要是因为正锁𬌗牙齿一旦被调整或扩展，弓丝可以一直维持在调整位置上，从而使牙齿得以纠正

16.6.5　头帽

　　口外弓可以进行磨牙间扩弓。在磨牙间进行宽度扩展，可以扩展上颌牙弓。

16.6.6　手术

- 上颌快速扩弓器（RME）：

  – 是固定矫治器的一种，患者不可自行摘戴，通常应用于上颌牙弓（图16.7）

  – 除了扩展上颌牙弓，还可以纠正后牙反𬌗，也可以用于腭裂修补手术后的扩张

- 不仅可以获得牙性扩弓效果，也可以获得骨性扩弓效果
- 包含Hyrax扩弓器簧，患者每天在口内通过钥匙调节开大簧4次来使矫治器激活。每天将产生1mm的移动
- 上颌扩弓主要是通过打开腭中缝实现
- 一旦扩弓达到目标，扩弓器需要停止加力被动保持3个月，以防止复发并且使扩张的骨缝内产生骨沉积

16.7　稳定性

- 为确保反𬌗正畸治疗后的稳定性，需要考虑一些影响因素：
  - 稳定的正常覆𬌗可以防止前牙反𬌗的复发
  - 正畸治疗后咬合不佳可能造成复发
  - 前牙反𬌗一旦纠正，确保患者咬合时上颌切牙可以覆盖下颌切牙的1/3是十分重要

的。如果不能达到这一点会导致复发，因为缺乏下颌前牙的支持，上颌前牙会移动回原来反𬌗的位置

- 确保后牙移动到正确位置时没有过度倾斜。
  - 如果存在过度倾斜会造成后牙反𬌗复发，因为牙齿周围的牙周支持组织产生了过度的代偿
- 良好的后牙咬合。
  - 确保患者的后牙牙尖交错，咬合关系良好，可以有效防止不必要的移动产生
  - 牙尖交错不佳的患者在后期咬合时会造成反𬌗复发，使磨牙腭侧移动产生反𬌗
- 适宜的矢状向和横向生长。
  - 患者具有正常的矢状向和横向生长型可以有效防止复发
  - 反𬌗纠正后，如果患者的异常骨性生长仍然存在，反𬌗有可能复发

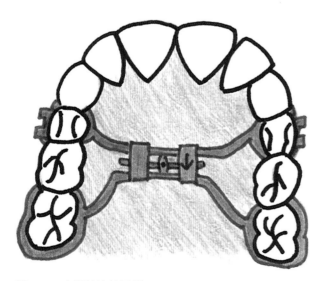

图16.7 上颌快速扩弓器

17

中线
Centreline

中线是指上下颌中切牙之间的假想中间线。患者上下颌切牙匹配良好时可以呈现一致对齐的中线。在一些病例中，患者出现中线不调，上下颌中线之一或两者同时偏向左侧或者右侧。

理想状态下，患者微笑时上颌中线应该与面中线一致。面中线是垂直通过两眼连线中点的一条假想线，向下延伸至鼻部，再向下通过下颌中点。下颌中线应该与上颌中线对齐。然而，并非所有正畸患者都存在对齐的中线，临床检查时常见中线偏向一侧（图17.1），这种情况可能有多种原因，例如拔牙、牙缺失和多生牙等。

目前，纠正中线的方法有很多种。

17.1 治疗

17.1.1 活动矫治器

- 早期混合牙列的患者可以考虑此种治疗方法。
- 通过腭侧弹簧倾斜牙齿或者单侧拔牙来纠正中线。

17.1.2 功能矫治器

- 通过手法调整偏移的下颌，待上下颌中线一致时，用蜡记录此时咬合，在这种咬合状态下制

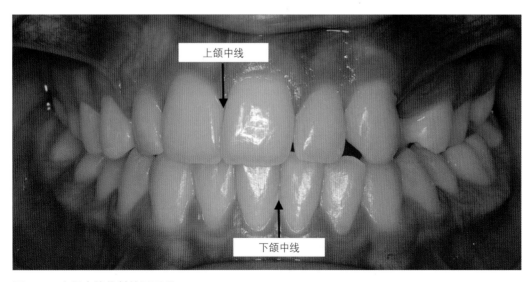

图17.1 上颌中线偏斜的正面观

作的功能矫治器，可以治疗下颌中线偏斜。

- 通过用蜡记录咬合，调整下颌位置使上下颌中线彼此对齐，可以纠正中线偏斜，但这只能在下颌中线偏移的情况下才能实现。

17.1.3 固定矫治器

使用固定矫治器纠正中线，以下技术/步骤可以使用：

- 拔除一侧的第一前磨牙，拔除另一侧第二前磨牙，例如拔除中线需要移动方向侧的第一前磨牙。
- 单侧向后结扎（中线需要移动方向侧）来远中移动尖牙。
- 弹性皮链一次移动一颗牙齿。

- 推拉机制：使用推簧和皮链推拉牙齿调整中线。
- 颌间弹性牵引：需要移动方向侧Ⅱ类牵引，另一侧Ⅲ类牵引。

17.1.4 手术

以下手术方式可以作为治疗手段：

- 牵张成骨：
  - 存在严重骨性畸形的患者
  - 重建将有助于修复畸形和纠正中线
- 双侧矢状劈开截骨术（BSSO）：
  - 存在严重骨性畸形的患者
  - 上颌和下颌被切开后与对颌匹配，从而对齐中线

18

覆盖
Overjets

覆盖是指上下颌切牙间水平方向上的距离（图18.1）。

正常的覆盖是2～4mm，因此超过5mm的覆盖被称为深覆盖（图18.2）。

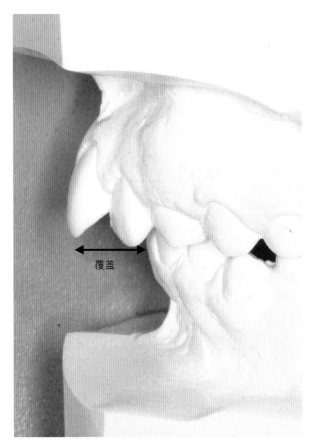

图18.1　治疗前研究模型可见深覆盖

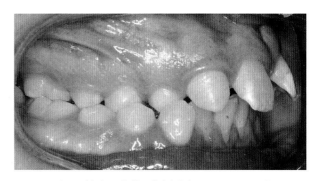

图18.2　深覆盖（口内像–右侧观）

Textbook for Orthodontic Therapists, First Edition. Ceri Davies.
© 2020 John Wiley & Sons Ltd. Published 2020 by John Wiley & Sons Ltd.

18.1 治疗

18.1.1 活动矫治器

以下的矫治器加力部件可以用来内收上颌切牙：

- Robert弓。
- 双曲唇弓。

通过挤压活动矫治器加力部件的U形曲来激活矫治器上的弓丝内收切牙。

18.1.2 功能矫治器

Clark's Twin Block（双𬌗垫矫治器）可以用于治疗深覆盖。通过前导下颌、内收上颌前牙进行治疗。

18.1.3 固定矫治器

以下的技术/步骤可以用于治疗深覆盖，但只能应用于不锈钢丝：

- 弹性皮链：
  - 可以应用于不能良好配合弹性牵引的患者和代偿治疗的患者

- 镍钛拉簧：
  - 患者拔除了上颌第一前磨牙
  - 上颌第二前磨牙到第二磨牙连扎防止近中移动
  - 镍钛拉簧用来内收前牙
- 颌内弹性牵引–Ⅰ类：
  - 上颌第二前磨牙到第二磨牙连扎防止近中移动
  - 上颌尖牙与上颌第二磨牙间放置弹性牵引用来内收前牙，减小覆盖
- 颌间弹性牵引–Ⅱ类：
  - 在上颌尖牙与下颌磨牙间使用Ⅱ类牵引
  - 通过内收上颌前牙和唇倾下颌前牙来减小覆盖
- 圆丝：
  - 使切牙舌倾
  - 不能控制转矩，此时牙根的移动方向与牙冠移动方向相反

18.1.4 手术

- 双侧矢状劈开截骨术：
  - 严重的骨性患者可以考虑
  - 下颌前移来减小覆盖
- Le Fort Ⅰ型截骨：
  - 截骨后离断上颌骨
  - 考虑后移上颌骨来减小覆盖

19

双牙弓前突
Bimaxillary Proclination

19.1　定义

　　双牙弓前突是用来描述咬合状态下上下颌切牙均向前唇倾的术语（图19.1）。在某些种族人群中常见（例如，非洲加勒比人群）。

19.2　病因学

　　双牙弓前突可能受到以下影响：

- 肌张力不足，不能为牙列提供有力支撑，使切牙唇倾。
- 舌位前移或者巨舌，舌体的大小和位置造成切牙唇倾。
- 切牙倾斜。

19.3　复发

　　治疗后复发的原因主要有以下两点：

- 舌位前移或者巨舌。
- 尖牙远中存在间隙。

19.4　保持

　　双牙弓前突治疗后的保持主要有以下几种方式：

- 4-4的粘接式舌侧丝保持。
- 真空透明压膜保持器。
- 环绕式Hawley保持器，使用唇弓控制切牙。

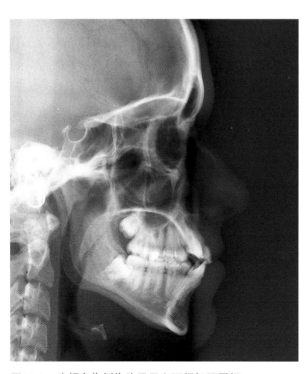

图19.1　头颅定位侧位片显示上下颌切牙唇倾

Textbook for Orthodontic Therapists, First Edition. Ceri Davies.
© 2020 John Wiley & Sons Ltd. Published 2020 by John Wiley & Sons Ltd.

20

生长旋转
Growth Rotations

生长旋转是由于前后面部高度的增长量不同而产生的。生长旋转分为两种：

- 向前生长旋转（图20.1），特点是：
  – 下面高减小
  – Ⅱ类错殆
  – 深覆殆
  – 深覆盖

- 向后生长旋转（图20.2），特点是：
  – 下面高增加
  – Ⅲ类错殆
  – 前牙深覆盖
  – 覆殆减小

最常见的旋转方式是向前生长旋转。

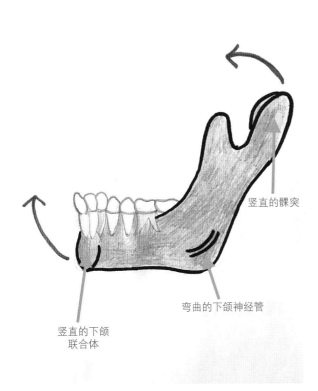

竖直的髁突

弯曲的下颌神经管

竖直的下颌联合体

图20.1　向前生长旋转

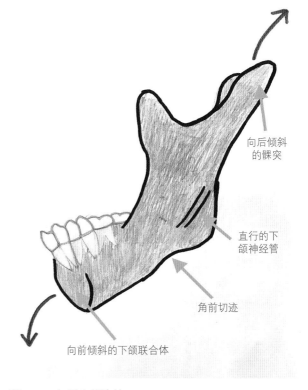

向后倾斜的髁突

直行的下颌神经管

角前切迹

向前倾斜的下颌联合体

图20.2　向后生长旋转

Textbook for Orthodontic Therapists, First Edition. Ceri Davies.
© 2020 John Wiley & Sons Ltd. Published 2020 by John Wiley & Sons Ltd.

21

牙齿移动
Tooth Movement

21.1 生物力学机制

21.1.1 阻抗中心

阻抗中心是物体内抵抗移动的中心点。当牙齿移动时，加载的力必须作用于阻抗中心才能使牙齿移动。

例如：

- 物体发生整体移动时，力必须直接加载于阻抗中心。

在正畸学中：

- 使牙齿移动的力，不能直接加载于阻抗中心。因为牙齿的阻抗中心与其质心并不一致。
- 所有的3个空间平面都应该通过牙齿的阻抗中心来观察。

如何寻找阻抗中心？

- 对于单根牙而言，阻抗中心大致位于牙根表面的1/2处。
- 对于多根牙而言，阻抗中心位于根分叉区域

（图21.1）。

- 根分叉是多根牙的牙根凹陷处的阻力中心区域。如果牙槽骨和牙龈退缩，阻力中心将向根尖方向移动，在骨丧失和退缩的患者中常见。
- 上颌：上颌的阻抗中心位于前磨牙区域。使用高位牵引头帽，可以限制上颌。因为高位牵引头帽使用时通过上颌骨阻抗中心。
- 下颌：下颌的阻抗中心位于下颌角附近的下颌前磨牙区。

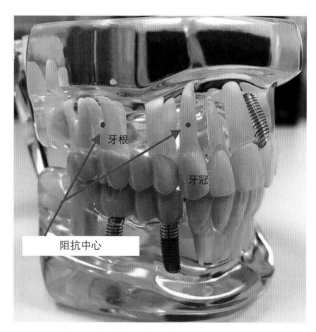

图21.1　单根牙和多根牙的阻抗中心

Textbook for Orthodontic Therapists, First Edition. Ceri Davies.
© 2020 John Wiley & Sons Ltd. Published 2020 by John Wiley & Sons Ltd.

21.1.2 力矩

力矩（图21.2）是由力所产生的，用来描述物体的旋转移动。力产生的力矩是力作用的一部分，力矩只能产生旋转移动。

力矩被描述为：

加载于牙齿的力量大小×阻抗中心到力的作用线的垂直距离

相乘的结果等于力矩。力矩只能产生旋转移动，但也可以发生倾斜移动。当力的作用线不通过阻抗中心时就产生倾斜移动。因此，力将围绕牙齿的阻抗中心平移和旋转牙齿。

例如，在腭侧异位的侧切牙的唇侧粘接附件，在附件与弓丝间使用弹性牵引可以使牙齿唇向移动。

21.1.3 力偶

在固定矫治器中，当弓丝放入托槽中就会产生力偶（图21.3）。力偶可以产生以下的移动：

- 旋转移动。
- 倾斜移动。
- 转矩移动。

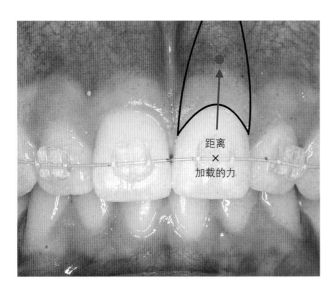

图21.2　在力作用点的力矩。上颌固定美学托槽的正面观。上颌右侧中切牙牙根的方向已经画出，可见阻抗中心在牙根中点上方。将弓丝与托槽间的作用力与作用点到阻抗中心的距离相乘得到力矩

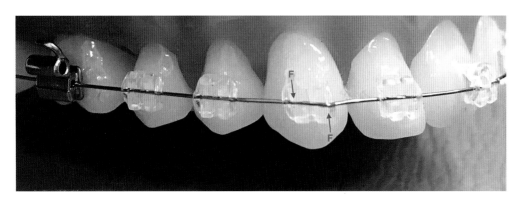

图21.3　力偶。将弓丝完全放入美学冰晶托槽的模型中，可见上颌右侧尖牙两侧加载大小相等、方向相反的力

两个等大相反的力产生的力偶可以引起旋转。力偶的大小可以描述为：

加载于牙齿的力量大小×力作用线之间的距离

计算结果等于力偶值，使牙齿可以围绕阻抗中心进行单纯的旋转运动。例如，当将弓丝放入托槽后，可以产生以上效果。

21.1.4 力偶和力矩

然而，力偶和力矩可以同时产生作用，此时牙齿可以产生整体移动（图21.4）。

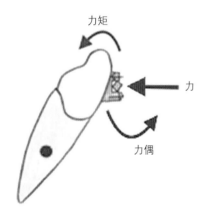

图21.4 力偶和力矩。通过力偶和力矩的共同控制可以使下颌切牙整体移动。当弓丝放入托槽槽沟内，产生的力偶可以控制力矩造成的倾斜。当将弓丝放入槽沟内，6-6使用皮链辅助牙齿内收时可以使牙齿整体移动

21.2 方式

牙齿可以产生6种不同的移动方式

- 倾斜移动。
- 整体移动。
- 转矩移动。
- 旋转移动。
- 伸长移动。
- 压低移动。

21.2.1 倾斜移动

- 倾斜移动需要30~60g的力量。
- 施加力量发生倾斜移动时，临床牙冠的移动距离大于牙根的移动距离（图21.5）。
- 牙齿围绕其阻抗中心倾斜移动，牙冠和牙根的移动方向相反。

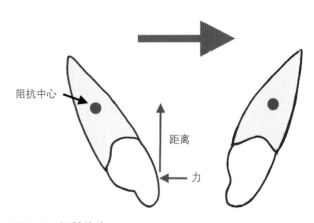

图21.5 倾斜移动

21.2.2 整体移动

- 整体移动需要60~120g的力量。
- 整体移动时牙冠和牙根向相同方向移动相同的距离（图21.6）。

21.2.3 转矩移动

- 转矩移动需要50~100g的力量。
- 转矩移动时牙根产生颊舌向移动，而牙冠的移

动量很小或不移动（图21.7）。

- 当牙冠和牙根在不同方向时通常需要转矩移动，例如，牙冠唇侧倾斜而牙根偏向腭侧。

21.2.4 旋转移动

- 旋转移动需要30~60g的力量。
- 当一个近中向或远中向的力加载在牙齿的唇/颊侧时可以产生旋转（图21.8）。

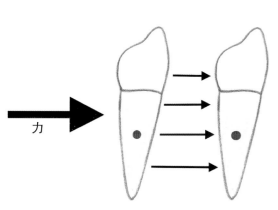

图21.6 整体移动

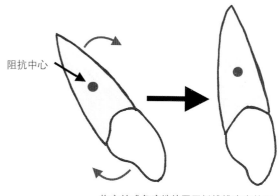

将方丝成角度地放置于托槽槽沟内从而获得根转矩

图21.7 获得的转矩

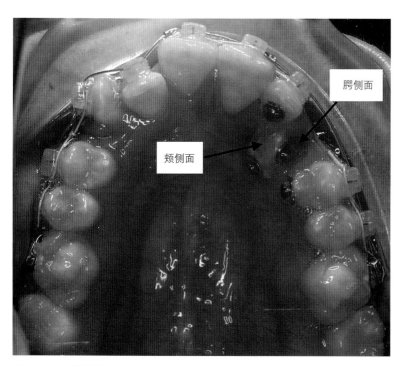

图21.8 23旋转移动

21.2.5 伸长移动

- 伸长需要30~60g的力量。
- 当牙齿向牙槽窝外移动时被称为伸长（图21.9），同时造成牙周膜纤维拉伸。

21.2.6 压低移动

- 压低移动需要10~20g的力量。
- 当牙齿向牙槽窝内移动时被称为压低（图21.10），同时造成牙周膜纤维压缩。

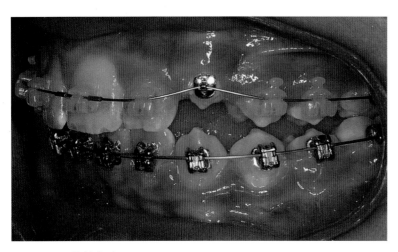

图21.9　23伸长移动

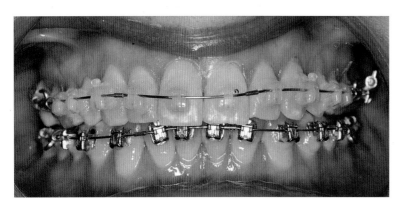

图21.10　11压低移动，将托槽靠近切端粘接

21.3 生物学基础

21.3.1 影响牙齿移动的因素

- 持续施加在牙齿上一段时间的适宜力会使牙齿移动。
- 在牙齿上施加持续力会造成：
  - 牙槽骨改建
  - 牙周膜重塑
  - 牙周组织的变化
- 牙周膜的组成有：
  - 细胞、血管和胶原纤维
  - 牙槽骨
  - 牙骨质

- 牙槽骨的功能：
  - 重塑
  - 修复
  - 再生

21.3.2 加载于牙齿上的力

- 加载于牙齿上的力可分为两类（表21.1和表21.2）：
  - 适宜力
  - 重力
- 移动牙齿的理想持续力大小是 $20 \sim 26g/cm^3$，每天作用超过6小时。

表21.1 轻力引起的组织学反应

1. 在牙齿上加载适宜的力量——轻力
    不会阻塞毛细血管，即血流通畅
2. 化学信号激活细胞反应
    化学物质：前列腺素、细胞因子和一氧化氮
3. 引发压力侧和张力侧的反应
4. 细胞对于力的反应
    成骨细胞：
    - 张力侧可见（力量加载48小时后）
    - 骨沉积
    - 细胞被拉伸变得扁平
    - 募集并激活破骨细胞
    破骨细胞：
    - 压力侧可见（力量加载48小时后）
    - 在牙根前方吸收骨组织
    骨细胞：
    - 曾是成骨细胞，在矿化的骨组织内变为骨细胞
    - 感知加载在骨组织上的力
5. 牙槽骨的变化
    允许生理性的牙齿移动（有利的变化）
    造成直接性骨吸收

表21.2 过大的力引起的组织学反应

1. 在牙齿上加载过大的力量——重力
压迫阻塞毛细血管，即血流不通导致细胞死亡

2. 化学信号激活细胞反应
化学物质：前列腺素、细胞因子和一氧化氮

3. 引发压力侧和张力侧的反应

4. 牙周膜内出现无菌性坏死——细胞死亡
因为毛细血管阻塞造成玻璃样变

5. 细胞对于力的反应
成骨细胞：
- 张力侧可见（力量加载48小时后）
- 骨沉积
- 细胞被拉伸变得扁平
- 募集并激活破骨细胞

破骨细胞：
- 压力侧可见（力量加载48小时后）
- 力量加载几天后在邻近玻璃样变的坏死区域下方出现骨吸收

骨细胞：
- 曾是成骨细胞，在矿化的骨组织内变为骨细胞
- 感知加载在骨组织上的力

6. 牙齿的移动推迟7～14天

7. 牙槽骨的变化
允许病理性的牙齿移动（不利的变化）
造成间接性骨吸收

21.3.3 压力/张力理论

当力量加载于牙齿时，会在牙周膜内部分区域产生压力和张力。压力侧骨吸收，张力侧骨沉积。这就是压力/张力理论（图21.11）。

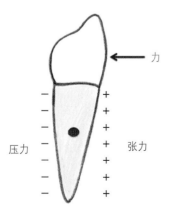

图21.11 压力/张力理论

21.3.4 细胞学反应

多种细胞参与细胞学反应，例如：

- 成骨细胞。
- 破骨细胞。
- 骨细胞。
- 成纤维细胞。
- 破牙骨质细胞。
- 成牙骨质细胞。

在力量加载的几个小时内，细胞学反应就可以被观测到。一旦力量加载于牙齿上，牙周膜内可以发现以下的物质：

- 前列腺素。
- 细胞因子。
- 一氧化氮。

　　这些化学物质可以造成参与细胞学反应的细胞释放（成骨细胞、破骨细胞和骨细胞）。

- 成骨细胞：力量加载48小时后，张力侧可见。
  - 成骨细胞造成骨沉积
  - 成骨细胞是募集和激活破骨细胞的控制细胞
  - 当被矿化骨组织包围时，成骨细胞转化为骨细胞
  - 成骨细胞主要具有4种功能：
    ○ 形成骨和骨基质
    ○ 募集和激活破骨细胞
    ○ 骨组织的主要调节细胞
    ○ 向破骨细胞传递信号停止破骨细胞吸收功能
- 破骨细胞：力量加载48小时后，压力侧可见。
  - 破骨细胞是一种多核巨细胞，是参与骨吸收过程的主要细胞
  - 骨吸收的速度快于骨沉积
  - 破骨细胞受到成骨细胞调控
- 骨细胞：可以感知力学加载并对其产生反应。骨细胞由成骨细胞变化而来，当被矿化骨组织包围时，成骨细胞转化为骨细胞。
- 成纤维细胞：有助于牙周膜的重塑。其参与现有纤维吸收和新纤维形成。成纤维细胞可以吸收和形成胶原纤维。
- 破牙骨质细胞：吸收坏死组织和牙根表面（牙骨质）。当力量过大时可发生潜掘性吸收。
- 成牙骨质细胞：参与牙骨质的形成。其在牙骨质周围沉积骨。

21.3.5　骨吸收

　　骨吸收分为两种（图21.12）：

- 表面吸收：当牙齿加载适宜矫治力时产生。在压力侧的牙根表面发生骨吸收。
- 潜掘性吸收：当牙齿加载重力时产生。在邻近玻璃样变区域的坏死部位下方发生骨吸收，透明样变区域是指在显微镜下可观测到的透明区域。

　　表面吸收的临床症状：

- 患者没有明显的不适主诉。
- 牙齿移动是逐渐发生的。
- 牙齿不存在过度的松动。

　　潜掘性吸收的临床症状：

- 患者长期的不适主诉。
- 牙齿松动。
- 牙齿移动缓慢，或起初不移动而后突然大距离移动。
- 牙根吸收。
- 无任何症状。

21.3.6　影响牙齿移动速率的因素

- 在牙齿上每天施加24小时适宜轻力。
- 每天施加至少6小时持续力。
- 牙齿每个月可以移动1mm。
- 对于治疗个体间存在差异，患者的移动速率不一，这与细胞学反应及骨密度相关。
- 成人患者由于细胞反应性和血管化程度降低，牙槽骨密度增高，造成牙齿移动减慢。

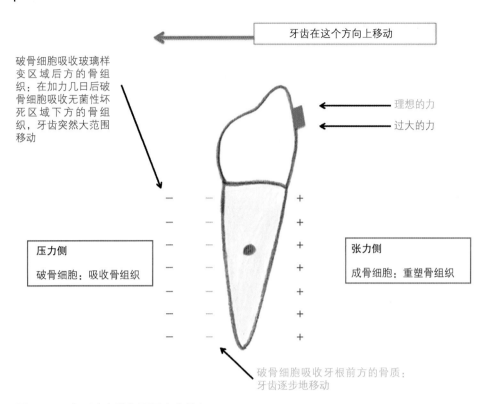

图21.12 在牙齿上施加不同大小的力

21.3.7 牙齿移动的压力侧和张力侧

图21.13～图21.18展示了不同牙齿移动方式的压力侧和张力侧。

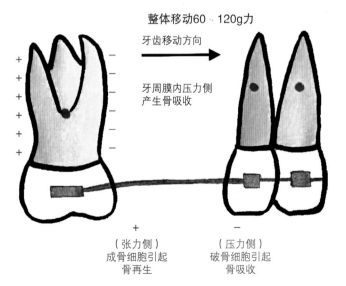

图21.13 整体移动时的张力侧和压力侧。上颌右侧第二磨牙向近中整体移动进入第一磨牙的位置。一个均匀的压缩载荷被施加到上颌右侧第二磨牙近中，从而实现上颌右侧第二磨牙的整体移动，关闭上颌右侧第二磨牙和第二前磨牙之间的间隙，因为上颌右侧第一磨牙缺失。当骨吸收发生在近中时，骨再生发生于上颌右侧第二磨牙远中侧的牙周膜

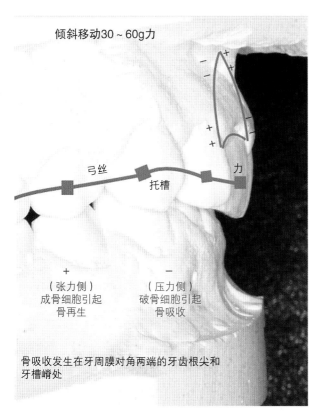

倾斜移动30 ~ 60g力

弓丝

托槽

力

（张力侧）
成骨细胞引起
骨再生

（压力侧）
破骨细胞引起
骨吸收

骨吸收发生在牙周膜对角两端的牙齿根尖和
牙槽嵴处

图21.14 倾斜移动时的张力侧和压力侧。骨的吸收与骨再生使上颌右侧中切牙产生倾斜移动。研究模型上可见安氏Ⅱ类2分类的患者切牙牙根已被标记出，对角方向的牙槽嵴和牙根尖处骨组织吸收，允许上颌右侧中切牙唇倾。而后对角方向的牙槽嵴和牙根尖处牙周膜内骨组织再生

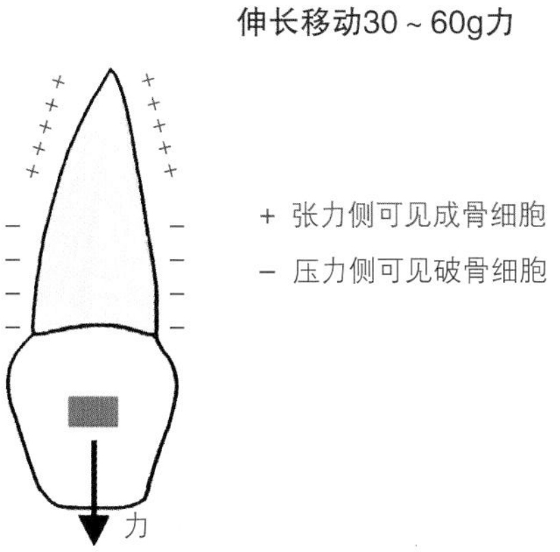

伸长移动30 ~ 60g力

+ 张力侧可见成骨细胞

− 压力侧可见破骨细胞

力

图21.15 伸长移动时的张力侧和压力侧。因为牙齿向脱离牙槽窝的方向移动，牙槽嵴处产生骨吸收

压低移动10～20g力

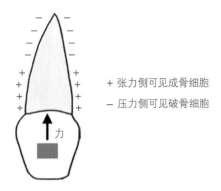

+ 张力侧可见成骨细胞

－ 压力侧可见破骨细胞

图21.16　压低移动时的张力侧和压力侧。根尖处产生骨吸收

旋转移动30～60g力

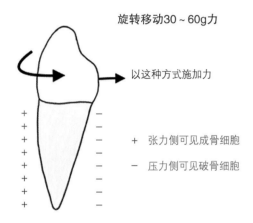

以这种方式施加力

+　张力侧可见成骨细胞

－　压力侧可见破骨细胞

图21.17　旋转运动时的张力侧和压力侧。骨吸收发生在牙齿旋转的均匀压力侧

转矩移动50～100g力

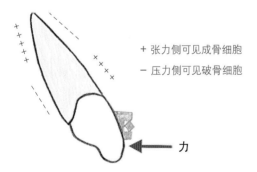

+ 张力侧可见成骨细胞

－ 压力侧可见破骨细胞

力

图21.18　调整转矩时的张力侧和压力侧。骨吸收发生在牙周膜对角两端的牙齿根尖和牙槽嵴处

22

印模
Impressions

印模是根据患者牙齿结构获得的阴模。印模在正畸中的应用通常有以下几种：

- 研究模型。

  此种模型作为对患者牙齿情况的一种记录。

  – 所有患者在正畸治疗前和正畸治疗后都需要制作一系列印模，这些印模用来储存记录初始阶段和完成阶段的牙齿情况

  – 研究模型也被英国国家卫生局（NHS）用来进行同行评估评级（Peer assessment rating，PAR），从而衡量每名患者治疗的成功与否

- 用来制作上颌活动矫治器或功能矫治器的工作模型：

  – 当需要为患者制作矫治器时也需要制取印模

  – 一些患者在进行固定矫治之前，Ⅰ期矫治需要佩戴活动矫治器或功能矫治器

  – 印模制取后被送到技工室，在那里灌制模型，随后制作矫治器

- 用来制作真空压膜保持器：

  – 印模制取后用来制作真空压膜保持器

  – 这些印模被灌制成为研究模型，随后通过其制作保持器

  – 一些正畸医师会将印模邮寄至技工公司制作保持器，也有一些医师会在自己的技工室制作保持器

22.1　制取印模的材料

印模制取通常使用两种材料：

- 藻酸盐。
- 聚乙烯基硅氧烷（PVS）：一种硅橡胶材料。

22.1.1　藻酸盐的组成成分

藻酸盐中有以下成分：

- 藻酸盐钠。
- 硫酸钙。
- 磷酸钠：用以减慢凝固时间。
- 乙二醇：使材料无尘。
- 调味剂和颜料。

优势：

- 方便实用。

Textbook for Orthodontic Therapists, First Edition. Ceri Davies.
© 2020 John Wiley & Sons Ltd. Published 2020 by John Wiley & Sons Ltd.

- 提供良好的表面细节。
- 与口腔组织良好的生物相容性。
- 价格便宜。
- 一些材料味道较好。
- 凝固快速。
- 强度较好。

不足：

- 材料容易损坏。
- 三维稳定性较差。
- 与托盘间的黏合性较差，容易造成脱模。
- 材料难以消毒。
- 印模干燥后容易变形。

22.1.2 聚乙烯基硅氧烷（PVS）

PVS期初是流体形态的，由两种成分组成，当两者混合后可以迅速反应固化。PVS在隐形矫治正畸中使用十分普遍（见第40章），因为其可提供非常良好的表面细节。

优势：

- 可以提供很好的表面细节。
- 不易变形。
- 患者可以很好地耐受。
- 印模可以多次翻制，有利于Kesling正位器的制备（见第10章）。

不足：

- 使用复杂。
- 费用较高。
- 工作时间长。
- 需要良好的技术。

22.1.3 理想的印模材料

用来制作石膏模型的理想印模材料应具备以下9个特点：

- 准确。
- 弹性，抗撕裂。
- 操作时间短。
- 易于混合。
- 良好生物相容性。
- 易于消毒。
- 可放置时间长。
- 味道良好。
- 成本合理。

22.2 印模制取技术

1) 让患者坐直，如果让患者平卧可能会使印模材料流向咽喉造成患者不适。
2) 通过良好的沟通使患者放松。
3) 选择大小合适的托盘，可以辅助使用托盘粘接剂。最好在混合材料前尝试不同大小的托盘。如果制取印模的托盘过小，可能会在材料未凝固的地方造成印模不准确。
4) 良好的混合，确保混合的藻酸盐光滑无气泡（图22.1）。
5) 使用调拌刀将藻酸盐材料放置在托盘上，确保材料均匀布满托盘。
6) 将托盘放入口内，确保牙齿和牙龈不碰触托盘的边缘。
7) 操作时确保面中线与托盘中线对齐。
8) 取下托盘时，先打破负压真空状态，轻柔地移除托盘。
9) 检查印模，确保牙齿和牙龈的所有面均有所呈现（图22.2和图22.3）。

10）将印模放置在氯化氢中消毒10分钟（见下一章节）。

11）将印模送至技工室，确保印模被凉水浸湿的纸完全包裹，保持湿润防止干燥。

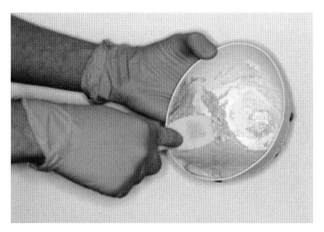

图22.1 调拌藻酸盐

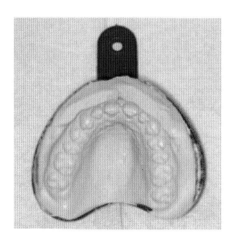

图22.2 上颌印模

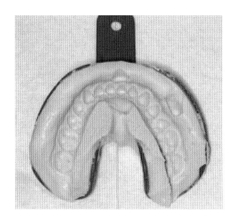

图22.3 下颌印模

22.3 印模消毒

1）在冷水中冲洗印模。

2）将印模浸入0.1%氯化氢中10分钟。

3）冲洗，包装，标记印模，用冷水浸湿的纸巾包裹印模保持湿润。如果未按以上要求进行操作会造成模型干燥变形，不能够继续使用。

23

研究模型
Study Models

研究模型是用来记录治疗前后牙列的阳模，在正畸治疗中非常重要。还可以用来辅助制作保持器、活动矫治器、功能矫治器以及NHS中PAR的评估。

每名患者都最少要有治疗前后的研究模型。

23.1　制作

石膏（也被称为人造石和熟石膏）可制作研究模型，通过混合在一起以形成熟石膏材料。石膏因柔软、多孔并且可以抛光而被广泛使用。

将熟石膏倒入印模后，放置干燥后将其取出，以制作研究模型。

23.2　作用

- 诊断：
  - 研究模型用于辅助制订治疗计划
  - 辅助寻找适合每个患者的最佳治疗方案
- 测量，PAR，间隙分析：
  - 研究模型用于辅助测量
  - 使用研究模型进行间隙分析，有助于确定患者拥挤度以及需要开辟多少间隙（见第35章）

　　- NHS使用PAR来衡量治疗是否成功。测量治疗前后的研究模型，以判断治疗是否成功（见第34章）
- 治疗进度评估。
- 病例插图。
- 法律需求：
  - 法律要求进行患者治疗过程记录
- 教学。

23.3　制作步骤

1）第一步是取印模，它是阴模，用0.1%氯化氢消毒10分钟后送到技工室（见第22章）。

2）需要调扮石膏（熟石膏/人造石制品），水粉比1∶2混合。

3）石膏必须混合成乳脂状的稠度，以最大限度地减少气泡。

4）然后将熟石膏倒入印模中，𬌗面和切端要慢慢流入。

5）倒入后，就可以手动或者用模型为研究模型作底座。底座很重要，因为它可以确保将研究模型放在一起被拿起时处于患者的自然咬合状态（图23.1和图23.2）。

Textbook for Orthodontic Therapists, First Edition. Ceri Davies.
© 2020 John Wiley & Sons Ltd. Published 2020 by John Wiley & Sons Ltd.

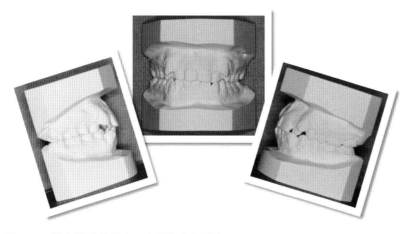

图23.1 研究模型的正中、右颊和左颊视角

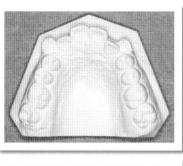

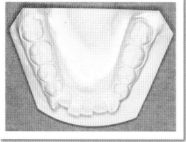

图23.2 研究模型的上下颌𬌗面

24

放射影像
Radiographs

放射影像是由X射线在胶片上产生的图像。放射影像可由手工或者数字化生成。

24.1 拍摄放射影像的条件

仅当满足以下条件时拍摄：

- 临床检查后。
- 有临床依据。

24.2 放射影像的类型

- 牙科全口曲面断层片（DPT）。
- 头颅定位侧位片（Ceph）（见第25章）。
- 上颌前部咬合片（USO）。
- 根尖片（PA）。
- 3D锥形束计算机断层扫描技术（CBCT）。

24.3 拍摄放射影像的作用

拍摄放射影像可以帮助诊断和治疗计划的制订。

在记录结果时，应包括3P内容：

- Presence，牙齿存在情况。
- Position，牙齿位置。
- Pathology，牙齿病理情况。

Presence，牙齿存在情况：

- 牙齿的存留情况。
- 记录所有缺失的牙齿（先天性牙齿缺失）和额外的牙齿（多生牙）。

Position（牙齿位置）：

- 牙齿的位置和发育程度。
- 记录所有未萌牙，阻生齿或异位牙。

Pathology（牙齿病理情况）：

- 检查疾病/感染，例如：
  - 口腔健康（Oral health，OH）、牙齿龋坏（Caries）/龋损（Decay）、牙龈疾病、牙根折断、牙根吸收、囊肿、根骨粘连、脓肿、修复体及其修复方式、牙根形态、根尖周病理
- 可能导致疾病的病原体、微生物。

24.4 牙科全口曲面断层片（DPT）

24.4.1 什么是DPT?

DPT是一种二维的可以用来观察上下颌骨的X线片。

24.4.2 为什么要使用DPT?

DPT用于3P检查：牙齿存在情况、牙齿位置和牙齿病理情况，是对整个牙列的全面检查。

24.4.3 DPT如何帮助我们?

DPT可用来检查：

- 牙齿存在情况：全口曲面断层片可全面检查牙缺失和多生牙。
- 牙齿位置：全口曲面断层片将帮助检查正在发育的牙列中牙齿的位置和发育程度：
  - 未萌出牙齿
  - 阻生牙：由拥挤等障碍引起
  - 异位牙
  - 易位牙：多见于尖牙、第一磨牙和下颌切牙
  - 根骨粘连，多见于第一和第二乳磨牙
  - 拥挤
- 牙齿病理情况：这将有助于检查可能存在的疾病/感染。曲面断层片可以帮助识别以下情况：
  - 龋坏，OH不良所致
  - 龋损，OH不良所致
  - 脓肿
  - 牙龈疾病
  - 牙根折断
  - 牙根吸收

- 囊肿
- 根骨粘连

OH不良时，曲面断层片并非是最佳的X射线检查。如果患者的OH欠佳，应将其转回全科口腔医师拍摄殆翼片和根尖片，以全面检查龋坏。

24.4.4 我们什么时候使用DPT?

DPT应在临床检查后根据临床判断合理使用。

24.4.5 在DPT上找到阻生尖牙的位置

可以谨慎使用一种特殊的技术来定位阻生尖牙。应采用视差技术确保位置可靠：

- 如果尖牙比对侧的尖牙影像大，则意味着其阻生位于腭侧。
  - 这是因为焦距不同，腭侧牙齿相较于颊侧放大
- 如果尖牙比对侧的尖牙影像小，则意味着其阻生位于颊侧。
  - 这是因为焦距不同，颊侧牙齿相较于腭侧缩小

进行评估时，始终将阻生尖牙与其他尖牙进行比较。如果两颗尖牙都阻生，则视差技术无法确定它们的位置。

24.5 上颌前部咬合片（USO）

24.5.1 什么是USO?

USO是上颌前部和前牙的放射照相。

24.5.2　我们为什么需要USO？

USO可以3P检查：牙齿存在情况、牙齿位置和牙齿病理情况。它通常用于更清晰地检查全口曲面断层片中线附近可能看到的内容。

24.5.3　USO如何帮助我们？

USO可以辅助检查：

- 牙齿存在情况：这将有助于检查未萌出牙齿的存在，例如阻生尖牙和多生牙（例如，正中多生牙）。
- 牙齿位置：使用视差技术帮助我们确定未萌出尖牙的位置。
  - 可以使用两种类型的视差：
    ○ 水平
    ○ 垂直
  - 上颌前部咬合片将使用垂直视差，这也涉及全口曲面断层片的使用
  - 首先采用全口曲面断层片检查尖牙的位置，然后拍摄上颌前部咬合片
  - 使用首字母缩写SLOB顺序（相同、舌侧、相反、颊侧）比较这两个X线片，以帮助确定尖牙的位置
    ○ 如果尖牙/对比牙齿的移动方向与X线射线管头方向相同，则牙齿处于舌侧或腭侧
    ○ 如果尖牙/对比牙齿的移动沿与X线射线管相反的方向移动，则牙齿处于颊侧
  - 该技术可以用来定位牙齿，在暴露牙齿时也需要使用，对于外科医师而言，在手术暴露牙齿时知道正确的位置非常重要。
- 牙齿病理情况：有助于检查疾病/感染，例如：
  - 龋坏，OH不良所致
  - 龋损，OH不良所致
  - 脓肿
  - 牙龈疾病
  - 牙根折断
  - 牙根吸收
  - 囊肿
  - 根骨粘连
  - 牙根形态
  - 牙根吸收
  - 根尖周病理

24.5.4　我们什么时候拍摄USO？

仅在临床检查后根据临床判断使用。

24.6　视差技术

视差是一种用于评估或定位未萌牙的技术。

最常见的情况是为外科医师定位需要暴露的牙齿，使医师可以沿正确的方向牵引牙齿。

视差有两种类型：

- 水平。
- 垂直。

视差的实现依靠X射线管处于两个不同位置拍摄未萌牙的两张X线片。从两张X线片评估牙齿相对于X射线管头的移动方向，可以确定未萌牙的位置。

24.6.1　评估尖牙的位置

使用SLOB寻找阻生尖牙位置：

- S（Same）：相同。

- L（Lingual）：舌侧（腭侧）。
- O（Opposite）：相反。
- B（Buccal）：颊侧。
- 舌侧（腭侧）尖牙：如果牙齿移动方向与X射线管头移动方向相同，则牙齿处于舌侧或腭侧。
- 颊侧尖牙：如果牙齿移动方向与X射线管头移动方向相反，则牙齿处于颊侧。

24.6.2　水平视差

- 用于水平视差的射线照片由两张根尖片或两张根尖片和一张上颌前部咬合片组成。
- 对于每张X射线照相图像，这种视差都会使X射线管头在水平面内绕牙弓移动（从左到右）。

24.6.3　垂直视差

- 用于垂直视差的X线片由全口曲面断层片和上颌前部咬合片组成。
- 在垂直面上移动射线管头，从而改变两张线片之间的角度。
- 全口曲面断层片：X射线管头向上8°。
- 上颌前部咬合片：X射线管头向下65°。

24.7　根尖片

根尖片（PA）可用于评估任何未萌牙的存留情况、位置和病理情况。

- 牙齿位置：视差技术可用于根尖片。水平视差涉及使用两张根尖片或一张根尖片和一张上颌前部咬合片。此技术有助于定位阻生尖牙。
- 牙齿病理情况：根尖片也可以帮助评估牙齿病理情况，例如：
  - 龋坏，OH不良所致
  - 龋损，OH不良所致
  - 脓肿
  - 牙龈疾病
  - 牙根折断
  - 牙根吸收
  - 囊肿
  - 根骨粘连
  - 牙根形态
  - 牙根吸收
  - 根尖周病理

24.8　拍摄放射影像的原因

进行放射照相的原因很多，在拍摄图像之前必须考虑这些原因：

- 评估异常：
  - 尺寸
  - 形状
  - 结构
  - 病理学
- 治疗需要：
  - 牙齿缺失病史
  - 外伤史
  - 异常的萌出模式
  - 牙齿萌出延迟或未明原因的牙齿缺失
- 牙齿拔除。
- 新患者。
- 早期正畸。

24.9　拍摄放射影像的临床依据

根据英国正畸学会（BOS）的指南，医师必须具备进行放射线照相的临床理由。

根据2000年《电离辐射医疗暴露法规》

（IRMER 2000），临床医师必须将照射量保持在最低水平。

24.9.1 电离辐射法规

《电离辐射法规》（IRR 99）与从事电离辐射工作的人员的安全有关。这些规定于2000年1月1日生效，并取代了IRR 95。

IRR 99包含以下安全要求：

- 必须将任何射线照相设备告知健康与安全执行官。
- 必须定期维护和检查设备。
- 必须有辐射防护主管和辐射顾问。
- 必须有一个设计好的控制区域。
- 所有操作员必须遵守当地法规。
- 必须制定质量保证程序（审核）。

24.9.2 电离辐射医疗暴露法规

《电离辐射医疗暴露法规》（IRMER 2000）于2000年5月13日生效。该法规规定了责任承担者（雇主、推荐人、从业者和经营者）的责任。它还针对所有患者，以确保其安全性并保护其免受与电离辐射相关的危害。

责任人必须确保的责任是：

- 尽量减少所有意外，过多或不正确的医疗照射。
  - 要确保尽量减少所有医疗照射，并且禁止拍摄不必要的X线片

- 暴露的收益和理由大于暴露的风险。
  - 拍摄每张X线片必须具有临床理由，说明为什么需要拍摄X线片及其收益必须超过可能给患者带来的风险（例如，暴露剂量）。没有足够的临床理由则不得对患者进行X射线照相
- 所有暴露剂量均应保持在"合理可行的范围内"。
  - 每个人都必须使用正确的暴露剂量，绝对不能使用过量剂量

24.10 辐射一般原则

- 合理性：
  - 任何暴露都必须给患者带来好处，并且要超过可能给患者带来的风险
  - 未经临床检查证明，任何时候都不能拍摄X线片
- 优化：
  - 暴露剂量必须尽可能低
  - 应为患者使用适当的剂量
  - 任何患者均不得在任何时间暴露于过量剂量
- 限制：
  - 辐射不得超过国际放射防护委员会（ICRP）建议的限值
- 辐射剂量：
  - 头颅侧位定位片：0.01mSv
  - 全口曲面断层片：0.015~0.026mSv
  - 咬合片/根尖片：0.008mSv

25

头影测量
Cephalometrics

头颅侧位定位片使用头影仪拍摄。头影测量片是头颅的侧面图，是三维对象的二维图像，呈现出头面部骨骼的图像。

25.1 头影仪

头影仪是一种X射线机，可进行头颅射线照相。它由适配患者外耳道的耳柱和有助于稳定患者头部的耳柱组成。进行X射线检查时，患者站立，头部伸直，眶耳平面水平。X射线束指向耳柱，管头到患者的距离在1.5~1.8m（5~6英尺）之间，患者到胶片的距离在30cm（约1英尺）左右。

25.2 进行头影测量的原因

拍摄头颅侧位定位片必须具有临床依据。临床上，我们有很多理由需要头颅侧位定位片：

- 头颅分析：
  - 可以通过手动或数字化进行评估
- 用于明确：
  - 矢状向（AP）和垂直向的骨骼差异
  - 切牙的角度

- 作为诊断和治疗计划的辅助手段：
  - 对于正在接受治疗的患者，头影测量片并不总是常规X射线检查的一部分。但是它们可能构成治疗前诊断分析的一部分，并且在骨骼差异以及计划对上下颌切牙进行前后移动的患者中考虑使用
- 监控生长：
  - 通过比较和分析生长发育阶段的不同头颅侧位定位片监测患者的生长
- 监控治疗进度：
  - 有时头颅侧位定位片用作监测治疗进展。但是，由于临床收益小于患者的暴露风险，因此很少这样做
- 正颌外科手术计划：
  - 在涉及正颌外科手术治疗的患者中考虑使用头颅侧位定位片（见第37章）。头颅侧位定位片可用于帮助制订手术计划。它提供患者骨骼特征图像并评估上颌骨和下颌骨的真实位置
- 评估错𬌗的病因：
  - 头颅侧位定位片也可以显示出患者所出现的错𬌗类型的原因。例如，双牙弓前突可定义为Ⅰ类切牙关系，但是在头影测量分析将切牙的角度恢复正常后，会发现患者

Textbook for Orthodontic Therapists, First Edition. Ceri Davies.
© 2020 John Wiley & Sons Ltd. Published 2020 by John Wiley & Sons Ltd.

有可能是骨性Ⅲ类

- 定位未萌牙齿以及患者可能遇到的其他病理。
- 测量患者的生长变化供学习和研究使用。

25.3 拍摄头颅侧位定位片的时机

在完成临床检查后有需求时可考虑拍摄头颅侧位定位片，它们主要用于骨性错殆患者的固定矫治或功能矫治。

25.4 头颅侧位定位片的测量

头颅侧位定位片需要进行测量，但是首先检查X线片中是否存在异常或病理很重要。通常有两种方法描记头颅侧位定位片：手动描记或使用数字化软件描记。

25.4.1 手动描记

手动描记是头影测量中非常基础并重要的，描记前需满足合适的条件和设备。

应考虑以下因素：

- 应在较暗的房间中使用灯箱进行手动描记，以便更容易看清。
- 硫酸纸覆盖在X线片上并用胶带将其固定，以确保描记的解剖标志点与X线片相同（例如，眶耳平面）。
- 定位标志点时，必须始终使用锋利的铅笔。
- 可用模板描记切牙和磨牙轮廓。
- 应谨慎对待具有双侧的标志点，并且应取平均位置。
- 描记误差应为：
  - 线性测量：+0.5mm
  - 角度测量：+0.5°

25.4.2 数字化软件描记

头颅侧位定位片也可以数字化软件描记，与手动描记一样准确。数字化软件描记需要专门的软件通过单击鼠标直接输入点来实现描记。完成后，可以将其直接保存到患者的文件中。

25.4.3 头影测量技术

不管是手工完成还是在数字化软件进行测量，头颅侧位定位片描记都涉及一种特殊的技术。标志点定位不准确会导致整体数值不正确。

描记以构造头影测量分析涉及4种不同的方法：绘制软硬组织轮廓线、定位头影测量标志点（标志点确认）、绘制平面和参考线以及测量角度。我们将详细介绍如何头影测量分析。

25.4.3.1 绘制软硬组织轮廓线

在开始头颅侧位定位片描记之前，应使用锋利的铅笔绘制以下轮廓：

- 前额至颏部。
- 蝶鞍。
- 前额和鼻骨。
- 眼眶。
- 上颌骨。
- 下颌骨。
- 上下颌切牙。

25.4.3.2 定位头影测量标志点

绘制了软硬组织轮廓后，定位以下标志点（图25.1）：

- 蝶鞍点（S）：蝶鞍的中心点。
- 耳点（Por）：外耳道的最上点。
- 眶点（Orb）：眼眶的最前和最下缘点。
- 鼻根点（N）：额鼻缝线的最前点。
- 前鼻棘点（ANS）：上颌骨前鼻棘的尖端。
- 后鼻棘点（PNS）：上颌骨后鼻棘的尖端。
- 下颌角点（Go）：下颌角的最后和最下点。
  - 下颌升支后缘的边线和下颌骨下缘的切线形成的角，此角平分线和下颌角的交点为下颌角点
  - 构造下颌角点：
    - 在后缘和下缘处绘制切线
    - 平分切线所形成的角度，并在与下颌角

相交的位置标记
  - 重复其他轮廓（如果可见）
  - 下颌角点位于两点中间（两下颌角不重叠时，取中点）
- 颏下点（Me）：下颌骨的最下点。
- 颏前点（Pog）：下颌骨联合的最前点。
- 颏顶点（Gna）：下颌骨联合的最前下点。
- A点：上颌骨前表面最凹陷的点。
- B点：下颌骨前表面最凹陷的点。

　　然后定位上下颌切牙根尖和切牙点（图25.2）。

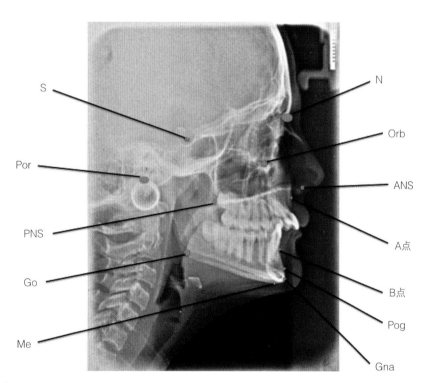

图25.1 标志点定位

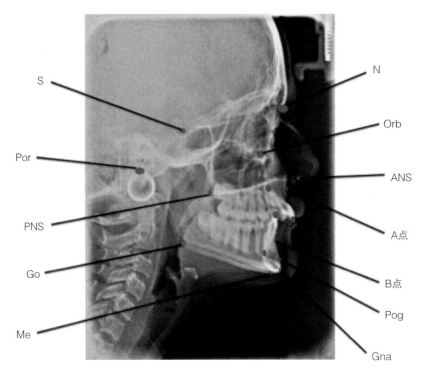

图25.2 切牙根尖和切牙点定位（蓝色）

25.4.3.3 绘制平面及参考线

一旦绘制了所有点，便可以连接绘制以下平面和参考线（图25.3）：

- SN线（S–N），代表前颅底面。
- SNA线（S–N–A点）。
- SNB线（S–N–B点）。
- 眶耳平面（Orb–Por）。
- 上颌平面（ANS–PNS）。
- 下颌平面（Go–Me）。
- 上颌切牙长轴。
- 下颌切牙长轴。
- 𬌗平面：绘制在恒磨牙和前磨牙的牙尖之间。
- APog线（A–Pog）：上牙槽座点（A点）和颏前点连线。
- 垂直线（N–Me）。

25.4.3.4 测量角度

绘制点和线后，使用量角器测量以下角度：

- SNA。
- SNB。
- ANB：SNA减去SNB的角度计算得出的角度。
- FMPA（下颌平面角）：眶耳平面和下颌平面的交角。
- MMPA（上下颌平面角）：上颌平面和下颌平面的交角。
- Uinc–MxPl：上颌切牙长轴与上颌平面的交角。

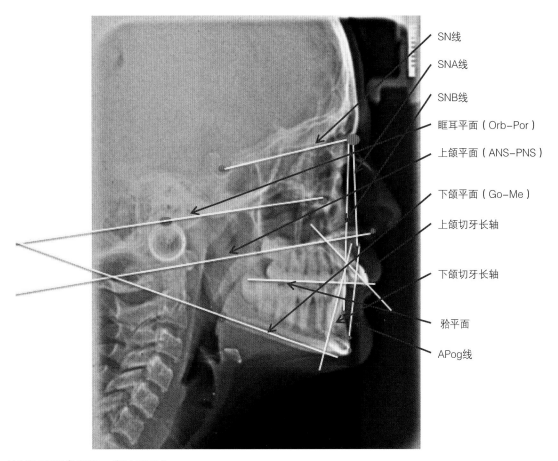

图25.3 绘制平面和参考线，缩写见正文

- Linc-MnPl：下颌切牙长轴和下颌平面的交角。
- 切牙角（Ⅱ）：下颌切牙和上颌切牙的交角。
- Linc-APog：以毫米（mm）为单位的度量，由下颌切牙相对于APog线的距离。
- 面部比例：面部比例百分比同时考虑上下前面高，并使用上颌平面角。计算如下，从上颌平面角绘制两条垂直，一条垂线指向颏下点（Me），另一条垂线指向鼻根点（N），单位为毫米：

$$（MxPl-Me+MxPl-N）\div MxPl-Me \times 100$$

例如：

- 上颌平面到颏下点（MxPl-Me）= 70（mm）
- 上颌平面至鼻根点（MxPl-N）= 57.5（mm）
- MxPl-Me + MxPl-N = 70 + 57.5 = 127.5（mm）
- 70 ÷ 127.5 × 100 ≈ 55%

25.5　Eastman分析

Eastman分析是一组用于高加索人群的头颅测量分析的平均值（表25.1）。

这些值可帮助临床医师快速确定高加索人群是否是骨性Ⅰ类、垂直向平均骨型以及切牙角度是否正常。依据这些测量的角度有助于临床医师确定骨性Ⅱ类/Ⅲ类错𬌗的患者。例如，上颌切牙唇倾的患者其上颌切牙相对上颌平面的角度将超过109°。

表25.1　高加索人群头影测量平均值（Eastman标准）

SNA	81° ±3°
SNB	78° ±3°
ANB	3° ±2°
FMPA	28° ±4°
MMPA	27° ±4°
Uinc-MxPl	109° ±6°
Linc-MnPl	93° ±6°
II	135° ±10°
Linc-APog	（1±2）mm
面部比例	55% ±2%

25.6　ANB

ANB代表了上颌骨和下颌骨的相对位置，这有助于找出患者在矢状向的骨骼异常。这是通过使用SNA和SNB比较上颌骨和下颌骨与颅底的关系来确定的。

SNA–SNB = ANB

评估ANB角度时，骨性错殆分为3类：

- Ⅰ类：2°~4°。
- Ⅱ类：>4°。
- Ⅲ类：<2°。

ANB校正是用来确定ANB的技术。在鼻根点向前或向后太远时才考虑使用此方法，ANB校正有助于获得更准确的ANB。

- SNA<81°（平均值）时，SNA每低1°，ANB增加0.5°。

- SNA>81°（平均值）时，SNA每高1°，ANB减少0.5°。

例如，头影测量描记结果显示SNA为75°，ANB为3°。但是，从头颅看，患者显然呈现出Ⅱ类骨性错殆特征。需要ANB校正：

- SNA = 75°，ANB = 3°。
- 81°–75° = 6°。
- 将3°的ANB角增加3°为6°（Ⅱ类骨性错殆）。

ANB校正如下：

- ANB +（81°–SNA）/2 = ANB校正。

25.7　Wits分析和Ballard转换

评估骨骼矢状向差异时，可以使用两种其他方法：Wits分析和Ballard转换。两者都避免像ANB那样使用颅底参考。

25.7.1　Wits分析

该方法通过比较上颌骨和下颌骨在殆平面之间的关系来评估骨骼矢状向差异（图25.4）。

进行此分析有两个步骤：

1）在磨牙和前磨牙（或乳牙）之间绘制殆平面。
2）通过使用殆平面，然后从A点和B点向殆平面引两条垂线于AO和BO。然后由AO和BO彼此的位置确定骨骼差异。

使用这种方法的主要缺点是殆面有时不易定位。

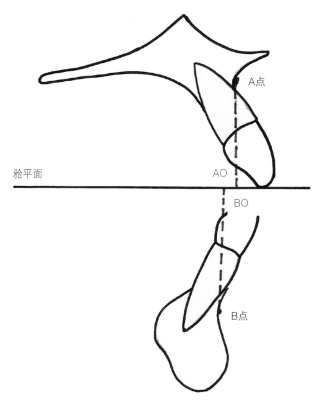

图25.4 Wits分析

25.7.2 Ballard转换

该方法通过使用切牙将切牙倾斜至Eastman分析的平均值，从而帮助确定上颌和下颌的位置，进而算出骨骼矢状向差异。这样就消除了任何牙–牙槽骨代偿，残留的覆盖将显示上颌骨和下颌骨之间的关系。

Eastman分析的平均值为：

- 上颌切牙：109° ± 6° 。

- 下颌切牙：93° ± 6° 。

使用Ballard转换，需在单独的描图纸上描出上颌骨、下颌骨、切牙、上颌平面和下颌平面。在根部距根尖1/3的位置上绘制旋转点。通过使用这些旋转点，上颌切牙从上颌骨和下颌骨旋转到109°，下颌切牙旋转到93°。将其旋转到正确值后残留的覆盖反映患者的真实骨骼差异（图25.5）。

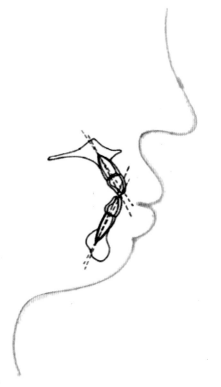

图25.5 Ballard转换。描画并重叠旋转至正常角度切牙。有助于确定真实骨面型并直观地看到治疗效果

25.8　垂直向骨型

通过使用上下颌平面角（MMPA）和下颌平面角（FMPA）算出垂直向骨型。这着眼于下前面高（LAFH）的增加或减少。但是，大多数临床医师更喜欢使用MMPA，因为这种方法更容易准确定位。

- MMPA：该角度为上颌平面和下颌平面的交角。Eastman分析的高加索人群的平均值为27°±4°。
- FMPA：该角度为眶耳平面和下颌平面的交角。Eastman分析的高加索人群的平均值为28°±4°。

骨骼垂直向正常发育的患者表现为：

- FMPA（28°）和MMPA（27°）的平均值。
- 见于骨性Ⅰ类错殆的患者。

骨骼垂直向发育过度的患者表现为：

- FMPA高于平均FMPA（＋28°）和MMPA高于平均MMPA（＋27°）的值。
- 见于骨性Ⅲ类错殆、LAFH增加、前牙开殆和下颌后旋生长型的患者。

骨骼垂直发育不足的患者表现为：

- FMPA值低于平均FMPA（−28°）和MMPA值低于平均MMPA（−27°）。
- 见于骨性Ⅱ类错殆、LAFH降低、深覆殆和下颌前旋生长型的患者。

25.9　切牙的角度

Uinc–MxPl和Linc–MnPl用于帮助计算上下颌切牙的角度，上颌切牙使用上颌平面，下颌切牙使用下颌平面。

根据Eastman对高加索人群的分析，这些角度的平均值为：

- Uinc–MxPl = 109° ± 6°。
- Linc–MnPl = 93° ± 6°。

如果患者上颌切牙唇倾，则该角度可能会＞109°；反之亦然，如果将上颌切牙舌倾，则该角度将＜109°。

如果患者下颌切牙舌倾，则该角度可能＞93°；反之亦然，如果将下颌切牙唇倾，则该角度将＜93°。

25.10 预后模拟

当计划通过切牙改变角度来矫正深覆盖和反覆盖时，可进行模拟治疗。众所周知，通过唇倾或舌倾切牙去除牙–牙槽骨代偿后可显示出患者的真实骨骼异常。

必要时应考虑预后模拟（图25.6），模拟上下颌切牙倾斜或整体移动它们来改变角度值，从而为患者制订出最佳的治疗方案。

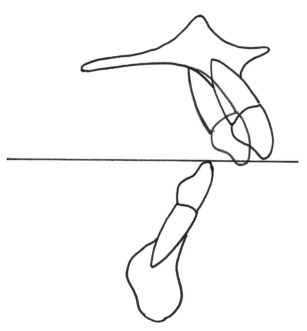

图25.6　预后模拟治疗结果。这里显示不适合采用整体移动减小覆盖，以防牙根移出牙槽骨

25.11 APog线

美国正畸医师Raleigh Williams创造了APog线〔也被称为诊断线，即连接A点和颏前点（Pog）的线〕。Williams认为获得满意外观的患者拥有共同的面部特征为下颌切牙的尖端位于APog线上或稍前。为了达到良好的治疗目标，下颌切牙在该位置完成的患者可以确保良好的面部轮廓，尽管这并不表示稳定性良好。

25.12 头影测量误差

头影测量时可能会出现误差，准确完成头影测量很重要。最常见的误差分为3类：

- 投影误差：头颅侧位定位片是三维对象（患者）的放大二维表示。因此，首选角度测量，因为它们比线性测量更准确。
- 标志点识别：如果X线片质量较差，则很难确保标志点识别准确。为了防止在绘制点时出现错误，使用锋利的铅笔很重要。钝铅笔可能会使点变大，可能导致角度和线性测量不正确。
- 测量误差：定点不正确的绘制会导致角度测量不正确，在某些情况下甚至会成倍增加。

26

活动矫治器
Removable Appliances

活动矫治器是正畸中常用的一种矫治器，其最大的特点就是患者可自行摘戴、清洁，有利于口腔卫生的保持。活动矫治器既可作为主动施力的装置移动牙齿，也可作为维持牙弓间隙的被动矫治器，或保持牙齿位置的保持器。

26.1 适应证

活动矫治器有多种用途，并且在使用中可以通过多种方式进行调节，其适应证主要包括：

- 单独在上下颌牙弓中使用。
- 使牙齿产生倾斜移动。
- 减小覆盖。
- 扩弓。
- 远中移动磨牙。
- 保持间隙。
- 破除口腔不良习惯（例如，吮拇指习惯）。
- 作为固定矫治的辅助工具。
- 用于早期功能矫治阶段，例如扩弓和减小覆盖。
- 萌出诱导。
- 保持器。

26.2 组成部分

活动矫治器由许多部件组成，缩写为ARAB有助于记忆，所有的部件如下：

- A（Active components）：施力部件。
- R（Retentive components）：固位部件。
- A（Anchorage）：支抗设计。
- B（Baseplate）：基托。

26.3 施力部件

施力部件产生治疗所需的牙齿移动。活动矫治器只能让牙齿围绕阻抗中心转动，产生倾斜移动。施力部件通常由0.5mm的不锈钢丝弯制而成。使用时施力部件放入树脂或丙烯酸基托中，基托主要起连接、保护和支持作用，防止施力部件变形。施力部件种类繁多，例如曲簧、螺簧、施力唇弓和弹性皮圈等。

26.3.1 曲簧

腭部指簧（图26.1）：

- 0.5mm不锈钢丝弯制。
- 用于远中移动尖牙、前磨牙和磨牙。
- 如果过度施力会造成牙齿的过度倾斜。

颊侧尖牙内收簧（图26.2）：

- 0.5mm不锈钢丝弯制。
- 使近中和唇侧扭转的尖牙向腭侧和远中移动。

Z形簧或双曲簧（图26.3）：

- 唇侧移动牙齿。
- 0.5mm不锈钢丝弯制。
- 唇倾1～2颗切牙。
- 从基托向外拉45°即可施力。

T形簧（图26.4）：

- 唇侧移动牙齿。
- 0.5mm不锈钢丝弯制。
- 唇倾切牙、尖牙、前磨牙或磨牙。
- 从基托向外拉45°即可施力。

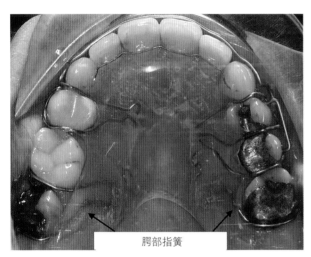

图26.1　上颌活动矫治器带腭部指簧

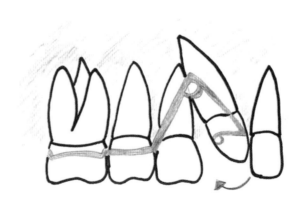

图26.2　颊侧尖牙内收簧

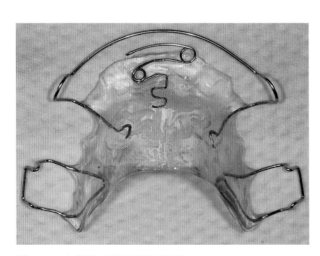

图26.3　上颌活动矫治器带Z形簧

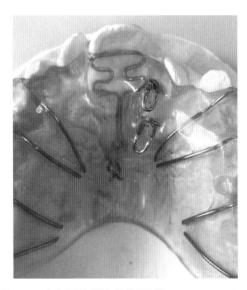

图26.4　上颌活动矫治器带T形簧

Coffin 簧（图26.5）：

- 上颌扩弓。
- 1.25mm不锈钢丝弯制。
- 改善锁𬌗。
- 打开中间的弓丝施力。

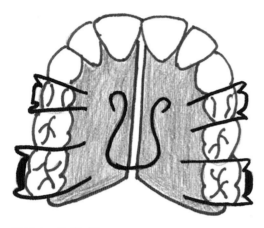

图26.5 Coffin簧

Recurved曲簧：

- 4颗切牙唇倾。
- 允许牙齿唇侧移动。
- 0.8mm的不锈钢丝弯制。

Crossover 弓：

- 唇侧移动牙齿。
- 0.7～0.8mm的不锈钢丝弯制。
- 允许4颗切牙唇倾。

26.3.1.1 曲簧设计方程

通过曲簧对牙齿施力时，要着重考虑曲簧方程。曲簧方程通过挠度半径和弓丝长度计算出曲簧施加的力。设计曲簧及加力时，应考虑如下方程：

$$F=dr4/L^3$$

其中F=力；d=挠度距离；r=半径；L=长度。

- 弓丝半径加倍可使力增加至16倍，弓丝长度减倍可使力减少至8倍。
- 增加弓丝的长度和/或减少弓丝的厚度（直径）会产生更轻的力。
- 缩短弓丝的长度和/或增加弓丝的厚度（直径）会产生更大的力。
- 然而，增加弓丝的长度和/或减少弓丝的厚度（直径）将使曲簧更容易变形和断裂。

26.3.2 螺簧

螺簧是另一种施力部件，可用来进行组牙移动。螺簧有3种类型：前牙区扩弓螺簧、腭中缝扩弓螺簧或把两者组合使用的3D扩弓螺簧。

螺簧和曲簧一样都是由不锈钢制成的，由左右两半组成，并通过有螺纹的中心圆柱体连接在一起。通过转动螺簧调节孔施力，每周转1/4圈，产生0.25mm的移动，每个月产生1mm的移动。

前牙区扩弓螺簧（图26.6）：

- 唇侧移动牙齿。
- 唇倾上颌前牙纠正前牙反𬌗。
- 可同时推一组牙移动。
- 通过转动螺簧调节孔施力，每周转1/4圈，产生0.25mm的移动。
- 由左右两半组成，并通过一个中心圆柱体组成。

腭中缝扩弓螺簧（图26.7）：

- 上颌扩弓。
- 移动两组牙矫治后牙反𬌗。
- 通过转动螺簧调节孔施力，每周转1/4圈，产生0.25mm的移动。
- 由左右两半和中心圆柱体组成。

3D扩弓螺簧（图26.8）：

- 由前牙区扩弓螺簧和腭中缝扩弓螺簧共同组成。
- 唇倾上颌前牙，同时扩展上颌后牙段。
- 每周通过转动螺簧调节孔施力，1天旋转腭中缝扩弓螺簧，2～3天后旋转前牙区扩弓螺簧。

- 两螺簧不在同一天施力，以防止患者混淆。

26.3.3 施力唇弓

当提到活动矫治器上的唇弓，大多数人会认为唇弓仅仅是固位部件，然而唇弓还可以做施力部件。施力唇弓有两种类型：0.5mm或0.7mm的不锈钢丝弯制而成。正畸医师可使用Adams曲簧成型钳对唇弓施力。

施力唇弓（图26.9）：

- 0.7mm不锈钢丝弯制而成。
- 若覆盖加深，可用于内收上颌切牙。
- 倾斜移动牙齿。

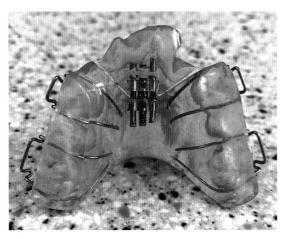

图26.6 上颌活动矫治器带前牙区扩弓螺簧

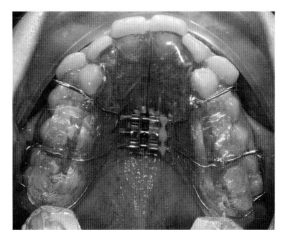

图26.7 上颌活动矫治器带腭中缝扩弓螺簧

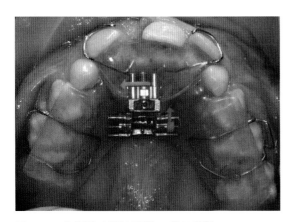

图26.8 上颌活动矫治器带3D扩弓螺簧

Roberts内收唇弓（图26.10和图26.11）：

- 内收唇倾或有间隙的上颌切牙。

- 使用Adams曲簧成型钳旋转Roberts内收唇弓的弹簧施力。

- 使牙齿腭侧移动。

- 0.5mm不锈钢丝弯制而成，插入不锈钢管中。

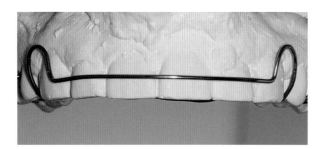

图26.9　在研究模型上给唇弓加力

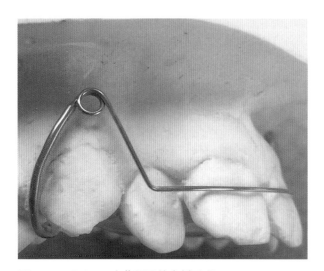

图26.10　Roberts内收唇弓的右侧面观

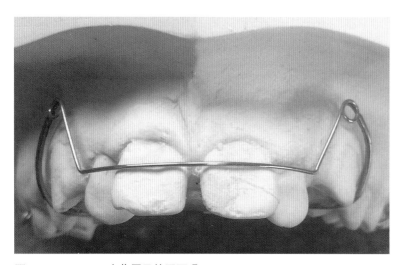

图26.11　Roberts内收唇弓的正面观

26.3.4 弹性皮圈

弹性皮圈是另一种施力部件，主要用于移动单颗牙。弹性皮圈可用于牙齿的压低、伸长以及腭侧移动。唇侧异位的尖牙可以通过舌钮和弹性皮圈排齐到牙弓内。弹性皮圈有不同的尺寸，从2oz、3.5oz到4.5oz不等。弹性皮圈分乳胶和非乳胶两种，对乳胶过敏的患者可选择非乳胶材质的弹性皮圈。将弹性皮圈拉伸到原长的3倍，就可以施加该皮圈的全部力量。

优势：

- 美观。
- 压低或伸长牙齿。

不足：

- 口内弹性皮圈力量衰减快。
- 使用时经常断裂。

使用弹性皮圈压低或伸长牙齿的例子：

- 压低：可在活动矫治器上压低牙齿。例如，需

要压低11，可在牙齿唇侧切端粘接舌钮，通过弹性皮圈挂在舌钮和唇弓上施加力量，产生垂直向的力压低切牙。

- 伸长：可在活动矫治器上伸长牙齿。例如，需要伸长阻生的上颌中切牙，可以在牙齿上粘接舌钮，唇弓上弯制小的螺圈曲，通过弹性皮圈挂在舌钮和唇弓的螺圈曲上施加力量，产生垂直向的力伸长这颗牙齿。

26.3.5 头帽

头帽是一种口外正畸装置，可与固定矫治器或活动矫治器配合使用，用作口外支抗和口外牵引装置。用于口外支抗时主要进行磨牙远中移动，而口外牵引时可实现磨牙远中移动、压低、伸长、限制上颌生长、矫正反殆和减小覆盖。如今头帽已很少使用，特别是与活动矫治器的配合使用变少，因为它容易使箭头卡环变形或损坏。

根据拉力方向不同，头帽分为3种不同类型，分别实现不同的牙齿移动效果（图26.12）。

高位牵引头帽：

- 实现的移动：

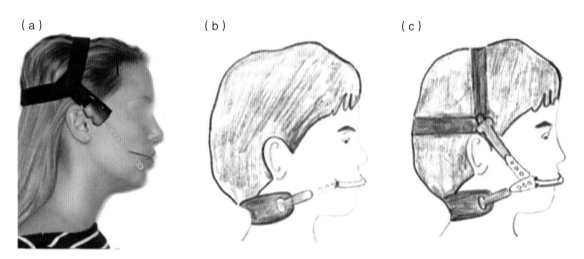

（a）　　　　　　（b）　　　　　　（c）

图26.12　3种不同的头帽牵引：（a）高位牵引。（b）颈部（低位）牵引。（c）水平（组合）牵引

- 磨牙远中移动
- 磨牙压低
- 限制上颌生长
- 力的传递方向在𬌗平面以上。
- 适应证：
  - 骨性Ⅲ类错𬌗
  - 前牙深覆𬌗患者伴有MMPA增加
  - 后旋生长

颈部（低位）牵引头帽：

- 实现的移动：
  - 磨牙远中移动
  - 磨牙压低
- 力的传递方向在𬌗平面以下。
- 适应证：
  - 骨性Ⅱ类错𬌗
  - 深覆𬌗/覆𬌗加深
  - 前旋生长

水平（组合）牵引头帽：

- 通过口外装置实现磨牙远中移动。
- 结合低位牵引和高位牵引。
- 力沿着𬌗平面方向传递。

连接面弓和活动矫治器有两种方法。面弓可连接在箭头卡环（见下一章节）上的焊接桥，或者通过J钩连接到U形曲上。

26.4　固位部件

固位部件是活动矫治器上的重要组成部分，将矫治器固位在口内，提高患者舒适度，使活动矫治器有效发挥作用。固位部件用0.7mm不锈钢丝弯制而成，在治疗过程中需要多次调整，并需要良好的强度，因此较施力部件稍厚。

活动矫治器上的固位部件种类繁多，例如Adams卡环、Southend卡环、C形卡环、球型末端卡环、唇弓以及Plint卡环。

Adams卡环（图26.13和图26.14）：

- 也被称为箭头卡环。

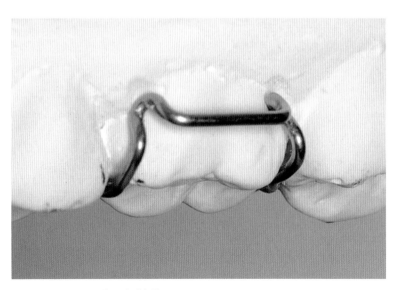

图26.13　Adams卡环颊侧观

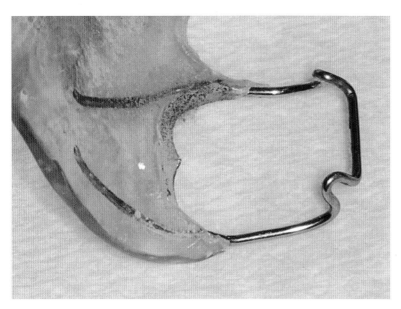

图26.14 Adams卡环殆面观

- 常用于前磨牙和磨牙。
- 放置在牙齿近远中龈下倒凹区。
- 颊侧悬梁臂有利于患者摘戴。

Southend卡环（图26.15）：

- 用于前牙固位。
- 根据固位需要，放置在2颗中切牙或1颗中切牙及其邻近的侧切牙上。

- 卡环在唇侧龈下倒凹向后弯曲，以最大限度提供固位。
- 不足：不美观。

C形卡环（图26.16）：

- 放置于尖牙和磨牙近牙龈的倒凹区。
- 优势：可以避免一侧的咬合干扰。

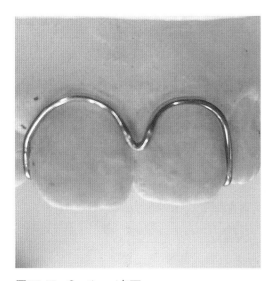

图26.15 Southend卡环

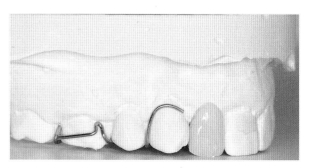

图26.16 上颌活动矫治器在13上放置C形卡环，缺失的12上放置义齿

球型末端卡环（图26.17）：

- 通常放置在下颌切牙之间用于前牙固位或上颌前磨牙固位，尤其是活动矫治器和固定矫治器联合使用时。
- 卡环放置在邻牙间倒凹区可能会造成邻牙间隙。
- 在倒凹处弯曲以获得良好固位。
- 跨过两相邻牙齿之间的𬌗面/切端，放置在近中颊侧或远中颊侧的倒凹区。

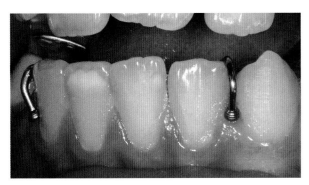

图26.17 下颌前牙上使用球状末端卡环用于前牙固位

唇弓（图26.18）：

- 用于施力或固位。
- 放置在牙齿唇面，具有良好固位，维持前牙位置。
- 施力时，使用Adams钳夹紧U形曲能减少深覆盖。

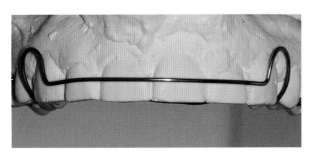

图26.18 研究模上的固位唇弓

- 可用于Hawley保持器，用于固位，保持牙齿位置，防止复发。
- 用于保持时，可沿着牙齿轮廓弯制唇弓，或者在牙齿周围添加丙烯酸树脂以达到最大限度的保持，即丙烯酸树脂唇弓。
- 主要不足：不美观。

Plint卡环：

- 放置上颌磨牙带环时使用。
- 放置在倒凹区，并插入磨牙带环上的口外弓管。
- 当活动矫治器和固定矫治器或头帽联合使用时，可使用Plint卡环。

26.5 支抗设计

在使用各类矫治器进行正畸治疗时，支抗非常重要，因为它可以避免不需要的牙齿移动。支抗可以通过阻止上颌磨牙近中移动来维持拔牙间隙，并维持扩展的牙弓。在活动矫治器上，丙烯酸树脂基托可以在三维方向上提供良好的支抗，包括前后矢状向、垂直向和水平向，其能提供良好支抗的原因是矫治力通过基托传递，副作用产生的力分散在腭组织上，支抗单位可以包含多颗牙，且保持轻力矫治。

为了增加支抗，头帽也可以与活动矫治器一起使用，提供口外支抗以防止磨牙近中移动，并且可以限制上颌生长。活动矫治器上精确的腭侧形态也可以提供良好的支抗，这可见于龈缘附近的丙烯酸树脂基托（图26.19）。它有利于丙烯酸树脂基托维持牙弓宽度和牙齿位置。

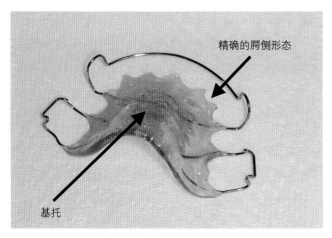

精确的腭侧形态

基托

图26.19　上颌活动矫治器带唇弓和Adams卡环

26.6　基托

　　活动矫治器上的基托可由两种丙烯酸树脂材料制作而成。自凝/冷凝丙烯酸树脂，即聚甲基丙烯酸酯，是活动矫治器最常用的材料。也可使用热凝树脂，但它常用于功能矫治器，功能矫治器施力更大，且承受更大的压力，𬌗垫区（或咬合受力区）需要更高的强度。

　　基托可以主动施力或被动施力，并且具有很多功能：

- 为牙齿提供支抗，避免发生不需要的牙齿移动。
- 通过基托传递矫治力。
- 连接所有的施力部件和固位部件，防止部件损坏。

　　基托可制作𬌗平面，例如前牙咬合平面导板（FABP）、后牙咬合平面导板（即𬌗垫）、前牙咬合斜面导板。

　　前牙咬合平面导板（图26.20）：

- 制作于前牙区基托上，紧贴切牙腭侧面。

- 深覆𬌗病例中用于减小覆𬌗。
- 压低下颌前牙，被动伸长下颌磨牙。
- 根据病例的类型，可以在任何阶段制作。既可在开始制作活动矫治器时添加，也可以在固定矫正后期治疗阶段中添加。
- 使用MMPA进行分析时，楔形效应原理与患者的咬合情况有关。例如，在深覆𬌗病例中使患者

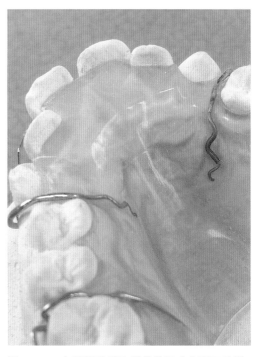

图26.20　上颌活动矫治器带前牙咬合平面导板

的下颌磨牙被动萌出，可以增加楔形效应，从而打开咬合；而在前牙开𬌗的病例中，通过压低后牙段，利用楔形效应，有助于关闭咬合。

- FABP的高度应为上颌中切牙高度的1/2，使上下颌磨牙之间打开1～3mm。然而，在制作时应注意，如果咬合导板平面太高，可能会影响患者的依从性。

后牙咬合平面导板（图26.21）：

- 制作于后牙𬌗面上，与固定矫治时使用的玻璃离子水门汀（GIC）𬌗垫工作原理相同。
- 后牙咬合平面导板也被称𬌗垫。
- 帮助打开患者咬合，减少矫治前后牙反𬌗时出现的咬合干扰。
- 仅在消除咬合干扰以及减小不需要的覆𬌗时使用。
- 制作后牙咬合平面导板时，丙烯酸树脂从基托延伸至后牙段𬌗面，从而打开咬合，减轻𬌗干扰。
- 制作时应注意咬合平面导板不宜过厚，这可以减少患者不适感。

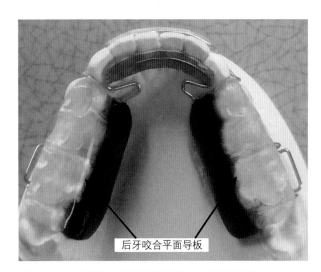

图26.21　下颌活动矫治器带后牙咬合平面导板

前牙咬合斜面导板：

- 制作于上颌前牙段腭侧面。
- 用于功能矫治器治疗后，能够使下颌位置保持在正确位置上，并且能维持切牙关系。
- 外观与FABP相似；然而，上颌切牙后的咬合斜面导板上有小槽沟，患者咬在小凹槽上以保持下颌正确的位置。
- 有助于矫治深覆𬌗，可打开后牙段咬合，使下颌磨牙被动伸长。

26.7　优势与不足

优势：

- 可摘戴，有利于口腔卫生。
- 腭部覆盖基托可增强支抗。
- 临床医师容易调整。
- 矫治前或治疗过程中可添加丙烯酸树脂形成咬合平面导板。
- 可用于固位或间隙保持。
- 可用于矫治单颗牙或组牙。
- 减少医源性损伤（例如，牙根吸收）。
- 可用于替牙期早期反𬌗的阻断性治疗。
- 价格便宜。

不足：

- 由于患者依从性问题可能中断治疗。
- 仅能产生牙齿倾斜移动，而无牙齿整体移动。
- 需要技艺精湛的技师（制作）。
- 影响发育。
- 下颌矫治器会造成患者不配合。
- 多牙移动效率低下。

26.8 治疗步骤

首先患者来诊所向正畸临床医师咨询临床评估，讨论治疗选择。一旦患者需要佩戴活动矫治器，他们需要经历从病历记录到活动矫治器治疗后的各个阶段，过程中可能需要正畸技师。

- 椅旁：
  - 预约采集初诊信息
  - 采集记录初诊信息：X线、照片和印模
  - 在技工室表格上设计矫治器，并附上印模
- 技工室：
  - 制作：通过送去技工室印模制作矫治器
- 试戴和指导：
  - 试戴矫治器
  - 正畸临床医师调整加力部件施力，正畸技师则将矫治器佩戴至患者口内，调节非施力部件
- 复诊–监控和施力：
  - 每次预约监控患者情况，检查要点如下：
    ○ 患者是否一直佩戴矫治器
    ○ 患者能否戴入矫治器
    ○ 腭部软组织是否凹陷
    ○ 佩戴矫治器进食是否造成丙烯酸树脂磨损
    ○ 是否口齿不清
    ○ 牙齿是否移动

26.9 使用工具

- Adams钳：调整固位部件。
- 曲簧成型钳：使加力部件施加力量。
- Mauns钢丝钳。
- 圆规：用于测量间隙，例如，腭中缝扩弓螺簧的上颌扩弓量。
- 尺子。
- 直机和磨头：调磨树脂。

26.10 试戴

活动矫治器试戴注意事项：

- 确认处方正确。
- 向患者展示矫治器并解释其如何发挥作用。
- 检查表面是否光滑。
- 试戴矫治器（正畸临床医师通过施力部件加力）。
- 教会患者如何摘戴，并让患者练习。
- 对患者进行使用指导。

27

功能矫治器
Functional Appliances

功能矫治器是用于前导下颌、矫治安氏Ⅱ类错𬌗的正畸装置，它可以是固定装置，也可以是活动装置。功能矫治器能牵拉面部软组织，从而得到牙齿和颌骨的共同改变。在这些改变中，70%源于牙-牙槽骨，30%源于颌骨。

27.1　治疗时机

功能矫治器并不是对所有人都适用，它只能运用于特定的患者。功能矫治的最佳患者是处于生长发育活跃期的人群，当其矫形治疗时机与生长发育时机相重合时，能使颌骨得到最大的改变量。对女孩来说，功能矫治的最佳年龄为10~12岁，往往她们在16岁时停止生长；而男孩的最佳年龄是14~16岁，往往他们在18岁时停止生长。最好在替牙晚期进行功能矫治，因为患者刚进行过功能矫治，心里能更加平和地接受固定矫治。若是患者有10mm以上的深覆盖，或是由于面容问题导致了心理创伤（例如，在学校收到欺负），可以考虑早期矫治。

27.2　错𬌗畸形的分类

功能矫治只适用于特定的错𬌗畸形，包括安氏Ⅱ类1分类、安氏Ⅱ类2分类及安氏Ⅲ类；然而，目前来说安氏Ⅲ类很少进行功能矫治。

27.2.1　安氏Ⅱ类1分类

用功能矫治器矫治安氏Ⅱ类1分类错𬌗：

- 矫治器必须全天佩戴，平均佩戴6~8个月。
- 矫治器需将下颌前导以达到功能𬌗。
- 前导下颌将减少前牙覆盖，功能矫治结束后的理想覆盖为0。
- 治疗结束后，切牙可达到安氏Ⅲ类或切对切状态。
- 磨牙关系将达到安氏Ⅲ类。
- 尖牙关系将达到安氏Ⅲ类。
- 一旦使用功能矫治器完成了矫正目标，患者将继续使用固定矫治器以调整咬合并纠正个别牙齿不齐。

27.2.2　安氏Ⅱ类2分类

安氏Ⅱ类2分类患者的处理方法略有不同，并且分为3个阶段。患者在进行功能矫治前，将要选择不同的治疗方法。

Textbook for Orthodontic Therapists, First Edition. Ceri Davies.
© 2020 John Wiley & Sons Ltd. Published 2020 by John Wiley & Sons Ltd.

- 第一阶段：患者将面临以下3个选择中的一个：
  - 用带Z形簧或前牙区扩弓螺簧的上颌活动矫治器唇倾前牙，达到安氏Ⅱ类1分类
  - 上颌"2×4"技术唇倾前牙，达到安氏Ⅱ类1分类
  - 功能矫治器合并可加力的部件，如Z形簧。能在前导下颌达到功能𬌗的同时唇倾前牙以得到安氏Ⅱ类1分类
- 第二阶段：一旦上颌前牙唇倾到位，患者将按照安氏Ⅱ类1分类的治疗方法进行治疗：
  - 功能矫治器通过减少覆盖及达到切牙、尖牙、磨牙的安氏Ⅲ类关系，来前导下颌，形成功能𬌗
- 第三阶段：一旦建立功能𬌗，患者将继续使用固定矫治器以调整咬合并纠正个别牙齿不齐。

27.2.3　安氏Ⅲ类

目前，运用功能矫治器矫治安氏Ⅲ类错𬌗畸形的情况很少见。只有两种功能矫治器用于矫治安氏Ⅲ类错𬌗。

- 反向双𬌗垫矫治器（Reverse Clark's Twin block）：
  - 用于后退下颌。下颌𬌗垫在上颌𬌗垫远中侧
- Frankel Ⅲ型矫治器（FR3）：
  - 用于后退下颌，并通过颊屏消除颊肌力量，对上颌进行扩弓，从而纠正反𬌗

27.3　目标咬合位置

对功能矫治器来说，目标咬合位置非常重要。我们将考虑对患者进行治疗目标的过矫治，当从功能矫治过渡到固定矫治的这个阶段过程

中，允许有一定的复发量。

功能矫治结束后的特点为：

- 前牙覆盖为0（前牙切对切状态）。
- 磨牙安氏Ⅲ类。
- 切牙安氏Ⅲ类。
- 尖牙安氏Ⅲ类。

27.4　10个关键点

1）用于生长发育活跃期的患者。
2）前导下颌。
3）用于混合牙列后期。
4）可用于有心理创伤患者的早期干预。
5）在任何安氏Ⅱ类患者中都值得一试。
6）常常需要联合后期固定矫治。
7）当上下颌牙弓匹配、牙列整齐时，可单独使用（情况少见）。
8）主要产生牙–牙槽骨的改变。
9）由于个体差异，治疗效果不一。
10）患者很难坚持佩戴，需要多鼓励患者。

27.5　适应证

当患者有以下适应证时，可考虑功能矫治器治疗：

- 轻度到中度的骨性Ⅱ类。
- 深覆盖。
- 下前面高较小或正常。
- 上颌前牙唇倾。
- 下颌前牙舌倾。
- 处于生长发育活跃期。
- 尖牙、磨牙安氏Ⅱ类关系。

27.6 工作原理

工作原理解释了矫治器是如何发挥作用的。以下为进行功能矫治的患者达到矫治目标的关键点。

- 牙–牙槽骨的改变（占总体改变量的70%）：
  - 上颌前牙倾斜度减小
  - 下颌前牙倾斜度增加
  - 上颌牙列远中移动
  - 下颌牙列近中移动
- 增加下颌体长度–骨性改变（占总体改变量的30%）：
  - 髁突位置向前向下改变
  - 刺激髁突代偿性地向后生长
- 增加下前面高：
  - 磨牙被动伸长
  - 下颌骨向后生长
- 关节窝向前改建。
- 抑制上颌骨生长：
  - Ⅱ类牵引力的作用
  - 头帽的联合应用

27.7 优势与不足

优势：

- 患者可自行摘戴，有利于维护口腔卫生。
- 腭部的丙烯酸基托可增强支抗。
- 便于临床医师对矫治器进行调节。
- 降低医源性损伤的风险。

不足：

- 矫治器可能丢失，导致患者的依从性问题。
- 只能实现牙尖的移动，而不是牙齿的整体移动。
- 对医师的技术要求较高。
- 佩戴矫治器可能影响发音。
- 位置较低的矫治器舒适度较差，可能降低患者耐受性。
- 矫治器可能导致牙龈创伤。
- 矫治器可能导致下颌疼痛。
- 矫治器可能导致肌肉酸痛。

27.8 类型

目前有6种不同的功能矫治器，它们都可以达到相同的矫治目标。这6种矫治器可分为以下4组：

- 黏膜支持式：功能矫治器与软组织贴合，靠软组织提供支抗。
- 牙支持式：功能矫治器与牙列接触，靠牙齿提供支抗。
- 活动式：功能矫治器可由患者自行摘戴。
- 固定式：功能矫治器固定在牙齿上，患者不能自行摘戴。

27.8.1 双𬌗垫矫治器

William Clark发明了双𬌗垫矫治器（图27.1和图27.2），即Twin Block，患者对其有很好的耐受性，因此它成了目前运用最广泛的功能矫治器。它是一种活动式牙支持式矫治器，患者可以自行摘戴，并由牙齿提供支抗。它由两个部分（上颌𬌗垫和下颌𬌗垫）组成，因此也被称为两件式功能矫治器。矫治器的两个𬌗垫可被调磨，能从矢状向、垂直向、水平向上调节牙弓。

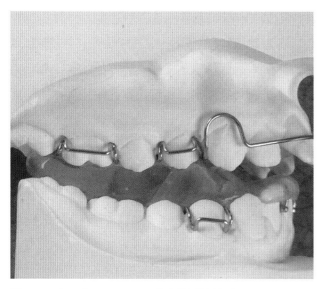

图27.1　Clark's Twin Block完全相互接触时

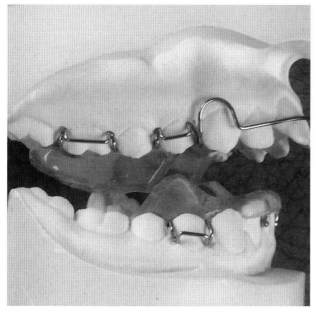

图27.2　Clark's Twin Block未完全相互接触时

27.8.1.1　工作原理

- 矫治器的上下部分通过7～8mm厚的后牙𬌗垫连接在一起，下颌𬌗垫位于上颌𬌗垫的前方。两个𬌗垫相互锁结，使下颌前导。𬌗垫间的接触面成70°角。
- 矫治器必须全天佩戴，包括吃饭的时候；在上下颌咀嚼运动时及清洁牙齿时需要摘除矫治器，完毕后，矫治器应该立刻重新佩戴好。

- 矫治器可通过腭中缝扩弓螺簧对上颌进行扩弓，或者通过前牙区扩弓螺簧或丙烯酸基托内固定的Z形簧使安氏 II 类2分类的上颌前牙唇倾。
- 一些临床医师希望得到更多的骨性效应，为了达到这个目的，他们改良了双𬌗垫矫治器的下颌部分，将下颌前牙切端用基托材料包裹，以减少牙性效应、增加骨性效应（图27.3）。

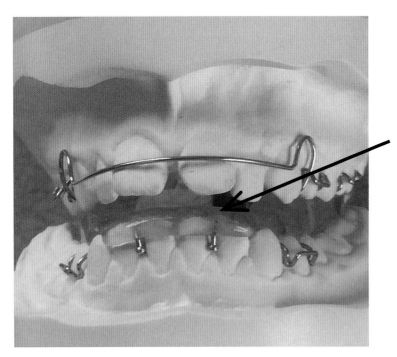

图27.3　Clark's Block下颌前牙部分覆盖基托塑料。该部分塑料（箭头所示）将阻止下颌前牙唇倾，呈现更多的骨性效应而不是牙-牙槽骨效应

27.8.1.2　Clark's Block的牙性效应

佩戴Clark's Block后，出现许多牙性效应：

- 后侧方开𬌗，对于深覆𬌗的患者来说尤其明显。
- 由于𬌗面覆盖有𬌗垫，后牙可以伸长也可以不伸长。塑料𬌗垫的存在会阻止后牙伸长。临床中，有些医师会磨除𬌗垫𬌗面的塑料来使下颌磨牙伸长。
- 所有剩余的侧方开𬌗将于固定矫治阶段关闭。

27.8.1.3　优势

- 佩戴矫治器时，患者仍然能够运动下颌，使说话和进食不受过多影响。
- 从美学角度来说：
  - 外观立即改善
  - 没有唇弓的存在，该矫治器较为隐形

- 矫治器全天佩戴，效率高，矫治速度快。
- 该矫治器可与固定矫治器结合使用，两者可以同时进行，或是功能矫治结束后再进行固定矫治。
- 该矫治器为两件式功能矫治器，分为上颌部分和下颌部分。
- 患者对其耐受性较好。
- 可用螺旋扩弓器或舌簧进行改良，用于矫正上颌牙弓矢状向及横向问题。
- 若患者按医嘱好好佩戴，可很快看到矫治变化。
- 容易调节及加力。

27.8.1.4　不足

- 需要多鼓励患者坚持佩戴矫治器。
- 若不好好佩戴矫治器，设计的目标位将无法达到。
- 治疗初期，功能矫治器较难佩戴。

- 吃饭时，若佩戴矫治器，效果更加显著。
- 不同患者的治疗效果不一，有些患者能得到好的治疗效果，而有的患者治疗效果并不理想。
- 矫治器将导致下前面高增加，因此对LAFH增大或FMPA增大的患者来说，需谨慎使用。
- 𬌗垫做到第二磨牙上。
- 导致侧方开𬌗。

27.8.2　Herbst矫治器

1905年，德国正畸医师Emil Herbst发明了Herbst矫治器（图27.4），这是牙支持式固定矫治器，可以直接接触牙齿。该矫治器最大的优势是它不依赖于患者的依从性：因为它固定在牙齿上，可持续发挥作用，患者不需要自行摘戴。尽管患者对双𬌗垫矫治器的耐受度很高，但对Herbst矫治器的耐受性更高：Herbst矫治器的体积更小，佩戴时吃饭、说话更加便利。

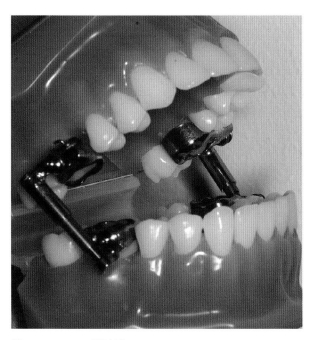

图27.4　Herbst矫治器

27.8.2.1　工作原理

- 该矫治器由两部分组成：一部分接触上颌颊侧牙齿，另一部分接触下颌颊侧牙齿。
- 这两部分由可活动的刚性臂连接，使下颌向前。
- 该矫治器能如双𬌗垫矫治器一样，成功减少覆盖。

27.8.2.2　优势

- 作用效率高，因为矫治器被固定在牙齿上，患者不能自己取摘。
- 能被患者很好适应。
- 矫治器连接着牙弓后段，较难被看见，利于美观。
- 佩戴矫治器期间，说话、吃饭几乎不受影响。

27.8.2.3　不足

- 容易损坏。
- 矫治费用较高。
- 使用起来比较困难。
- 若是损坏难以修复。
- 矫治器价格昂贵。

27.8.3　肌激动器

1908年，Viggo Andreson发明了肌激动器（MOA；图27.5和图27.6），是最早广泛应用的功能矫治器。它可由患者自由摘戴，由牙齿提供固位力，为一种活动式牙支持式功能矫治器。它与双𬌗垫矫治器不同的是，它是一件式功能矫治器，佩戴时患者不能说话、吃饭。该矫治器塑料含量少，提高了患者的舒适度，并且由于塑料不覆盖磨牙𬌗面，因此也允许磨牙伸长。该矫治器帮助打开咬合，在深覆𬌗病例中效果良好。

下颌的基托一直延伸到下颌前牙舌侧，帮助固定下颌位置

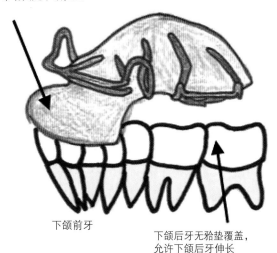

下颌前牙

下颌后牙无𬌗垫覆盖，允许下颌后牙伸长

图27.5　肌激动器示意图

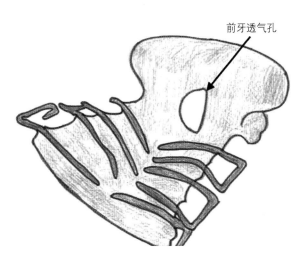

前牙透气孔

图27.6　肌激动器𬌗面观

27.8.3.1　工作原理

- 上下两部分由两块硬塑料连接起来。
- 两块硬塑料前部之间是一个透气孔。
- 在下部，塑料舌侧延伸到下唇段；这个区域的塑料内包含下颌前牙切端沟。这有助于前导下颌，并维持在所需的位置。

27.8.3.2　优点

- 包含前部透气孔。
- 塑料含量少。
- 塑料不覆盖磨牙𬌗面，允许后牙自由伸长，有利于深覆𬌗病例。
- 体积小。
- 可根据固定矫治器进行改良应用。

27.8.3.3　不足

- 为一件式功能矫治器。
- 患者难以忍受。
- 患者佩戴该矫治器时，无法说话。
- 患者佩戴该矫治器时，无法进食。不能每时每刻佩戴该矫治器，将会阻止矫治器快速有效地发挥作用。

27.8.4　生物调节器

1964年，Wilhelm Balters发明了生物调节器，为活动式一件式功能矫治器（图27.7）。生物调节器在口内靠牙和软组织固位，为牙-软组织支持式矫治器。该矫治器的两大优点为：①可摘，利于清洁；②含有较少的塑料，尤其是在腭部，这能够减少对患者发音的影响。然而，由于矫治器可以取下来清洗，便存在一个弊端，若患者想

要说话或吃东西，此时该矫治器将被取出，从而阻止了矫治器持续有效地发挥作用。最初，该矫治器被设计为腭部包含粗金属丝圈，用于改善吐舌习惯。该金属丝圈，又名Coffin簧，不仅可以改善舌习惯，还能对上颌进行扩弓。

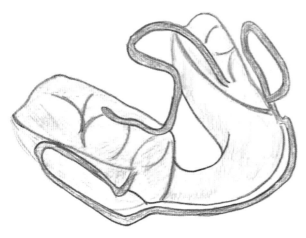

图27.7　生物调节器

27.8.4.1　工作原理

- 唇弓向颊部延伸，将颊侧软组织撑开，避免与颊侧牙齿有接触。这允许上颌有一定量的扩弓。
- 下颌部分的基托中有下颌前牙切端就位的凹槽，这有助于前导下颌并维持其在目标位置。
- 矫治器的后部包含有塑料𬌗垫，牙齿咬合在𬌗垫内的槽沟中。

27.8.4.2　优势

- 可摘，便于清洁。
- 腭侧部分塑料含量少，减少对发音的影响。

27.8.4.3　不足

- 为一件式功能矫治器。

- 佩戴矫治器时，患者不能说话、进食，说话、进食将阻碍矫治器持续有效地发挥作用。
- 后部塑料𬌗垫阻止磨牙伸长。

27.8.5　Frankel矫治器

1957年，Rolf Frankel发明了Frankel矫治器，也叫作Frankel功能调节器，为活动式一件式功能矫治器，患者可以自行摘戴（图27.8）。Frankel矫治器是唯一的组织支持式矫治器，意味着它只靠口内软组织就能固位。

有以下3种功能调节器：

- FR1：用于矫治安氏Ⅱ类1分类错𬌗畸形。
- FR1：用于矫治安氏Ⅱ类2分类错𬌗畸形。
- FR3：用于矫治安氏Ⅲ类错𬌗畸形。

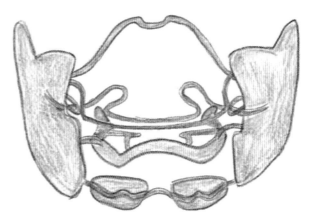

图27.8　Frankel矫治器

27.8.5.1　作用原理

Frankel矫治器作用于矢状向和水平向，主要用于替牙期安氏Ⅱ类下唇肌紧张的患者。该矫治器作用方式如下：

- 颊侧塑料屏将颊侧黏膜与牙齿隔开，消除颊肌作用力。这允许在水平向拉伸骨膜及扩弓。
- 通过消除唇肌的干扰，该矫治器允许下颌向前生长，矫治矢状向的不调。
- 通过该矫治器阻断不利的软组织作用力，能够帮助引导下颌前磨牙直立。

27.8.5.2　优势

- 如果患者配合良好，可终身佩戴发挥作用。
- 不用借助外科手术就能矫治。
- 舌体运动不受限制。
- 减少椅旁时间。
- 用于早期矫治。
- 为活动矫治器，不影响患者维护口腔卫生。

27.8.5.3　不足

- 佩戴困难。
- 价格昂贵。
- 难以修复。
- 如今罕见使用。
- 为一件式矫治器。
- 佩戴矫治器时，患者无法吃饭、说话。

27.8.6　夹式固定功能矫治器

　　夹式固定功能矫治器（COFF）（图27.9）和双𬌗垫矫治器非常类似。两者之间的唯一区别为COFF是固定在牙齿上的，不能被患者自行取出，本质上是个以相同原理发挥作用的固定双𬌗垫。该矫治器为牙支持式矫治器，由磨牙带环上的塑料𬌗垫组成。在放置该矫治器之前及在取印模之前都需要分牙，以创造间隙放置磨牙带环。该矫治器的一个突出优势为它固定在牙上，不能被取

下，使它不需要依赖于患者的依从性，能够每时每刻地发挥作用，使下颌快速有效地向前移动。

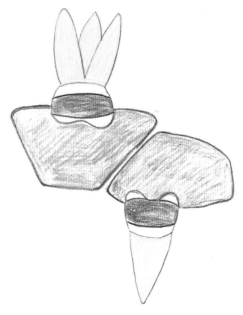

图27.9　夹式固定功能矫治器

27.8.6.1　工作原理

- 该矫治器由塑料𬌗垫和上颌第一前磨牙及下颌第二前磨牙上的磨牙带环组成。
- 塑料𬌗垫倾斜成角度，下颌𬌗垫在上颌𬌗垫前方，帮助实现前导下颌。
- 𬌗垫咬合时，𬌗垫与咬合平面成70°角。

27.8.6.2　优势

- 该矫治器固定在牙齿上，患者不能自行去除。
- 由于该矫治器不能被自行去除，它的矫治作用持续有效。
- 该矫治器不影响患者进食、说话。
- 该矫治器本质上就是一个固定式双𬌗垫矫治器，其矫治原理基本一致。
- 全天24小时发挥作用。

27.8.6.3 不足

- 难以保持清洁。
- 难以修复。
- 价格昂贵。
- 固定该矫治器前常常需要分牙，以放置磨牙带环及取印模。

27.9 设计

当设计功能矫治器时，需要考虑两个重要因素：

- 舒适：当设计矫治器时，要确保患者佩戴矫治器的舒适度，因为不舒适的矫治器将导致患者放弃佩戴。
- 美观：功能矫治器体积可能较大，因此要确保矫治器的美观，因为不美观的矫治器将导致患者不愿意佩戴。

27.10 戴用

27.10.1 临床记录

知情同意签署后：

- 需要记录：照片、研究模型、印模。
- 功能矫治器：
  - 上下藻酸盐印模
  - 用蜡记录患者最大前伸位时的咬合关系，此时后牙段垂直向打开6~7mm
- 对于有严重深覆盖的患者，下颌一次不能前伸太多，在功能矫治过程中可能需要多咬一个蜡

咬合关系及印模，来更大程度地矫正深覆盖。然而，这样做有以下不足：

- 需要新的蜡咬合关系及印模，延长治疗时间
- 花费较大
- 矫治器在技工室被调整的这段时间里，患者可能会复发

27.10.2 佩戴及说明

- 试戴矫治器，需确保矫治器能就位良好。
- 必要时调磨固位部分。
- 确保患者能自行摘戴。
- 跟患者准确说明注意事项。
- 矫治器可固定在口内10~14天，使患者全天佩戴，防止自行取出。该方法罕见使用，只是提供一种选择。

27.10.3 检查

患者佩戴矫治器时观察其说话是否口齿不清，矫治器是否磨损。

- 检查磨损，即检查矫治器在腭部是否有凹痕，这是否是矫治器被磨损的迹象？
- 测量覆盖（目标覆盖为0）。
- 检查磨牙关系（目标磨牙关系为安氏Ⅲ类）。
- 检查矫治器是否就位良好，必要时对矫治器进行调磨。
- 正畸医师在必要时可对联合具有腭中缝扩弓螺簧或推簧的功能矫治器进行加力。
- 自凝塑料可随时添加或磨除，例如添加自凝塑料制作上颌𬌗垫。

28

固定矫治器
Fixed Appliances

28.1 定义

固定矫治器是一种粘接在牙面上，患者不能自行摘戴的正畸矫治器。

28.2 适应证

存在下列情况时可考虑使用固定矫治器：

- 矫治轻中度的骨骼异常。
- 压低或伸长牙齿。
- 纠正扭转牙。
- 通过压低切牙改善深覆𬌗。
- 一个牙弓内多数牙需要移动。
- 关闭拔牙或缺牙间隙。
- 改善患者心理问题。

28.3 优势与不足

固定矫治器与其他类型的矫治器相比有许多优势和不足。

优势：

- 控制牙齿的三维方向移动。
- 实现牙齿的整体移动。

- 可以治疗复杂的错𬌗畸形。
- 可以关闭间隙。
- 实现多颗牙齿移动。
- 上下颌均可使用。
- 纠正扭转牙较为简便。
- 不依赖患者配合。
- 可实现牙齿的压低/伸长。
- 可通过压低切牙来减小覆𬌗。
- 改善患者心理健康。

不足：

- 支抗要求高。
- 口腔卫生（Oral hygiene，OH）不良可能会成为问题。
- 增加了椅旁操作时间。
- 医师需要进行长期培训。
- 治疗期间口腔卫生不良可能引起牙龈炎/牙周炎。
- 治疗期间口腔卫生不良可能引起龋齿。
- 釉质脱矿。
- 颞下颌关节功能障碍（TMD）可能不能改善甚至恶化。
- 可能引起口腔溃疡。

Textbook for Orthodontic Therapists, First Edition. Ceri Davies.
© 2020 John Wiley & Sons Ltd. Published 2020 by John Wiley & Sons Ltd.

- 矫治器损坏。
- 牙根吸收。
- 牙髓活力丧失。
- 不美观。

28.4 可实现的牙齿移动

固定矫治器可以实现不同类型的牙齿移动：

- 倾斜移动。
- 整体移动。
- 转矩移动。
- 伸长移动。
- 压低移动。
- 旋转移动。

28.5 工作原理

固定矫治器可在牙齿上施加力，产生力矩和力偶使牙齿移动。牙齿的移动方式取决于作用力与作用力距牙齿阻抗中心的距离。

力矩＝施加在牙齿上的作用力×施力点距阻抗中心的距离

当作用力未经过阻抗中心时，力矩可以使牙齿发生旋转和倾斜移动。因此，该力将使牙齿移动，并围绕其阻抗中心旋转。

例如，在上颌腭侧错位的侧切牙的颊面粘接舌钮，通过皮链牵引至牙弓，牙齿将向前移动。

力偶＝施加在牙齿上的两个作用力×两个力之间的距离

力偶可以使牙齿产生旋转、倾斜和转矩移

动。两个大小相等且方向相反的力产生的力偶则可以使牙齿绕阻抗中心产生单纯旋转，而不发生移动。

但是，力矩和力偶同时存在时会使牙齿发生整体移动。当将弓丝结扎到托槽槽沟中时，产生的力偶可以控制由力矩引起的倾斜移动，实现牙齿的整体移动。

28.6 组成

固定矫治器由4个部分组成：

- 带环。
- 托槽。
- 弓丝。
- 辅助装置。

28.6.1 带环

28.6.1.1 什么是带环？

带环是包裹牙齿整个冠部，不包裹𬌗面的不锈钢金属环。

28.6.1.2 哪里可以使用带环？

带环可用于磨牙或前磨牙。

28.6.1.3 何时可以使用带环？

- 固定矫治系统中。
- 牙冠上不能粘接矫治装置时。
- 与头帽、横腭杆（TPA）、Nance托、上颌快速扩弓器（RME）、四眼簧或舌弓合用。
- 可以将腭侧/舌侧附件焊接在带环上。

28.6.1.4 为什么要使用带环?

- 磨牙由于粘接时隔湿困难且颊面管不易定位,通常使用带环。

- 部分医师喜欢使用带环替代颊面管,或磨牙上有大的修复体、缺少釉质难以粘接,则建议使用带环。

- 佩戴头帽时应使用磨牙带环,因为口外力会增加粘接失败的可能,甚至有造成伤害的风险。

- 上颌快速扩弓器(RME)、横腭杆(TPA)、带Nance托的TPA、舌弓和四眼簧都需要和磨牙带环结合使用,焊接到带环的舌侧/腭侧面上。

- 当磨牙存在以下情况,导致颊面管无法粘接时,需要使用带环:
  - 汞合金
  - 成釉障碍(釉质量少)
  - 瓷修复体
  - 氟斑牙(8岁前过度摄入氟)

28.6.1.5 如何放置及粘接带环?

- 在放置带环之前,必须将相邻牙的外形邻接处分开。

- 分离相邻两牙接触点的方法包括:使用分离钳或牙线在接触点之间放置分牙皮圈、金属分牙簧或黄铜线。

- 在开辟足够的空间后(2~7天后),如果分牙皮圈没有自行脱落,则在放置带环之前将其取出。

- 选择大小合适的带环。带环必须紧贴牙齿,以防在治疗过程中松动。

- 使用玻璃离子水门汀(GIC)粘接带环到位。将玻璃离子水门汀涂抹至带环内侧4个侧面后,用手指将带环放到合适位置,让患者轻咬压带环器,将带环粘接在正确的位置。然后使用压带环器确认带环的边缘与牙齿近远中边缘嵴齐平。

- 使用GIC的原因:
  - 可释放氟化物
  - 可以粘接在瓷修复体上
  - 与唾液接触也可凝固
  - 在口外冷玻璃板上调和

- 放置带环时的要点是要确保牙齿表面干燥,并除去牙齿的殆面、龈方、近中和远中表面上多余的粘接剂。

- 颊面管上的凹痕应始终放在磨牙颊面上。

28.6.1.6 优势

- 与颊面管相比,带环不易脱落。

- 带环有更高的稳定性。

- 带环可以与头帽、TPA、Nance托及舌弓合用。

28.6.1.7 不足

- 粘接之前需要进行分牙,以确保磨牙周围有足够间隙。

- 不如托槽美观。

- 刺激牙龈。

- 粘接操作比托槽复杂。

- 由于要先分牙后再粘接带环,因此患者需要增加复诊次数。

- 成本增加。

- 拆除带环后,牙齿近远中可能会出现缝隙。

28.6.1.8 带环粘接剂

粘接剂种类繁多,例如:

- GIC。
- Band-Lok® (Reliance Orthodontic Products, Itasca, IL, USA）。
- Poly-F® Plus (Dentsply Sirona, York, PA, USA）。
- 磷酸锌。

28.6.1.9 带环粘接失败率

带环粘接失败率为5%。

28.6.2 托槽

28.6.2.1 什么是托槽？

托槽是固定矫治器中粘接在牙冠上的附件。它们有助于分散和控制弓丝与辅助装置施加的力。

28.6.2.2 在哪里使用托槽？

托槽应粘接在牙冠釉质表面上，粘接在牙齿的颊面或舌面。

28.6.2.3 何时使用托槽？

在固定矫治器的整个治疗过程中都需使用托槽。

28.6.2.4 托槽的类型

托槽有3种不同类型：传统双翼托槽、带状弓托槽和自锁托槽。

28.6.2.4.1 传统双翼托槽

传统双翼托槽通常与水平方向较粗的弓丝配合使用。

- 标准方丝弓矫治器：槽沟无数据。
- 直丝弓矫治器：槽沟内置数据。
- Tip Edge矫治器：槽沟内置数据。

双翼托槽有两种尺寸（图28.1）：

- 0.018英寸。
- 0.022英寸。

0.018英寸

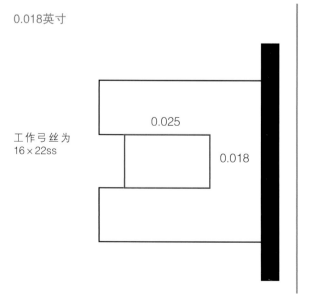

工作弓丝为
16×22ss

0.025

0.018

0.022英寸

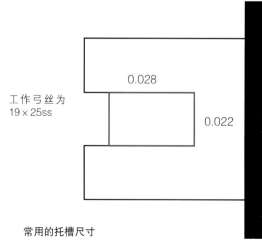

工作弓丝为
19×25ss

0.028

0.022

常用的托槽尺寸

图28.1 不同托槽槽沟尺寸适用不同尺寸的不锈钢方丝

特点：

- 托槽结构包括1个槽沟和4个翼。
- 缩短了托槽间距。
- 托槽的宽度增加，从而可以更好地控制牙齿旋转移动和牙根移动。
- 通过使用弹性结扎皮圈或短结扎丝将弓丝与托槽槽沟结扎在一起。

优势：

- 双翼托槽广泛用于标准方丝弓和直丝弓矫治器中。
- 直丝弓矫治器减少了弓丝弯制的需求。
- 托槽可以实现弓丝在槽沟中滑动。
- 可以达到良好的矫治结果。

不足：

- 这些托槽忽略了患者的生物学差异。
- 双翼托槽会增加摩擦，从而增加对支抗的要求。
- 使用结扎皮圈或短结扎丝结扎耗时，增加了椅旁操作时间。
- 结扎皮圈会导致OH不佳。

28.6.2.4.2　带状弓托槽

带状弓托槽的槽沟需配合使用一根在垂直方向上较粗的弓丝。

- 舌侧矫治器–Incognito®（3M, St Paul, MN, USA）/Harmony®（American Orthodontics, Sheboygan, WI, USA）：槽沟内置数据。
- Begg：槽沟无数据。

28.6.2.4.3　自锁托槽

- Damon®（Ormco，Orange，CA，USA）：槽沟内置数据；与直丝弓矫治器相同。

特点：

- 可减少摩擦力。
- 由于托槽自带结扎系统，减少了椅旁操作时间。
- 通过金属关闭小板或弹簧片将弓丝结扎到槽沟中。
- 自锁托槽可以是被动结扎也可以是主动结扎：
  - 被动结扎式：此托槽具有一个滑动的关闭小板，结扎后不会在弓丝上施加任何作用力
  - 主动结扎式：当弹簧片关闭后，将会对弓丝产生主动作用力

优势：

- 摩擦力更小。
- 结扎更牢固。
- 牙齿移动和滑动效率更高。
- 对牙齿旋转的控制更好。
- 减少了椅旁操作时间。
- 更长的复诊间隔。
- 可以将弓丝完全入槽。
- 快速且易于使用。
- 不需使用结扎皮圈，患者更易于维护OH。

28.6.2.5　托槽材料

托槽可由多种材料制成，例如：

- 金属。
- 不锈钢。

- 钴铬合金。
- 钛。
- 陶瓷。
- 塑料。

28.6.2.6 美学托槽

正畸治疗常使用两种美学托槽，由以下两种材料制成：

- 塑料：由聚氨酯或聚碳酸酯增强的陶瓷或玻璃纤维填料制成。
- 陶瓷：由氧化铝制成，并分为：
  - 多晶：不透明
  - 单晶：透明

28.6.2.6.1 陶瓷托槽

陶瓷托槽在20世纪80年代出现，至今在临床上广泛应用。它具有许多优势：陶瓷托槽美观不易变色，患者更加喜欢，而且具有更高的强度，比金属托槽更耐磨。但陶瓷托槽也有不足。陶瓷托槽的摩擦韧性差，容易碎裂。由于陶瓷是一种硬度大的材料，因此可能导致对颌牙釉质磨损。由于陶瓷托槽粘接强度高，在咬合力过大时，托槽脱落可能会伴随托槽损坏或釉质缺损，这种情况最常见于下颌切牙。当弓丝结扎在槽沟中时，陶瓷的槽沟与弓丝之间也会产生更大的摩擦力。为了克服这个问题，一些陶瓷托槽内设计了金属槽沟以减少摩擦。

优势：

- 美观。
- 深受患者欢迎。
- 比塑料托槽更优。

不足：

- 易碎。
- 极其坚硬，可能会造成对颌牙齿的磨损。
- 脱落时存在釉质破裂的风险。
- 摩擦力大，故一些陶瓷托槽设计了金属槽沟以减少摩擦力。
- 价格昂贵。
- 由于没有对应的托槽定位器，可能导致托槽定位不佳。
- 托槽翼较小，无法安装部分辅助装置。

28.6.2.7 托槽的制作过程

不同的制作方法可能影响托槽的使用效果，通常通过两种方式制作托槽，这两种方式是：

- 点焊：将托槽的底部和主体分开制造，然后焊接在一起。这种方法制作的托槽比较便宜，托槽的底部和主体可以分离。
- 注塑成型：托槽的底部和主体通过模具一起注塑成型。这种托槽更昂贵，但是在治疗过程中损坏的可能较小。

点焊式托槽如果出现托槽主体脱落，但底部仍留在牙齿表面的情况时，正畸医师可使用快速手机磨除。

28.6.2.8 粘接托槽

粘接托槽通常有两种方式：

- 直接粘接：直接将托槽粘接在患者牙齿上。
- 间接粘接：在技工室中将托槽放置在研究模型上，然后使用定位托盘将其转移到牙齿上。

托槽粘接剂是通过机械嵌合和化学结合来实现托槽与牙齿表面的粘接：

- 机械嵌合：通过分子之间相互嵌合。将磷酸涂在牙齿表面（酸蚀）；冲洗干燥后暴露釉质表面的晶体结构。粘接剂流入这些凹坑区域，以实现机械嵌合。将托槽背面制成网格状可以增加粘接效果。
- 化学结合：复合材料和底胶发生聚合。这是两个分子通过形成共价键结合在一起的过程。

现在可使用多种复合材料，经酸蚀或自酸蚀将托槽粘接到牙面上。为了提高粘接强度，每个托槽底板都制造成网格状（图28.2），有助于实现机械嵌合。网状底板的粗糙区域可以提高酸蚀后与釉质表面的粘接强度。底板在水平和垂直方向上也设计了弯曲，有助于托槽与牙冠表面贴合。

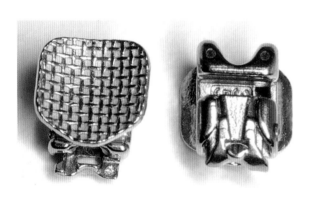

图28.2　Damon Mx托槽底部呈网状

28.6.2.9　托槽定位

由于每个托槽都有内置数据，因此将托槽放置在牙冠的正确位置非常重要。托槽必须放置在临床牙冠的中央。但在部分特殊情况下可进行调整，例如，如果需要压低牙齿，可以将托槽放置在偏向𬌗方的位置上；如果需要伸长牙齿，可以将托槽放置在更靠龈方的位置上。托槽定位错误会导致牙齿位置异常。

28.6.2.10　托槽的使用规则

在临床上，根据患者情况不同，需要调整粘接托槽的方法。这些规则仅在某些情况下适用，并不适用于所有患者。示例如下：

- 将上颌尖牙的托槽倒置增加牙根腭侧转矩。
  - 在上颌侧切牙缺失的情况下，可以考虑将尖牙的托槽倒置粘接
  - 这是因为侧切牙的牙根更偏腭侧。当需要用尖牙代替侧切牙时，将托槽倒置将有助于增加尖牙牙根的腭侧转矩
- 将侧切牙的托槽倒置增加牙根唇向转矩。
  - 将托槽倒置粘接在侧切牙上，有助于使牙根唇向移动，可以从矫治开始就纠正牙根位置
  - 应用于侧切牙腭向错位
- 将下颌尖牙托槽左右互换（L侧用于R侧，R侧用于L侧）可防止下颌尖牙前倾。
  - Ⅲ类错𬌗的病例应考虑这一点
  - 将下颌尖牙托槽交换过来有助于防止下颌尖牙前倾，导致下颌前牙唇向移动加重Ⅲ类错𬌗
- 将MBT系统中的下颌切牙托槽倒置会使下颌切牙唇倾。
  - 在MBT系统中，将下颌切牙托槽倒置，会改变托槽的转矩，有助于将下颌切牙唇倾
  - 在严重的Ⅱ类错𬌗病例中可以这样做，有助于减小深覆盖

图28.3给出了MBT托槽内置的轴倾度和转矩。

上颌

轴倾度（°）	4	8	8	0	0	0	0
转矩（°）	17	10	−7	−7	−7	−14	−14
牙位	**1**	**2**	**3**	**4**	**5**	**6**	**7**
轴倾度（°）	0	0	3	2	2	0	0
转矩（°）	−6	−6	−6	−12	−17	−20	−10

下颌

图28.3　MBT托槽数据

28.6.3　弓丝

28.6.3.1　什么是弓丝？

弓丝是在矫治系统中产生矫治力并通过托槽分布到牙齿上的装置，可以实现牙齿移动。

28.6.3.2　弓丝的作用是什么？

弓丝在正畸治疗中有许多功能，例如：

- 力：提供移动牙齿的力。
- 轨道：充当牙齿移动的轨道。
- 弓形：体现了矫治的牙弓形态。
- 与托槽衔接：通过与托槽衔接施加矫治力。

28.6.3.3　弓丝应如何使用？

弓丝用于矫治不同阶段：

- 排齐和整平，纠正拥挤和牙齿扭转。
- 减小覆𬌗。
- 减小覆盖。
- 关闭间隙。

- 精细调整。
- 保持。

28.6.3.4　弓丝的属性

每种弓丝都具有不同的物理属性，但一种弓丝并不能具有正畸医师想要的所有性能。因此根据治疗阶段选择理想属性的弓丝，一系列弓丝进行固定矫治，以实现牙齿移动。弓丝使用序列取决于临床医师的个人选择。

弓丝主要的7个物理特性是：

- 回弹性：弓丝受力后恢复其原始形状的特性。
- 刚度：弓丝抵抗弯曲的特性。
- 可塑形性：弓丝能够被弯曲成所需形状的特性。
- 弹性：弓丝变形后恢复其原始形状过程中，产生力使牙齿移动的特性。
- 生物相容性：弓丝对人体不产生致敏性。
- 连接性：材料是否可以焊接或作为辅助装置。
- 低摩擦性：弓丝表面需要有低摩擦以实现最佳的牙齿移动。

在哪个治疗阶段需要这些特性？

- 初期治疗：排齐牙齿。
  - 回弹性大
  - 低刚度
  - 高储能（弹性）
  - 生物相容性
  - 低表面摩擦
- 中期治疗：减小覆𬌗。
  - 高刚度
  - 低储能（弹性）
  - 生物相容性
  - 低表面摩擦
  - 良好的连接性
- 中期治疗：关闭间隙、减小覆盖。
  - 高刚度
  - 低储能（弹性）
  - 生物相容性
  - 低表面摩擦
  - 良好的连接性

28.6.3.5　弓丝的材料

弓丝是由合金制造而成。合金由两种或更多种元素组成，它们通过在熔融状态下混合而结合在一起。改变合金中的元素可以改变其性能。不同的合金具有不同的物理特性，这就是矫治需要一系列弓丝的原因。弓丝中使用的合金坚固且耐腐蚀。用于弓丝的金属合金如下：

- 不锈钢。
- 镍钛（NiTi，CuNiti，HANT）。
- β-钛（TMA）。
- 钴铬合金。

28.6.3.5.1　不锈钢丝

不锈钢是由铁、镍和铬组成的合金，在20世纪50年代成为非常受欢迎的正畸弓丝材料。当正畸医师需要使用有更大刚度的弓丝时，可以考虑使用硬度较大的不锈钢丝。但不锈钢丝的不足是较小的形变就会产生很大的力，导致患者不适。因此不锈钢丝只能提供间歇力使牙齿移动。

当需要弯制弓丝时，可以使用几根0.0075英寸的细不锈钢丝绞合获得0.16英寸粗的多股不锈钢丝。这种弓丝可以在弯曲时产生永久变形，并且易于放入牙弓。

这种材料的弓丝优势是成本低，具有出色的形状记忆能力，并具有良好的机械性能。另外，不锈钢丝可以在上面焊接钩子，或者在弓丝内弯制曲，增加托槽之间弓丝长度，增强柔韧性；这适用于牙弓内其他区域需要使用刚性弓丝的情况。在关闭间隙时，可以考虑使用不锈钢丝，其滑动时产生很小的摩擦力。通过对不锈钢丝退火（加热）进行软化处理。

28.6.3.5.2　镍钛丝

镍钛丝具有两个特性：

- 形状记忆性：指在温度升高的情况下，弓丝恢复其原始形状的特性。
- 超弹性：指金属发生更大的线性形变时仍恢复其原始形状的特性。

这类弓丝柔韧性大，可提供轻（柔和）的持续力，因此广泛应用于排齐整平阶段。镍钛丝可发生较大变形，可以更容易地扎入牙弓。使用这些弓丝可以使复诊间隔时间更长，因为弓丝可以在数周甚至数月内持续移动牙齿。这类弓丝的缺点是表面粗糙度高、摩擦力大，在口腔温度升高时刚度增大。在使用弓丝时，可以建议患者食用例如冰激凌之类凉爽的食物，有助于缓解患者不适。还有许多其他不同类型的镍钛丝，例如：

- 镍钛诺：
  - 美国海军军械实验室于20世纪60年代初研制出了镍钛诺弓丝。它有与镍钛丝有相同的属性；即形状记忆性和超弹性。镍钛诺可提供持续轻力，并具有良好的柔韧性，易于扎入移位的牙齿。镍钛诺丝是稳定的马氏体，这意味着它们在室温下较软，可插入牙齿托槽中，但在口腔环境中刚度将增大

- 热激活镍钛合金（HANT）：
  - HANT丝在低温时较柔软，进入口腔环境中可被激活。弓丝在常温下为马氏体，在口腔中变为奥氏体

- 铜镍钛（CuNiTi）：
  - CuNiTi丝现今非常流行，主要用于治疗的初期阶段，因为它们可以在产生很大形变后再恢复原始形状。铜是使弓丝更能耐受永久变形的主要成分。随着铜含量的增加，弓丝对温度的敏感性增加。当弓丝从口腔环境中取出时，由于温度降低而变得"非常柔软"，易于放入患者牙列；而当温度增高时，弓丝将被激活，硬度增大。CuNiTi丝在体外为马氏体，进入口腔后转变为奥氏体。弓丝在3个不同温度阶段具有不同的晶相结构：
    - 27℃：呼吸时激活
    - 35℃：在正常体温下激活
    - 40℃：喝热饮后激活

- 超弹镍钛丝：
  - 这种弓丝具有良好的超弹性和热记忆性能。超弹镍钛丝在形变超过3mm后，由奥氏体转变为马氏体，因此具有良好的柔韧性，持续释放轻力

所有镍钛丝均具有奥氏体和马氏体两种特性：

- 奥氏体激活：如果形变超过3mm，镍钛丝可以从较硬的奥氏体转变为更柔软的马氏体。随着牙齿移动，弓丝形变减小，奥氏体比例增加，弓丝硬度恢复。
  - 奥氏体弓丝：超弹镍钛丝
- 马氏体激活：马氏体弓丝在室温下硬度较小，扎入牙弓后，在口腔温度下从马氏体变为奥氏体。
  - 马氏体弓丝：镍钛合金，HANT或CuNiTi
  - HANT和CuNiTi在室温下具有马氏体特性，在口腔温度下变为奥氏体

28.6.3.5.3 钛钼合金（TMA）丝

钛钼合金丝又被称为β-钛丝，是由80%钛、10%钼和6%锆构成的合金。这种弓丝材料不含镍，对镍过敏的患者也可使用。它可作为过渡，也可用于最后阶段精细调整。TMA丝可替代不锈钢丝，因为TMA丝可在弯曲时产生永久变形，并且具有中等大小的刚度，其弹性比不锈钢丝高40%。TMA丝唯一的缺点是较为昂贵。使用TMA丝优势在于其回弹力高，并且产生的力比不锈钢丝柔和。另外，可以将其他金属丝和辅助装置（例如，用于弹性牵引的挂钩）与TMA丝焊接到一起。

28.6.3.5.4 钴铬合金丝

市场上的Elgiloy®（Elgiloy Specialty Metals，Sycamore，IL，USA）是一种钴铬合金制成的弓丝。它比不锈钢丝有更好的可塑形性，并且具有与不锈钢相似的刚度；但在使用时产生的摩擦力更大。这种材料通常用于制作辅助装置，例如，压低辅弓或螺旋扩弓器。这种材料可以通过热处理增加其刚度。

28.6.3.6 弓丝形状

弓丝具有不同的形状。这有助于维持患者下颌尖牙间、磨牙间及颊廓宽度。选择弓形时，要尽可能接近患者的原始弓形，这样可以最大限度地减少复发。生理状态下患者存在不同弓形，包括卵圆形、方圆形和尖圆形（图28.4）。

为了选择正确的牙弓形态，可以使用模板来评估患者的下颌牙弓。例如，可让患者通过下颌咬蜡模型获取下颌牙弓形状。在确定了下颌牙弓弓形后，上颌牙弓应宽于下颌牙弓3mm。

28.6.3.7 弓丝的形状和大小

不同形状和大小的弓丝，均可用于固定矫治。弓丝的形状包括：

- 圆丝：

- 圆丝（图28.5）用于治疗初期和中期。当用于治疗中期时，被称为"工作弓丝"
- 圆丝应具有良好的柔韧性，可以在初始阶段（排齐整平阶段）结扎在错位的牙齿上
- 圆丝只会使牙齿产生倾斜移动，在治疗的第一阶段将有助于牙齿排齐整平
- 除了具有良好的柔韧性外，弓丝还需有中等的刚度，提供轻柔的矫治力
- 圆丝可以在各个方向产生形变，以移动单颗牙齿，在治疗开始阶段可轻易结扎在错位的牙齿上

- 方丝：

- 方丝（图28.6和图28.7）常用于治疗的第二个中间阶段和最后阶段，是一种实心的弓丝，比圆丝硬度更大
- 在排齐整平后才可使用方丝，使牙根表达正确的转矩
- 与圆丝不同，方丝可以充满托槽槽沟，能

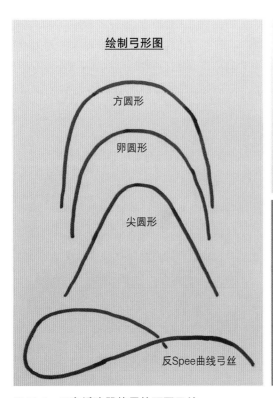

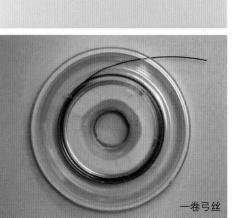

图28.4　固定矫治器使用的不同弓丝

够更好地控制牙根转矩

- 方丝的特点是在近远方向比垂直方向上更粗
- 多股丝:
  - 也可以使用由不同材料制成的多股圆丝和多股方丝,例如不锈钢、NiTi、CuNiTi或TMA

任何材料均可制成圆丝、方丝或多股丝,弓丝的横截面将决定弓丝产生什么样的力。

每种弓丝也有不同的尺寸,只标记一个数字的是圆丝,而标记两个数字代表方丝。弓丝的尺寸范围在（0.014~0.019英寸）×0.025英寸之间。

圆丝可以通过直径标记尺寸,必要时还可计算出圆丝的横截面积（图28.8）。同时,直径还代表圆丝在槽沟内的自由度,使牙齿可以沿圆丝做倾斜移动。

直径同样也可以代表方丝的尺寸。方丝的横截面积测量方法是将方丝的长度乘以高度（图28.9）。

28.6.3.8 余隙角

余隙角是一个专业术语,用于表示弓丝与槽沟之间所产生的间隙量。由于弓丝尺寸和托槽槽沟本身之间的差异,余隙角各不相同:

- 圆丝:圆丝在槽沟内受到的摩擦较小,余隙角较大。
- 方丝:方丝在槽沟内产生更大的摩擦力和牙根转矩,余隙角较小,但是仍有10°左右。

28.6.3.9 弓丝序列

弓丝的选择取决于治疗阶段以及实现所需牙齿移动的特性。在上一弓丝将牙齿排齐之前,不能放置下一根弓丝。在临床中,正畸医师没有必须遵循特定的顺序,每名医师都有自己偏好的弓丝使用序列。

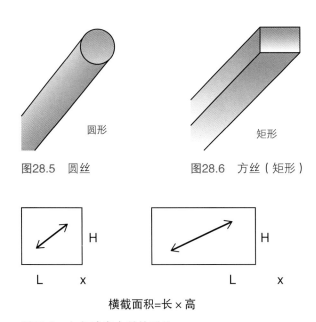

图28.5 圆丝　　图28.6 方丝（矩形）　　图28.7 方丝（正方形）

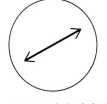

图28.8 如何确定圆丝的型号

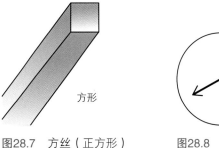

横截面积=长×高

图28.9 如何确定方丝的型号

28.6.3.9.1　治疗的初始阶段

在该阶段的治疗中，弓丝用于排齐整平，纠正牙齿旋转以及矫正锁𬌗等问题。这些都可以通过牙齿倾斜移动来实现，需要使用弹性更高的圆丝来提供持续轻力，保证能够扎入错位牙齿的托槽（图28.10）。

常选用NiTi和CuNiTi圆丝。

在此治疗阶段使用的弓丝尺寸：

- 0.012英寸：在非常拥挤的情况下使用。
- 0.013英寸：在非常拥挤的情况下使用。
- 0.014英寸。
- 0.016英寸：如果无法使用0.018英寸。
- 0.018英寸。

28.6.3.9.2　第一个中间阶段

在这一阶段，可以考虑使用圆丝减小覆𬌗覆盖或关闭拔牙间隙。此时需要使用具有一定刚度且摩擦系数较小的弓丝（图28.11）。正畸医师在治疗中可通过刚度较大的弓丝，施加更大的矫治力，并且钢丝摩擦系数低可以使托槽更容易沿着弓丝移动。这种弓丝被称为"工作弓丝"。

在此治疗阶段使用的弓丝尺寸如下：

- 减少覆𬌗：
  - 0.016英寸、0.018英寸或0.020英寸不锈钢圆丝
  - 0.018英寸不锈钢圆丝或NiTi圆丝并弯制摇椅弓，该弓丝将伸长磨牙并压低切牙。
  - 随后，根据需要可以更换为16×16、17×25摇椅弓，直至整平Spee曲线
  - 或使用14×25、18×25、17×25 NiTi摇椅弓整平Spee曲线。

- 减少覆盖，关闭间隙：
  - 0.016英寸、0.018英寸或0.020英寸的不锈钢圆丝
  - 此阶段可以开始使用Ⅱ类、Ⅲ类弹性牵引

可根据需要使用不同的弓丝。根据所使用的托槽系统，这一阶段的治疗时间在4～6周甚至可能延长至12～14周之间不等。

28.6.3.9.3　第二个中间阶段

此阶段使用方丝，以建立正常覆𬌗覆盖、关闭拔牙间隙，并开始调整牙齿转矩。

此阶段使用的弓丝是NiTi丝和CuNiTi丝。

此阶段使用的弓丝尺寸：

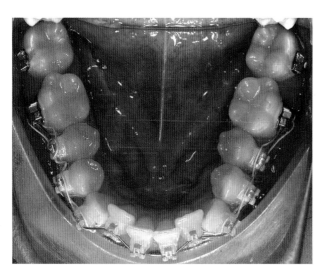

图28.10　粘接固定矫治器后的下颌𬌗面像

- 16×16热激活的NiTi丝和CuNiTi丝。
- 14×25 CuNiTi丝 / NiTi丝（图28.12）。
- 16×25 CuNiTi丝 / NiTi丝。
- 17×25 CuNiTi丝 / NiTi丝。
- 18×25 CuNiTi丝 / NiTi丝。
- 如果需要也可额外使用17×25 NiTi摇椅弓整平Spee曲线（图28.13）。

在此阶段并不需要逐个使用所有弓丝，正畸医师可以根据自己的偏好进行选择。如果仍需关闭间隙，则可在不锈钢丝基础上使用皮链或弹性牵引，例如16×22不锈钢方丝。

可根据需要使用不同的弓丝。根据所使用的托槽系统，这一阶段的治疗时间在4~6周甚至可能延长至12~14周之间不等。在关闭间隙阶段，可安排患者6~8周复诊一次以更换皮链。

28.6.3.9.4 结束阶段

此阶段使用方丝确定牙齿的最终位置和转矩，并稳定咬合关系。不锈钢丝或TMA方丝可以产生永久形变，因此可以通过弯制不同的曲进行精细调整。

此阶段选用弓丝是非常灵活的。

此阶段常用的弓丝尺寸包括：

- 19×25不锈钢丝。
- 19×25TMA丝（图28.14）。
- 21×25TMA丝。

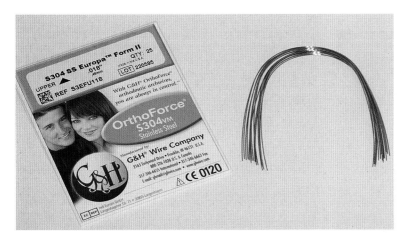

图28.11 不锈钢丝

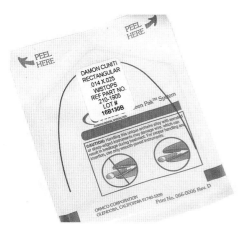

图28.12 Damon铜镍钛方丝，0.014英寸×0.025英寸

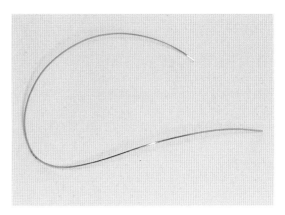

图28.13 摇椅弓

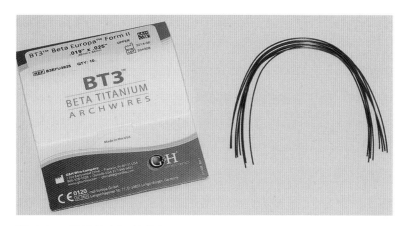

图28.14　TMA丝（β-钛丝）

根据不同的矫治器系统，调整复诊时间间隔，此治疗阶段弓丝在口内保持8～12周。如果弓丝上弯制了工作曲，则需要4周复诊一次。

在更换弓丝之前，正畸医师应知道当前的弓丝在槽沟中处于主动状态还是被动状态。如果弓丝处于主动状态，则表明弓丝仍在工作，此时弓丝不能在托槽之间滑动。如果弓丝处于被动状态，这意味着矫治作用已经完成，弓丝可以左右滑动。这是判断是否应更换下一根弓丝的好方法。

28.6.4　辅助装置

28.6.4.1　什么是辅助装置？

辅助装置是指在固定矫治器上使用的其他附件。可分为两类：

- 金属辅助装置：
  - 金属结扎丝（图28.15），包括长结扎丝或短结扎丝
  - 螺旋推簧（图28.16），包括不锈钢或NiTi推簧
    - 主动推簧：可用于开辟间隙
    - 被动推簧：可用于保持间隙
  - Kobayashi牵引钩（图28.16），包括长或短

  - 游离牵引钩（图28.17）
  - 游离止扣（图28.17），包括滑动型和信封型
  - 普通舌钮（图28.18）
  - 带槽舌钮（图28.18）
  - 插入式牵引钩（图28.19）
  - 旋转弹簧
  - 金属链（图28.19）
  - NiTi拉簧（图28.20），包括不同型号
  - 金属分牙簧（图28.20）
  - 临时支抗装置（TAD；图28.21）
  - 横腭杆或带Nance托的横腭杆
  - 舌弓
  - 四眼簧扩弓器
  - 上颌快速扩弓器

- 弹性辅助装置：
  - 结扎皮圈（图28.22）
  - 弹性皮圈（图28.23）
  - 颌间牵引（图28.24～图28.28）
  - 口内牵引（图28.29）：
    - 包括不同强度（2oz轻力，3oz中力，3.5oz中力，4.5oz重力，6oz超重力）和尺寸（1/18、3/16、1/4、5/16、3/8、1/2、5/8和3/4英寸）
  - 口外牵引：
    - 作为头帽的组成部分

○ 作为安全装置使用

○ 从面弓连接到头帽或颈带的弹簧

○ 通常由乳胶或聚氨酯制成

– 分牙皮圈（图28.30）

– 扭转皮垫（图28.30）

– 弹性皮链（图28.31），包括有间隔或无
间隔

– 弹力线（图28.31）

– 内收附件（Burman ligs，图28.32）

– 保护套管（图28.32）

– 弓丝套管（软管）

金属结扎丝

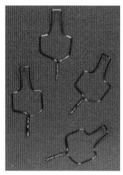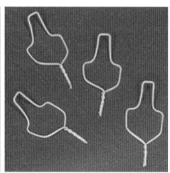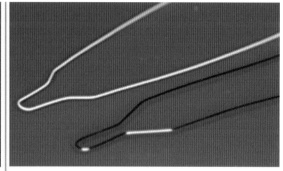

短结扎丝：

• 用于传统结扎托槽，将弓丝扎入托槽槽沟中

• 也可用在自锁托槽系统中，弓丝无法扎入托槽时

• 刚性结扎

为保持美观，使用白色短结扎丝

长结扎丝：

• 可用于尖牙被动结扎（8字形结扎），防止前牙唇倾、出现散隙，将尖牙向拔牙间隙移动

• 用于3–3、6–6或7–7连扎（8字形结扎），作为弹性牵引的支抗单元，维持牙齿位置并防止出现缝隙

• 用于导萌尖牙。长结扎丝可牵引阻生或错位的牙齿排齐

为保持美观，使用白色短结扎丝

图28.15　长、短金属结扎丝

螺旋推簧

- 由不锈钢或NiTi制成
- 两种形态：螺旋张开和螺旋闭合

Kobayashi牵引钩

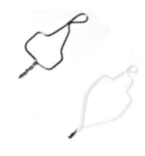

螺旋张开：

- 主动推簧
- 用于开辟间隙

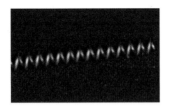

短型：

- 短Kobayashi牵引钩通过持针器固定在托槽周围，可进行弹性牵引

螺旋闭合：

- 被动推簧
- 用于维持间隙

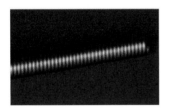

长型：

- 长Kobayashi牵引钩可用于牵引和结扎

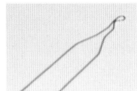
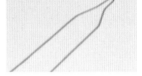

为保持美观，使用白色长结扎丝

图28.16 NiTi、CuNiTi或不锈钢的螺旋推簧和Kobayashi牵引钩

游离牵引钩

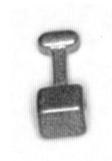
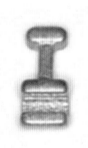

- 牵引钩应放置在方丝上，用于弹性牵引
- 这种牵引钩与弓丝分离，被称为游离牵引钩

游离止扣

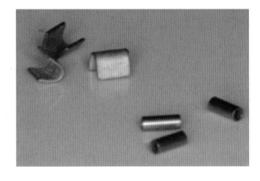

两种类型：

- 滑动型：用于防止弓丝滑动
- 信封型：被称为信封止扣，可以使用温氏钳夹在弓丝上。可以辅助推簧开辟间隙，也可以夹在弓丝上以防止弓丝在托槽内滑动

图28.17 游离牵引钩和游离止扣

普通舌钮

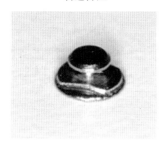

- 由不锈钢制成。可用于：
  - 导萌尖牙：舌钮可与金属丝或弹性牵引连用，牵引牙齿进入牙弓
  - 异位牙：可以将舌钮粘接在异位牙面上，通过金属丝或弹性皮链将异位牙向牙弓方向牵引，直至可以粘接托槽
  - 牙齿扭转：可以将舌钮粘接在扭转牙齿的腭侧、舌侧或颊侧，与结扎丝或皮链合用，调整牙齿到正确的位置
  - 交互牵引：可以粘接在牙齿腭侧面，配合交互牵引调整咬合

带槽舌钮

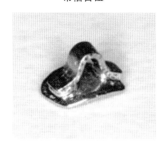

- 由不锈钢制成。可用于：
  - 异位牙：可粘接在严重拥挤、无法纳入弓丝的牙齿上，配合金属结扎丝进行早期牵引
  - 导萌牙：粘接在导萌牙上，使用结扎丝进行牵引伸长
  - 未完全萌出的牙齿：可粘接在未完全萌出的牙齿表面，辅助牙齿排齐，直到可以在牙齿表面放置托槽

图28.18 普通舌钮和带槽舌钮

插入式牵引钩

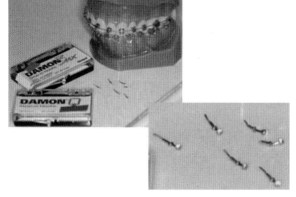

- 用于弹性牵引
- 牵引钩可插入托槽结构
- 用于自锁托槽
- 不同种类：
  - Q
  - Mx
  - Insiginia

金属链

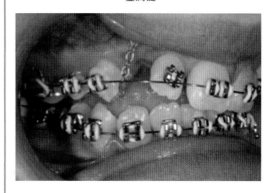

- 放置在手术暴露的导萌牙表面
- 可以将结扎丝捆绑在金属链上，将牙齿从黏膜下牵引出来
- 每次缩短金属链给牙齿加力

图28.19 Damon托槽插入式牵引钩和金属链

NiTi拉簧

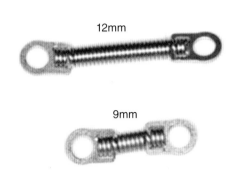

12mm

9mm

- 用于关闭间隙
- 将拉簧挂在托槽牵引钩上，内收牙齿
- 用于颌间牵引
- 有9mm和12mm两种尺寸
- 激活时打开1/2牙宽度

金属分牙簧

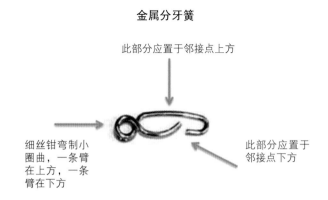

此部分应置于邻接点上方

细丝钳弯制小
圈曲，一条臂
在上方，一条
臂在下方

此部分应置于
邻接点下方

- 使用方式与分牙皮圈相同
- 用细丝钳放置

图28.20　NiTi拉簧和金属分牙簧

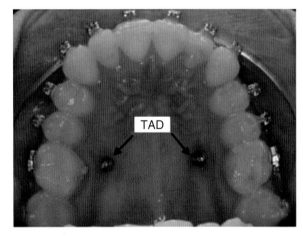

TAD

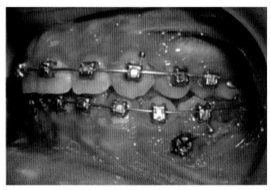

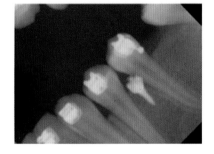

- 穿透附着龈植入牙槽骨
- 用于固定牙齿或移动牙齿
- 牙齿可直接或间接与TAD相连
- 支抗

图28.21　临时支抗装置（TAD）

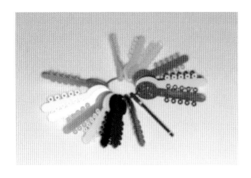

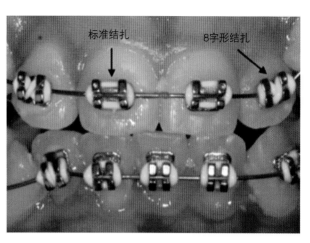

- 在传统矫治器系统中用于将弓丝扎入托槽槽沟
- 使用蚊式钳放置
- 放置时需轻轻拉伸
- 有两种结扎方法：
  - 标准结扎：产生较小摩擦力
  - 8字形结扎：增加摩擦力

图28.22　结扎皮圈

弹性皮圈

- 通常不含乳胶
- 用于帮助牙齿移动和纠正错𬌗
- 可用于：
  - ➤ 颌内牵引：在上颌牙弓或下颌牙弓内牵引
  - ➤ 颌间牵引：在上颌牙弓与下颌牙弓之间牵引

| Ⅰ类牵引 | Ⅱ类牵引 |

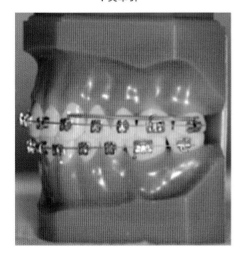

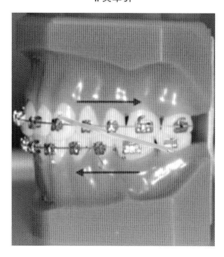

- 颌内牵引
- 用于关闭间隙

- 通常从上颌尖牙牵引至下颌第一或第二磨牙
- 这类牵引通常使上颌牙列向远中、下颌牙列向近中移动

图28.23　弹性皮圈

Ⅲ类牵引

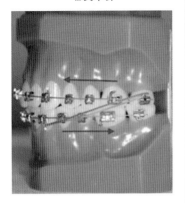

- 从下颌尖牙牵引至上颌第一或第二磨牙
- 可使上颌牙列向近中、下颌牙列向远中移动
- 与Ⅱ类牵引相反

前牙三角牵引

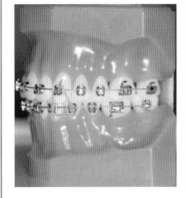

- 通常从上颌尖牙牵引至下颌尖牙和下颌第一前磨牙，形成三角形
- 可用于前牙开𬌗

Ⅱ类三角牵引

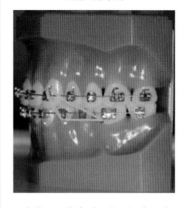

- 类似于Ⅱ类牵引，从上颌尖牙牵引至下颌前磨牙及下颌第一或第二磨牙，形成三角形
- 有助于将上颌牙列向远中、下颌牙列向近中移动，同时建立后牙咬合接触

图28.24 颌间牵引：Ⅲ类牵引、三角牵引

Ⅲ类三角牵引

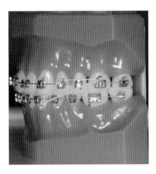

- 类似于Ⅲ类牵引，这类牵引从下颌尖牙牵引至上颌前磨牙及第一或第二磨牙，形成三角形
- 有助于将上颌牙列向近中、下颌牙列向远中移动，同时建立后牙咬合接触

V形牵引和锯齿形牵引（结束牵引）

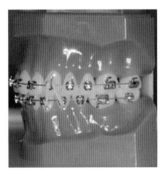
前牙V形牵引

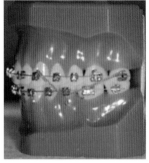
后牙V形牵引

- 这类牵引连接3颗牙齿构成V形
- 这类牵引有助于牙齿建立紧密咬合
- 可用于前牙与后牙

锯齿形牵引

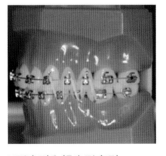

- 这类牵引在精细调整阶段有助于将咬合变得紧密

图28.25 颌间牵引：Ⅲ类三角牵引、V形牵引和锯齿形牵引

后牙匣形牵引	前牙匣形牵引	中线牵引
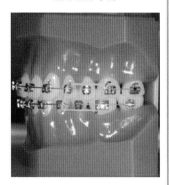	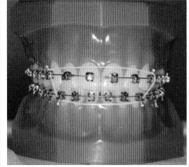	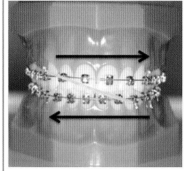

- 牵引4颗牙齿（上颌2颗，下颌2颗），形成匣形
- 可用于任何部位的牙齿，但多用于后牙
- 可帮助牙齿建立紧密咬合，并关闭后牙开殆

前牙匣形牵引栏：
- 牵引前牙，形成匣形
- 可用于关闭前牙开殆

中线牵引栏：
这类牵引可从一侧上颌尖牙牵引至另一侧下颌尖牙，也可用于其他前牙。可用于上下颌前牙中线

或

- 单侧Ⅱ类牵引：将单侧上颌牙列向远中、下颌牙列向近中移动
- 单侧Ⅲ类牵引：将单侧上颌牙列向近中、下颌牙列向远中移动
同时使用，可校正中线

图28.26　颌间牵引：匣形牵引及中线牵引

交互牵引	舌侧交互牵引
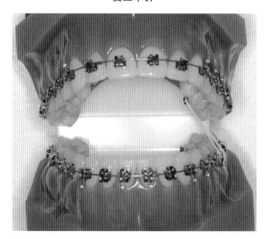	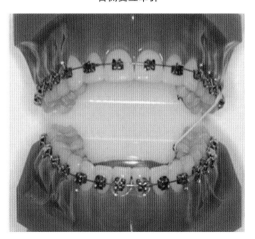

交互牵引栏：
通常从上颌牙齿腭侧面延伸到下颌牙齿颊侧面，以矫治后牙反殆（适用于上颌牙齿在下颌牙齿内侧情况）

舌侧交互牵引栏：
通常从下颌牙齿舌侧面延伸到上颌牙齿颊侧面，以矫治锁殆（适用于下颌牙齿在上颌牙齿内侧位置超过正常范围的情况）

图28.27　颌间牵引：交互牵引

改良Ⅱ类牵引

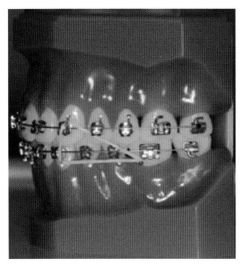

- 垂直向和矢状向相结合
- 增加后牙覆𬌗覆盖
    - 上颌牙列向下向远中移动
    - 下颌牙列向上向近中移动

改良Ⅲ类牵引

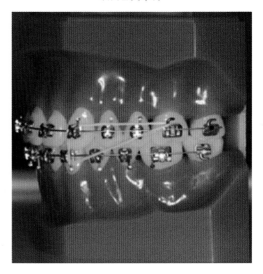

- 垂直向和矢状向相结合
- 增加后牙覆𬌗覆盖
    - 下颌牙列向上向远中移动
    - 上颌牙列向下向近中移动

图28.28 颌间牵引：改良牵引

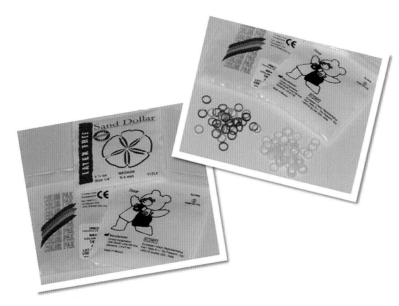

图28.29 口内牵引

分牙皮圈

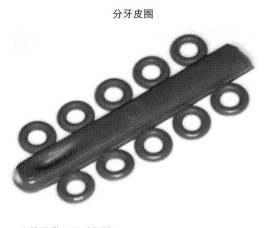

- 为放置带环开辟间隙
- 放置在牙邻接处
- 用分牙钳放置

图28.30 分牙皮圈和扭转皮垫

扭转皮垫

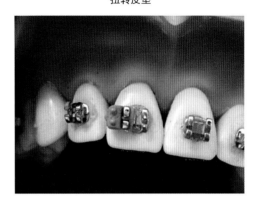

- 扭转皮垫放置于托槽翼上
- 有助于增加弓丝挠度，以帮助旋转牙齿
- 增加矫治力
- 增加钢丝的回弹力，用于旋转

弹性皮链

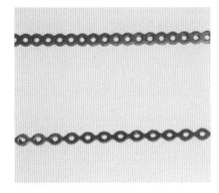

- 用于关闭单个或多个间隙
- 移动牙齿
- 防止在治疗过程中出现间隙
- 帮助旋转牙齿
- 排齐错位的牙齿
- 两种类型：
  无间隔皮链
    ◦ 用于关闭牙齿邻接点之间的小缝隙
  – **有间隔皮链**
    ◦ 用于关闭较大的间隙

图28.31 弹性皮链和弹力线

弹力线

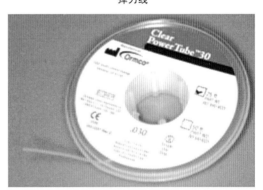

- 用于伸长未完全萌出的牙齿，牵引其进入牙列

内收附件

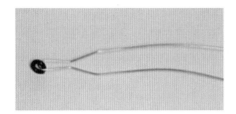

- 由长金属结扎丝和弹性附件组成
- 可用于关闭间隙
- 仅用于牙弓内
- 将弹性附件与金属结扎丝连接
- 用持针器将金属结扎丝放在两端的挂钩上，以关闭间隙

保护套管

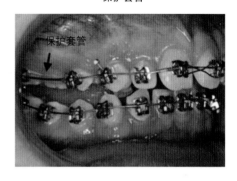

保护套管

- 质地较软
- 必要时放置，以保护长距离弓丝相邻的软组织

图28.32 内收附件和保护套管

28.6.4.2 何时应用辅助装置?

辅助装置可辅助固定矫治器完成特定的牙齿矫治目标，产生矫治力。

28.6.4.3 放置辅助装置

正畸医师、正畸助理师和全科牙医都可以将辅助装置装到固定矫治器上。

29

头帽
Headgear

29.1 定义

头帽是一种正畸矫治装置，通过连接另一个口内矫治器（固定或活动）在口腔外部提供口外支抗（extra-oral anchorage，EOA）和口外牵引（extra-oral traction，EOT）。

29.2 口外支抗

EOA是一种口外的避免不希望的牙齿移动的方法：

- 防止磨牙近中移动。
- 在头部向后面施加力以使支抗牙后退，将导致磨牙向远中移动。
- 增强支抗。

EOA的大小为每侧200～250g力。

每天10～12小时。

29.3 口外牵引

EOT是一种使用口外力移动牙齿的方法。

- 防止磨牙向近中移动。
- 在头部向后面施加力以使支抗牙向远中移动。
- 实现多种牙齿移动：
  - 磨牙远中移动
  - 磨牙伸长
  - 磨牙压低
  - 抑制上颌
  - 减小覆盖
  - 纠正反𬌗
  - 增加或降低LAFH / FMPA
  - 开辟间隙
  - 促进生长旋转

EOT的大小为每侧400～500g力。

每天14～16小时。

29.4 生物力学

头帽可以达到以下目的：

- 磨牙远中移动。
- 磨牙伸长。
- 磨牙压低。
- 抑制上颌。

Textbook for Orthodontic Therapists, First Edition. Ceri Davies.

- 纠正反殆
- 减小覆盖。
- 开辟间隙。
- 增加或降低LAFH / FMPA。
- 促进生长旋转。

29.5 种类

有3种不同类型的牵引头帽：

- 颈（低）位头帽（图29.1）：
  - 作用：
    - 远中移动伸长磨牙
    - 对于低或低LAFH的患者，通过磨牙伸长可增加LAFH
  - 用于出现以下情况的患者：
    - 骨性Ⅱ类错殆

  - LAFH / FMPA偏低
  - 深覆殆。伸长上颌牙列后段可促进下颌骨后旋生长、MMPA和LAFH的增加，从而减少深覆殆
  - 前旋生长
  - 作用力位于殆平面下方
- 组合式（中位）头帽（图29.2）：
  - 可实现磨牙远中移动和增强口外支抗
  - 同时包含高位和低位的牵引力
  - 作用力与殆平面接近平行
- 高位头帽（图29.3）：
  - 作用：
    - 磨牙远中移动
    - 磨牙压低
    - 抑制上颌
  - 可用于出现以下情况的患者：
    - 骨性Ⅲ类错殆

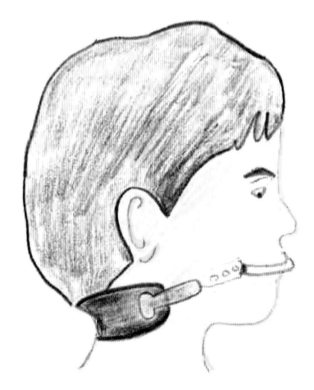

图29.1 颈（低）位头帽

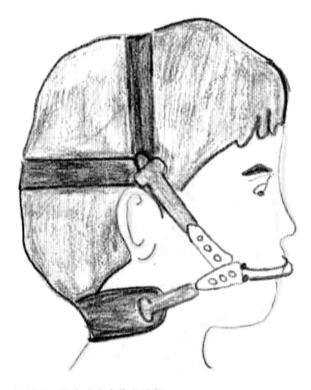

图29.2 组合式（中位）头帽

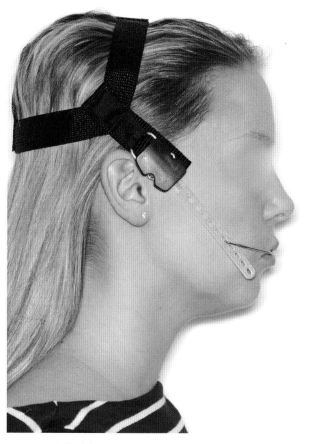

图29.3　高位头帽

- ○ LAFH / FMPA增加
- ○ 前牙开𬌗（AOB）或前牙浅覆𬌗。压低上颌后段可促进下颌骨前旋，而MMPA和LAFH的减少可进一步促进颊侧压入，从而减轻AOB
- ○ 后旋生长
- 对于前牙开𬌗和LAFH/FMPA增加的人来说，磨牙压低可以减少前牙开𬌗及LAFH：
  - ○ 作用力位于𬌗平面上方。阻力中心位于上颌前磨牙区域，穿过该区域的力可以抑制上颌

29.6　组成

头帽的组件可分为3个部分：

- 口内部分：
  - 口外弓：
    - ○ 活动矫治器和功能矫治器：在箭头卡环的颊侧臂上焊接金属圆管以便口外弓插入（图29.4），也可以在活动矫治器上弯制圈曲便于口外弓插入

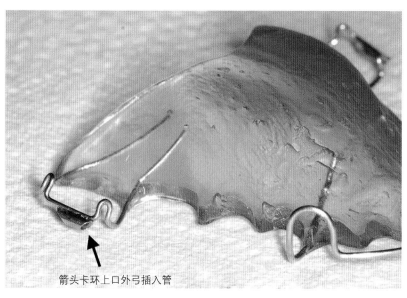

箭头卡环上口外弓插入管

图29.4　箭头卡环上焊接的金属圆管，口外弓可插入其中

○ 固定矫治器：头帽可插入磨牙带环上的口外弓管

– J钩：

○ 固定矫治器：直接钩在弓丝上

○ 活动矫治器：上颌活动矫治器可弯制圈曲来连接头帽

• 颈带或头带（配件）：

– 颈带：用于颈（低）位头帽和组合（中位）头帽（图29.5）

– 头带：用于高位头帽

• 弹性部件或弹簧。

– 这将连接其他两个部件并可调节施加力的大小

– 通过以下方式产生弹力：

○ 弹力带

○ 不同大小的口外弹性皮圈

○ 弹簧

29.7　意外伤害及预防措施

使用头帽可能会造成伤害，尤其是眼、眼睑、鼻和唇等软组织。1994年，记录到9起严重的头帽致伤；这些事件发生后，提醒医师应用头帽时必须具有口外、口内两方面安全机制，防止进一步伤害发生。最常见的伤害是眼部伤害，最严重的伤害是完全失明。

当使用带有松紧带的口外弓时，可能会发生伤害。如果口外弓从口内矫治器中脱出，则回弹力可使口外弓压迫面部软组织。

英国正畸学会（BOS）建议所有头帽必须至少具有两个或更多的安全措施：

• 口外。
• 口内。

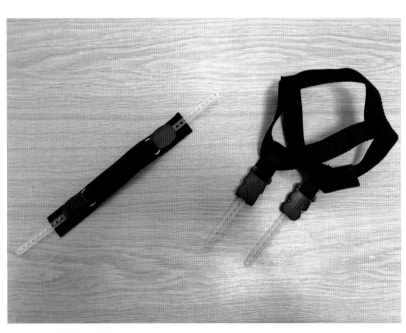

图29.5　头带和颈带

不同类型的安全措施：

- 末端回弯的安全型口外弓（口腔内）：末端钝的口外弓可能会减少刺伤。
- 硬质弹力带（口外）：这有助于防止口外弓脱落（图29.6）。
- 脱扣装置（弹簧，口外）：内置在头带中，并固定在口外弓上（图29.7）。用力过大时组件会分开，从而防止口外弓后压。
- 带锁口外弓（口内；图29.8）：
  - 防止刺伤
  - 口外弓可锁定在磨牙管中，以防止脱出

在没有任何安全措施的情况下使用头帽视为医疗过失。

应告知所有患者应用头帽可能的危险性，并说明在运动期间不宜戴头帽，例如头帽在夜间脱落，应停止佩戴并由医师调整。

将头帽与活动矫治器一起佩戴的一个缺点是，箭头卡环可能变形，从而导致头帽脱出。如果发生这种情况，患者必须尽快寻求正畸医师进行检查。

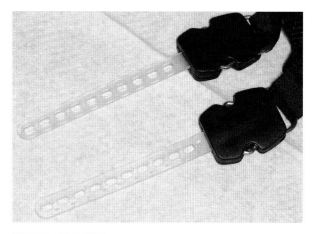

图29.7 脱扣装置

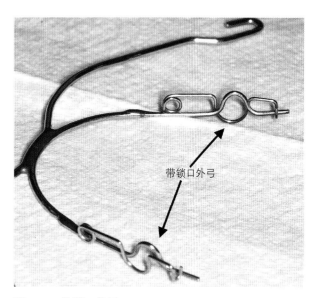

图29.8 带锁口外弓

带锁口外弓

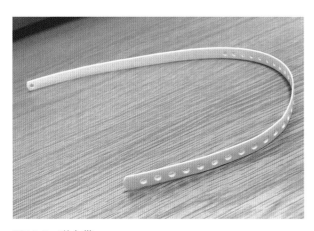

图29.6 弹力带

29.8 反向头帽

反向头帽也被称为面罩，用于Ⅲ类错𬌗，例如：

- 需要上颌骨向前移动。
- 近中移动牙齿以关闭间隙。

这种类型的头帽可将前额用作支抗，从而抑制下颌前突。

29.9 复诊佩戴评估

复诊时评估患者是否按要求佩戴了头套是非常重要的。

有时可能很难判断他们是否按照指示进行了佩戴，检查以下要点可以帮助医师确定：

- 每次复诊时是否携带头帽。
- 患者自己是否可以轻松佩戴。
- 颈带或头带是否被使用过。
- 牙齿有无移动。
- 患者是否要求加力。
- 患者可以绘制佩戴时间的图表。
- 由于牙齿移动，患者是否需要新的口外弓。

29.10 力的测量

力可以用Correx量规来测量。Correx量规有两种不同的大小，分别为大号和小号（图29.9和图29.10）。大号用于测量头帽上的力，小号用于测量口外或口内橡皮圈的力。

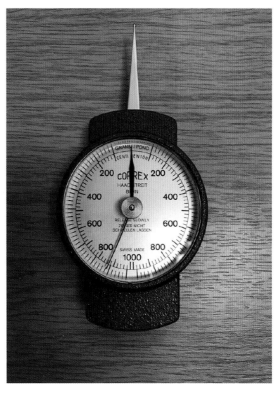

图29.9 大号Correx量规

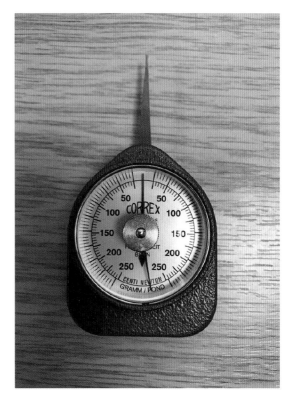

图29.10 小号Correx量规

30

矫治器使用说明
Instructions for all Appliances

30.1 活动矫治器

- 必须长时间（包括晚上）佩戴。

- 进食时可佩戴，但进食后应将其取出清洁，再重新戴入口腔。

- 进行激烈运动和演奏乐器等，必须取下。

- 清洁牙齿时（每天早上和晚上），必须卸下并使用牙刷和牙膏或保持器清洁剂清洁矫治器。

- 向患者展示如何佩戴和卸下矫治器。

- 向患者展示如何根据需要调整矫治器，例如使用腭中缝扩弓螺簧，插入钥匙并每周旋转一次（每周旋转1/4圈，即0.25mm）。

- 每次复诊时携带矫治器并妥善保管，如果损坏并需要更换，可能会产生费用。

- 当牙齿开始移动时，牙齿可能会酸软1周，并且矫治器可能会摩擦脸颊内部。这种情况是因为需一段时间去习惯该矫治器。可使用温盐水冲洗溃疡；使用对乙酰氨基酚等缓解疼痛；16岁以上可以使用溃疡治疗药物。

- 如果有任何问题，患者必须联系医疗机构。

30.2 功能矫治器

- 必须长时间（包括晚上）佩戴。

- 进食时可佩戴，但进食后应将其取出清洁，再重新戴入口腔。

- 进行激烈运动和演奏乐器等，必须取下。

- 清洁牙齿时（每天早上和晚上），必须卸下并使用牙刷和牙膏或保持器清洁剂清洁矫治器。

- 向患者展示如何佩戴和卸下矫治器。

- 向患者展示如何根据需要调整矫治器，例如使用腭中缝扩弓螺簧，插入钥匙并每周旋转一次（每周旋转1/4圈，即0.25mm）。

- 每次复诊时携带矫治器并妥善保管，如果损坏并需要更换，可能会产生费用。

- 佩戴矫治器当晚牙齿和颌骨可能会开始疼痛，并可能持续长达1周左右的时间。向患者说明这是矫治器发挥作用了。可以服用止痛片，例如对乙酰氨基酚等。

- 如果有任何问题，患者必须联系医疗机构。

30.3 固定矫治器

- 安抚患者，戴用后尽管会感到不适，但几天后就会习惯。

- 粘接矫治器当晚，牙齿可能会感到酸软。这是完全正常的，因为这只是牙齿开始移动了。这可以持续长达1周的时间，因此可使用对乙酰

Textbook for Orthodontic Therapists, First Edition. Ceri Davies.
© 2020 John Wiley & Sons Ltd. Published 2020 by John Wiley & Sons Ltd.

氨基酚、布洛芬等止痛片。

- 矫治器可能开始会摩擦脸颊，并可能出现溃疡。这也是正常现象，这可能会需要1周左右的时间去适应。温盐水轻轻漱口将有助于溃疡好转，如果患者超过16岁，可以使用溃疡治疗药物。布洛芬也将有助于缓解炎症。正畸蜡可放置在受摩擦区域以减轻刺激。

- 粘接矫治器后的24小时内，应避免食用颜色鲜艳的食物，它们可能会使牙齿永久染色，例如番茄酱、浓汤、棕色调味酱、芥末、烘豆、咖喱等。患者可以进食水、牛奶、柠檬水、意大利面、白奶酪、马铃薯、鱼、薯条和任何颜色较淡的食物。

30.4 佩戴矫治器过程中的牙齿清洁

- 正畸牙刷/常规牙刷：
  - 每天早晚各清洁牙齿和托槽4分钟
  - 用2分钟刷牙齿，在每颗牙齿上打圈刷3秒
  - 用2分钟刷托槽，清理托槽周围，弓丝下方和托槽带环周围
- 牙间隙刷：
  - 用牙间隙刷清理两个托槽之间弓丝下方的菌斑和食物残渣
- 锥形刷：
  - 用锥形刷清洁托槽两侧堆积的菌斑和食物残渣。这样可以防止托槽周围的菌斑堆积而导致脱矿
  - 合适型号的锥形刷可以在牙间使用，作为牙线的替代
- 牙线：
  - 牙线可以替代锥形刷用于清理托槽的四周
  - 牙线可以清洁弓丝下方和牙齿邻接点与牙龈之间的区域

- 漱口水：
  - 前3天不要使用含氟漱口水，因为它可以使牙齿永久染色
  - 3天以后，漱口水每天使用两次，理想状态是上午晚些和下午晚些各一次，保证整天都有氟摄入
- 菌斑显色片：
  - 前3天不要使用菌斑显色片，因为它可使牙齿永久着色
  - 3天以后，可偶尔使用菌斑显色片以确保清洁到位
  - 清洁牙齿后，咀嚼菌斑显色片1分钟后吐出。显示深紫色和浅紫色的区域是清洁牙齿时没有刷到位的菌斑堆积区域
- 饮食：
  - 避免食用可以导致托槽脱落或其他损伤的食物：硬/黏食物和碳酸饮料。包括硬面包、太妃糖、硬坚果、泡泡糖/口香糖、比萨饼边
- 正畸蜡：
  - 可以在摩擦脸颊的托槽区域使用蜡。如果弓丝末端较长引起刺激，请用指甲钳自己剪短或在弓丝的末端上蜡。松动的托槽可能会引起刺激，可在其上放置蜡，以防止托槽在弓丝上摇摆。取出一些蜡并将其滚动成球形，可以将其放置在弓丝周围，吞食不会造成伤害
- 致电诊所：
  - 如果存在以下问题，则必须致电诊所：
    ○ 托槽松动
    ○ 弓丝较长
    ○ 刺激牙龈
    ○ 结扎丝/托槽松动
    ○ 弹性牵引的牵引钩松动

30.5 头帽

- 向患者展示如何对着镜子佩戴和取出矫治器。
- 建议患者每次复诊时携带矫治器。
- 每天晚上必须佩戴矫治器10~12小时以加强支抗或14~16小时进行牵引。
- 解释受伤的风险以及可能发生的情况。
- 运动时应摘掉头帽。
- 清洁牙齿时，请取下矫治器，并用牙刷和牙膏对其进行清洁。
- 如果头帽在晚上脱落，请尽快致电诊所，以停止可能造成的任何进一步伤害。并立即停止治疗，直到与正畸医师复诊。

30.6 保持器

- 每晚必须佩戴保持器10~12小时。 如果患者睡眠时间不长，则必须在晚餐后的傍晚腾出更多时间。
- 每天早晨使用非研磨性牙膏和牙刷或使用保持器清洗剂清洁保持。
- 向患者解释，如果每晚都不佩戴保持器，牙齿将回复到治疗前的状态。由于治疗前只为一个疗程付费，因此任何再治疗都必须额外付费。
- 在不佩戴矫治器时可将其放在盒子中，并与宠物（尤其是狗）隔离开来，因为它们喜欢唾液的味道！
- 一个疗程仅提供一次保持器，因此，如果丢失或损坏，则需要支付新的费用。
- 每次复诊必须携带保持器，以查看其是否贴合。
- 如果有任何问题，患者必须致电联系医疗机构。

30.7 粘接式固定保持器

- 粘接式保持器固定在牙齿上，患者无法将其取下。
- 清洁牙齿时，可以同时清洁粘接式固定保持器。粘接保持器未覆盖的牙齿采用常规清洁，可使用牙线或锥形刷，并将其穿过牙齿的邻接点，以便清除黏在保持器上的食物或菌斑。
- 活动保持器必须仍然每晚佩戴10~12小时：由于粘接保持器仅保持前6颗牙齿，因此牙齿易于移动。
- 如果粘接保持器松动，则患者必须立即致电诊所，并且必须全程佩戴活动保持器，直到他们来维修。如果丢失，将收取更换费用。
- 咬坚硬的食物会导致粘接式固定保持器脱落并变松，因此患者应避免咬坚硬的食物，例如苹果、硬皮面包卷等。
- 如果有任何问题，患者必须联系医疗机构。

31

非常规活动矫治器
Uncommon Removable Appliances

31.1 Nudger矫治器

Nudger矫治器是在正畸中使用的一种上颌活动矫治器（URA）。

该矫治器与连接到磨牙带环的头帽一起使用，包括：

- 第一前磨牙箭头卡环（Adams卡环）。
- 上颌第一恒磨牙近中腭侧指簧。
- 上颌中切牙连续卡环（Southend卡环）。
- 前牙咬合平面导板（FABP），通过使后牙分离，减轻深覆𬌗。

当需要双侧磨牙移动时，可以考虑使用该矫治器，上颌第一恒磨牙近中腭侧指簧通过头帽支抗远中移动磨牙。平面导板可改善深覆𬌗。这有助于减少深覆𬌗。不使用头帽时，不应考虑该矫治器，因为它可能会导致支抗丧失。Nudger矫治器必须全天佩戴，即使头帽只能佩戴12～14小时。制作该矫治器取模时应当先试带环，并翻制到石膏模型上。

Nudger矫治器由加力组件和固位组件、支抗和基托组成：

- 加力组件：腭侧指簧在上颌双侧第一磨牙近端使上颌第一磨牙远中移动，并使用头帽提供支抗。
- 固位组件：第一前磨牙箭头卡环和上颌中切牙连续卡环固位。
- 支抗：每个力都具有相等且相反的反作用力，因此支抗非常重要。基托可提供支抗。腭侧指簧在远中移动磨牙的同时会反作用近中移动其他牙导致覆盖增加。头帽提供了远中移动磨牙主要支抗，但它仅在夜间佩戴，因此，当不佩戴时，指簧需保持头帽已实现的移动。
- 基托：丙烯酸基托有助于容纳和支撑矫治器上的加力和固位部分。基托除了需在第一磨牙远中预留远中移动空间外，还需使牙弓后段咬合分离2mm，从而允许后牙伸长以打开前牙覆𬌗，改善深覆𬌗。磨牙远中基托需要部分磨除以使磨牙可以远中移动，否则磨牙无法远中移动。

31.2 En Masse矫治器

En Masse矫治器可与头帽直接结合，同时在夜间佩戴。可以通过头帽加力改善前牙开𬌗。矫治器包括第一磨牙和前磨牙上的箭头卡环、腭中

Textbook for Orthodontic Therapists, First Edition. Ceri Davies.
© 2020 John Wiley & Sons Ltd. Published 2020 by John Wiley & Sons Ltd.

线处的Coffin簧以及用于连接头帽的位于第一前磨牙箭头卡环上的口外弓管。

31.3 ACCO矫治器

ACCO矫治器包括有丙烯酸基托–颈带–枕带。头帽与矫治器结合在一起，有助于实现磨牙远中移动减小深覆𬌗。该矫治器应考虑使用颈（低位）头帽，因为它将伸长上颌磨牙以打开深覆𬌗。

ACCO的设计有：

- 第一前磨牙箭头卡环（Adams卡环）帮助固位。
- 上颌中切牙连续卡环（Southend卡环）帮助固位。
- 第一恒磨牙带环近中的腭侧指簧：加力部分。
- 前牙咬合平面导板打开深覆𬌗。

31.4 ELSAA

ELSAA代表可以扩弓、唇倾前牙的活动矫治器。可在功能矫治之前使用，尤其是Ⅱ类2分类的情况，这种类型的矫治器可以在治疗开始时应用。ELSAA可代替使用片段弓或带有加力部分的URA唇倾上颌中切牙，进行后段扩弓并减小覆𬌗。

ELSAA的设计：

- 箭头卡环放在第一恒磨牙和第一前磨牙，用于固位。
- 腭中缝扩弓螺簧：扩展上颌后牙段，用于加力。
- 前牙平面导板以帮助减少深覆𬌗。
- 上颌中切牙舌侧设计双曲舌簧（Z形簧），用于唇倾上颌中切牙时加力。

32

支抗
Anchorage

支抗即避免不必要的牙齿移动。支抗作用符合牛顿第三定律，即每个作用力都会产生同等而相反的力。

在整个正畸治疗中都需要支抗，包括：

- 排齐。
- 整平。
- 调整覆𬌗覆盖。
- 关闭间隙。
- 保持。

有两种支抗类型：

- 口内。
- 口外。

32.1 口内支抗

32.1.1 简单支抗

这种支抗方式是通过联合多颗支抗牙来实现单颗牙齿的移动。例如，图32.1显示第二恒磨牙已被拔除，需要近中移动第三磨牙关闭间隙。连扎下颌6-6增强支抗，从而抵抗第二恒磨牙近中移动时产生的第一恒磨牙远中移动的反作用力。

32.1.2 组牙支抗

多颗具有更大支抗的牙齿所提供的用来抵抗较小支抗牙齿产生的反作用力的支抗单元。即通过具有较大牙周膜面积牙齿单元来移动较小牙周膜面积的牙齿单元。支抗单元内往往存在超过一颗以上的牙齿。

例如，在图32.2中，上颌尖牙被拔除，需要关闭间隙。通过对上颌4-7进行连扎，上颌两侧前磨牙及磨牙联合增强支抗，从而防止这些牙齿近中运动，并抵抗前牙内收的反作用力。或者，拔除第一前磨牙后，可在两侧用皮链将5-7连扎再来内收前牙。

32.1.3 绝对支抗

这种支抗最强，然而由于较少有正畸医师常规使用临时支抗装置（TAD）并且很少看到根骨粘连的牙齿，因此这种方式临床应用较少。由于支抗牙基本不存在支抗丧失，医师几乎可以获得100%的支抗，利用整体移动来对抗倾斜移动也是这种支抗应用的常见情景，例如，通过皮链应

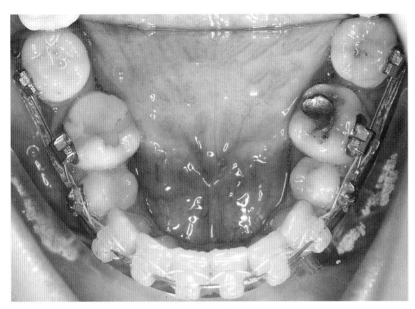

图32.1 下颌简单支抗。下颌6-6连扎（支抗单元）弹性牵引下颌第三磨牙近中移动

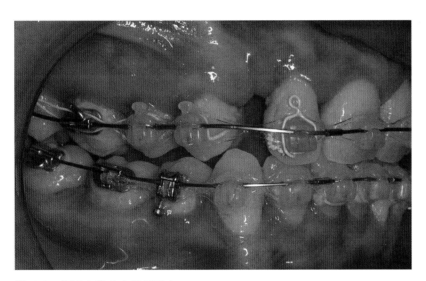

图32.2 组牙支抗（右颊侧观）

用磨牙支抗内收切牙时。

图32.3显示了使用TAD和根骨粘连的牙齿这两种绝对支抗类型。

32.1.4 交互支抗

交互支抗是指两颗牙齿或两组牙齿受到大小相同但方向相反的作用力。例如，活动矫治器上的腭中缝扩弓螺簧、四眼簧、上颌快速扩弓器（RME）、交互牵引、横腭杆（TPA）、带Nance托的TPA和舌弓（图32.4）。

32.2 口外支抗

头帽、面弓等口外支抗，可以利用头部支抗来远中移动磨牙。

（a） （b）

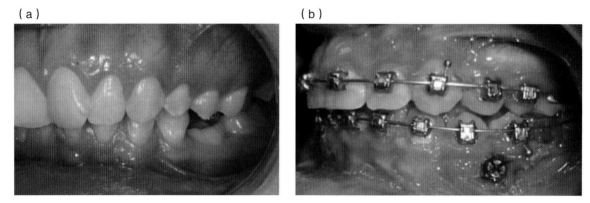

图32.3 临时支抗装置（TAD）和根骨粘连的75作为绝对支抗。（a）根骨粘连：牙齿和骨融合，由于无牙周膜，不能响应正畸力移动。（b）TAD植入骨内且不能移动

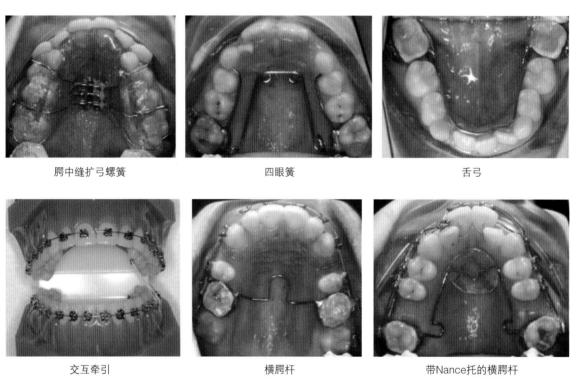

腭中缝扩弓螺簧　　　　　　　四眼簧　　　　　　　　　舌弓

交互牵引　　　　　　　　　横腭杆　　　　　带Nance托的横腭杆

图32.4 不同类型的交互支抗

32.3 应用不同支抗的依据

选择支抗可能取决于不同的因素，例如：

- 需要移动的牙齿数量：
  - 需要移动的牙齿越多，对支抗的需求就越大

- 牙齿需要移动的距离：
  - 这取决于牙齿需要移动多远，以及它是近中移动还是远中移动
  - 距离越大，对支抗的需求越大
- 治疗目的：
  - 治疗的目的取决于病例的难易程度
  - 复杂病例，需要的支抗更多

- 简单病例，需要的支抗较少
- 牙齿移动类型：
  - 整体移动和倾斜移动对支抗的需求不同
  - 整体移动需要更大的作用力，这意味着需要更多的支抗，例如用于关闭间隙
  - 倾斜移动需要的作用力较小，这意味着需要的支抗较少，例如，可在圆丝进行Ⅱ类弹性牵引内收上颌前牙
- 支抗牙的牙周膜面积：
  - 牙周膜有不同的表面积，例如单根牙的牙周膜表面积要比多根牙小
  - 因此，具有较大牙周膜表面积的牙齿也会较难移动，但也更易于稳定。它们可以提供更多的支抗，移动牙周膜面积较大的牙齿也需施加较大的力
- 骨骼生长型：
  - 骨骼生长型可能会造成支抗丧失
  - 垂直生长和后旋生长型患者相较于水平生长型和前旋生长型的患者可能发生更多的支抗丧失。这是因为不同的面部类型有着不同的肌肉力量，前者咀嚼肌力强，而后者咀嚼肌力弱
- 牙尖交错：
  - 在治疗结束时达到良好的尖窝交错关系可以帮助防止支抗丧失
  - 重要的是要确保所有牙齿都具有良好的尖窝交错关系；然而，在某些情况下，这可能难以实现，具体取决于牙齿的移动
- 牙弓中牙齿运动的趋势：
  - 支抗丧失可能会发生在上颌牙弓，这是因为上颌后牙近中漂移的风险更大

32.4 加强支抗

可以通过以下方式增加支抗：

- 增加支抗牙数量：
  - 通过增加更多的支抗牙来增加支抗
  - 更多的支抗牙可承受更大的反作用力
- 使支抗牙的移动方式更困难：
  - 支抗牙进行整体移动来对抗目标牙齿的倾斜移动
  - 在加强支抗时，请务必考虑需要进行哪些移动
  - 倾斜移动减少了支抗丧失
  - 整体移动会导致更多的支抗丧失
- 颌间牵引：
  - 如Ⅱ类和Ⅲ类的颌间牵引，通过对颌牙列来加强支抗
  - 弹性牵引可以作为一个支抗单元，根据牵引的类型来实现牙齿近中/远中移动，例如：
    - Ⅱ类颌间牵引：连扎上颌3-3，以防止出现缝隙并将牙齿固定在适当的位置
    - Ⅲ类颌间牵引：连扎下颌3-3，以防止出现缝隙并将牙齿固定在适当的位置
- 腭杆和舌弓：
  - TPA（图32.5）：
    - 以0.9mm不锈钢丝制成，水平向位于硬腭，并固定于双侧第一磨牙带环
    - 一旦上颌第一恒磨牙的近颊根触及骨皮质，即可阻止上颌第一恒磨牙和第二恒磨牙的近中移动
    - 腭杆与磨牙带环相连可固定上颌磨牙间宽度，并有助于防止这些牙齿近中移动
  - 带Nance托的TPA（图32.6）：
    - 0.9mm不锈钢丝弯制
    - 连接双侧磨牙带环并延伸至腭顶，在腭顶黏膜处增加一个丙烯酸基托
    - 有助于稳定上颌牙弓的长度，并通过腭部基托限制上颌第一磨牙和第二磨牙近中

移动

- Nance托可防止上颌第一磨牙和第二磨牙的近中移动
- 丙烯酸Nance托是不可移动的、无法调节的
- 施加太大的力会在Nance托上形成牙龈增生，从而使Nance托嵌入腭部

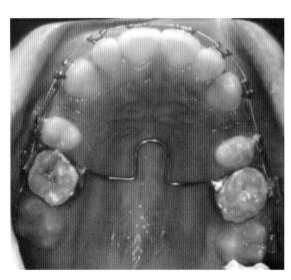

图32.5　横腭杆

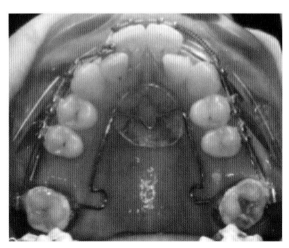

图32.6　带Nance托的横腭杆

- 舌弓（图32.7）：
  - 用0.9mm不锈钢丝制成
  - 用于下颌
  - 不锈钢丝在牙齿的舌侧连接两侧第一磨牙带环
  - 支抗主要来自下颌切牙
  - 可以阻止下颌第一磨牙和第二磨牙近中移动
  - 通常用作间隙保持
- 矫治器选择：
  - 部分矫治器可以比其他类型矫治器提供更多的支抗。例如，可以覆盖腭部的活动矫治器，将比固定矫治器提供更多的支抗
  - 种植体：
    - 种植体由于植入在牙槽骨中无法移动，可以提供强大的支抗
    - 这种类型的支抗适合先天性牙齿缺失或根骨粘连的患者
  - 可用于正畸治疗的其他类型的种植体如下：
    - 微型种植体
    - 腭部种植体
    - 迷你种植板
    - 微小种植钉（即TAD）

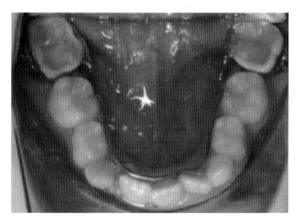

图32.7　舌弓

32.5　支抗来源

以下因素可用于增强支抗：

- 第二磨牙粘接颊管。
- TPA或应用带Nance托的TPA
- 微小种植钉（即TAD）。
- 种植体。
- 口外支抗（头帽）。
- 上颌活动矫治器基托。
- 颌间牵引。
- 停止曲：弓丝上的V形槽口可防止牙齿近中移动。
- 纳入根骨粘连牙齿。
- 舌弓。
- 牙周膜面积。
- 黏膜或骨骼。

32.6　支抗丧失

支抗丧失是指发生了不希望的牙齿移动，可以发生在3个平面中：

- 矢状向：从前到后。
- 垂直向：上下。
- 横向：水平向的一侧到另一侧。

当减少覆盖时，后牙近中移动而不是切牙内收的情况便是支抗丧失的一个常见情形。除此之外，还有许多其他因素与支抗丧失相关，例如：

- 力量过大。
- 上颌较易发生。
- 咬合干扰。
- 垂直生长型。
- 患者依从性差：
  - 如果不全天佩戴活动矫治器的患者，则可能会支抗丧失
  - 依从性差会导致磨牙近中移动，从而支抗丧失
  - 托槽脱落，固定矫治中无法佩戴头帽或进行弹性牵引可能会导致支抗丧失
  - 支抗丧失容易发生，因此每次复诊时都要监测患者的依从性

33

正畸治疗需求指数（IOTN）
Index of Orthodontic Treatment Need (IOTN)

正畸治疗需求指数（IOTN），它包含两个组成部分：

- 牙齿健康部分（DHC）。
- 审美部分（AC）。

IOTN评估了错𬌗畸形的严重程度和治疗的必要性。它被纳入行政管理条例中，以评估患者在NHS上进行正畸治疗的需求。

IOTN可以由具有适当资格的NHS机构和临床医师使用，并且可以用于椅旁研究模型的临床评估。

33.1 牙齿健康部分

该部分着眼于依据错𬌗畸形严重程度进行问题列表，评估它对牙齿健康存在多少影响。DHC可以使用以下首字母缩写词进行逐项检查，MOCDO首字母缩写词有助于判断牙列错𬌗的严重程度：

- **M（Missing）**：牙齿缺失。
- **O（Overjet/Reverse overjet）**：覆盖/反覆盖。
- **C（Crossbites）**：反𬌗。

- **D（Displacement in contact points）**：接触点移位。
- **O（Overbite/Openbites）**：覆𬌗/开𬌗。

一旦确定了最严重的错𬌗问题，可以根据以下字母排序将问题逐个列举出来：

- **a**：覆盖。
- **i**：埋伏牙或阻生牙。
- **m&b**：反覆盖。
- **p**：唇腭裂。
- **s**：乳牙萌出不足"下沉"。
- **h**：先天性牙齿缺失。
- **l**：正锁𬌗。
- **t**：牙齿倾斜。
- **x**：多生牙。
- **g**：咬合良好。
- **c**：反𬌗。
- **d**：接触点移位。
- **e**：开𬌗/前牙开𬌗（AOB）。
- **f**：覆𬌗/深覆𬌗。

根据问题列表，DHC将患者分为5个等级。评分完全取决于错𬌗程度是否能够满足每部分的

Textbook for Orthodontic Therapists, First Edition. Ceri Davies.
© 2020 John Wiley & Sons Ltd. Published 2020 by John Wiley & Sons Ltd.

等级要求：

- **5级**：非常非常需要。
- **4级**：非常需要。
- **3级**：临界病例，可做可不做。
- **2级**：几乎不需要。
- **1级**：不需要。

MOCDO中倾向于以最高等级的问题为主要分级标准。例如，如果在5级有一个错殆畸形，而在4级也有一个错殆畸形，那么它将被定义为5级。

33.1.1　5级

- **5i**：埋伏牙或阻生牙。
- **5h**：每个象限中都有1颗以上缺失牙。
- **5a**：覆盖 > 9mm。
- **5m**：反覆盖 > 3.5mm，咀嚼/说话困难。
- **5p**：唇腭裂。
- **5s**：乳牙萌出不足（"下沉"）。

33.1.2　4级

- **4h**：每个象限中只有1颗牙缺失。
- **4b**：反覆盖 > 3.5mm，没有咀嚼/说话困难。
- **4m**：反覆盖 > 1mm，但 < 3.5mm，咀嚼/说话困难。
- **4c**：后牙反锁殆，后退接触位（RCP）和牙尖交错位（ICP）之间的距离 > 2mm。
- **4l**：后牙正锁殆。
- **4d**：接触点移位 > 4mm。
- **4e**：较大的侧向开殆或前牙开殆 > 4mm。
- **4f**：深覆殆致软组织受损。
- **4t**：牙齿倾斜，未完全萌出。
- **4a**：覆盖 > 6mm或= 9mm。

- **4x**：存在多生牙。

33.1.3　3级

- **3a**：覆盖 > 3.5mm，唇功能不全。
- **3b**：反覆盖 > 1mm。
- **3c**：后退接触位（RCP）和牙尖交错位（ICP）之间的距离 > 1mm。
- **3d**：接触点移位 > 2mm。
- **3e**：侧方开殆或AOB > 2mm。
- **3f**：完全性深覆殆至牙龈或软组织，但无软组织损伤。

33.1.4　2级

- **2a**：覆盖 > 3.5mm，唇功能正常。
- **2b**：反覆盖 > 0，但≤1mm。
- **2c**：后退接触位（RCP）和牙尖交错位（ICP）之间的距离≤1mm。
- **2d**：接触点移位≥1mm或 < 2mm。
- **2e**：AOB和POB > 1mm，但≤2mm。
- **2f**：深覆殆≥3.5 mm，但没有接触到牙龈。
- **2g**：正常咬合无其他异常：咬合良好。

33.1.5　1级

轻度错殆，包括接触点移位 < 1mm。

33.1.6　后退接触位和牙尖交错位

后退接触位和牙尖交错位是研究咬合时牙齿如何接触：

- **后退接触位**（也被称为正中关系位）：牙齿在达到牙尖交错位之前先相遇的位置。

- **牙尖交错位**（也被称为正中殆位）：上下颌牙列最大的尖窝交错位。

磨牙在闭合时先达到尖尖相对（即RCP），然后变为尖窝交错（即ICP）。

33.2 审美部分

此部分相当于DHC的3级，主要评估错殆畸形导致的外观问题对患者的影响。这关系到患者的心理损害程度。

如果患者符合3级，则使用具有不同错殆程度的10张彩色照片（图33.1）。然后，临床医师通过选择一张他们认为最能代表其错殆畸形的照片来进行评估。根据他们选择的照片：

- 符合1～5特征的，不建议治疗。
- 符合6～10特征的，建议接受治疗。

照片评估的缺点是它们主要为拥挤示例，缺少前牙开殆、Ⅲ类错殆畸形、后牙开殆等考虑。

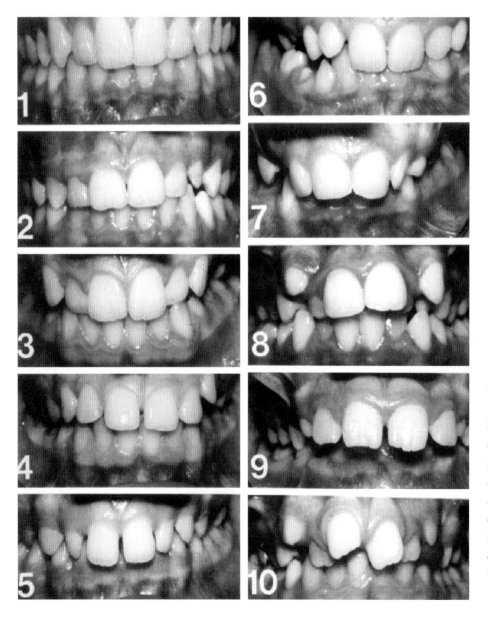

图33.1 IOTN的美学评价部分：SCAN等级。Source Ruth Evans and William Shaw (1987). Preliminary evaluation of an illustrated scale for rating dental attractiveness. Euromean Journal of Orthodontice 9(4): 314–318. Reproduced by permission of Oxford University Press. Reproduced of Oxford University Press.

34

同行评估评级（PAR）
Peer Assessment Rating (PAR)

同行评估评级（PAR）是通过对治疗前后研究模型的测量来评价治疗成功的程度。它的意义在于如下几点：

- 评价治疗的成功和不成功之处。
- 帮助提高治疗的质量。
- 计算累积分数：治疗前后PAR分数差异，代表正畸治疗后的提高程度。图34.1为PAR评分单。

34.1　PAR的组成

PAR由5个部分构成：

1）上颌前牙和下颌前牙部分。
2）左侧后牙和右侧后牙部分。
3）深覆盖和反覆盖。
4）深覆𬌗和开𬌗。
5）中线。

对每部分PAR的组成因素进行计分后相加，形成一个未加权总数。每部分未加权的总数乘以相关的加权因子（表34.1），得出每部分的整体加权值：

组成因素分数×加权因子=加权分数

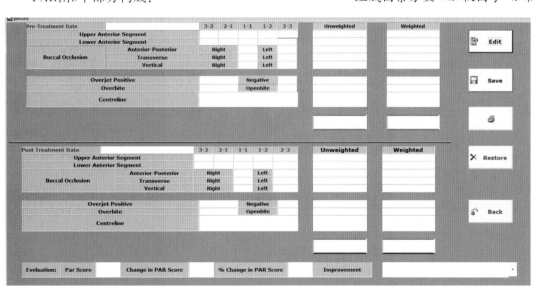

图34.1　在DOIT软件上展示的PAR评分单

表34.1 每个组成因素的加权因子

因素		
因素1:		
上颌前牙和下颌前牙部分		×1
因素2:		
左侧后牙和右侧后牙部分		×1
因素3:		
深覆盖和反覆盖		×6
因素4:		
深覆𬌗和开𬌗		×2
因素5:		
中线		×4

在治疗前和治疗后研究模型上，将每部分的加权分数相加构成的总加权分数，就是PAR分数。

34.1.1 上颌前牙和下颌前牙部分

- 观察上颌和下颌3-3咬合接触点的错位情况。
- 每一个研究模型都需要拿起来，观察𬌗平面并测量。
- 接触点部分用PAR测量尺（图34.2）测量。
- 将测量尺上的线平行矢状向平面放置，比较上下颌牙列最佳接触点与实际接触点之间的距离进行计分。
- 分数区间是1～5。
- 分数加在一起，然后乘以它们对应的加权因子（×1）。

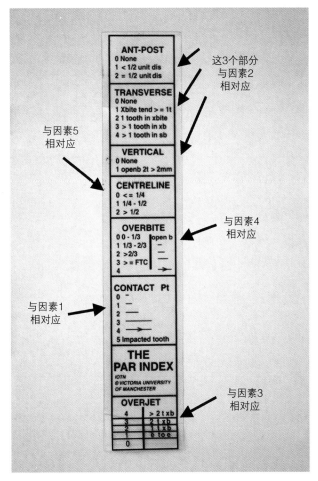

图34.2 PAR测量尺

34.1.2 左侧后牙和右侧后牙部分

- 从矢状向、垂直向和横向3个平面分别观察左右侧3-7的颊侧咬合。
- 将研究模型放在正确的咬合位置，然后观察：
  - 矢状向（AP）：
    - 双侧3-7
    - 观察磨牙咬合关系
    - 按如下计分：
      - 0：良好的牙尖交错（完全安氏Ⅰ类、Ⅱ类、Ⅲ类咬合）
      - 1：偏离完全牙尖交错位小于1/2牙位（Ⅱ1/4，Ⅱ3/4，Ⅲ1/4，Ⅲ3/4）
      - 2：偏离完全牙尖交错位1/2牙位，牙尖对牙尖（Ⅱ1/2，Ⅲ1/2）
  - 垂直向：
    - 双侧3-7
    - 任何后牙开𬌗（POB）
    - 按如下计分：
      - 0：无
      - 1：单侧开𬌗>2mm的牙齿数量≥2颗
  - 横向：
    - 双侧3-7
    - 任何反𬌗
    - 按如下计分：
      - 0：无
      - 1：反𬌗倾向
      - 2：1颗牙齿反𬌗
      - 3：>1颗牙齿反𬌗
      - 4：>1颗牙齿正锁𬌗
- 每个平面分别评分并相加，然后乘以加权因子（×1）。

34.1.3 深覆盖和反覆盖

- 观察前牙段咬合。
- 测量正覆盖和反覆盖：
  - 正覆盖：
    - 测量最突出的切牙
    - 将PAR测量尺平行𬌗平面放置用来测量覆盖
    - 观察最前突的切牙落在哪个区域，是否落在小分数的线上
    - 分数计为：0、1、2、3、4
  - 反覆盖：
    - 观察任何反𬌗
    - 反覆盖计分如下：
      - 0：没有反𬌗
      - 1：≥1颗牙齿呈对刃
      - 2：1颗牙齿反𬌗
      - 3：2颗牙齿反𬌗
      - 4：>2颗牙齿反𬌗
- 每一个咬合特征计分并单独相加，然后乘以加权因子（×6）。

34.1.4 深覆𬌗和开𬌗

- 观察前牙部分的咬合：
  - 深覆𬌗：
    - 记录垂直向被覆盖住最多的下颌切牙
    - 最大评分为3分
    - 下颌切牙水平分为3部分
    - 由下颌切牙被上颌切牙覆盖住的部分为标准来记录分数：
      - 0：覆盖<1/3下颌切牙
      - 1：覆盖>1/3和<2/3下颌切牙
      - 2：覆盖>2/3下颌切牙
      - 3：覆盖全部下颌切牙

- 开𬌗：
  - 记录上下颌切牙切端距离
  - 用PAR测量尺测量开𬌗部分
  - 在上下颌切牙的切端作垂直连线
  - 观察线最贴合的位置并计分：
    - 0=没有前牙开𬌗（AOB）
    - 1：≤1mm
    - 2：1.1 ~ 2mm
    - 3：2.1 ~ 4mm
    - 4：>4.1mm
- 每一个咬合特征计分并单独相加，然后乘以加权因子（×2）。

34.1.5　中线

- 观察上颌中线和下颌中线的关系。
- 观察前牙段咬合。
- 最大为4分。
- 垂直向将下颌切牙分为4个部分。
- 计算上颌中线偏离下颌中线的距离。
- 分数计算如下：
  - 0：<1/4下颌切牙
  - 1：1/4 ~ 1/2下颌切牙
  - 2：>1/2下颌切牙
- 分数相加并乘以加权因子（×4）。

34.2　评估PAR的改进

用PAR来衡量治疗成功程度，对每名患者的初始和最终研究模型进行计算，得出治疗效果的总体百分比。计算方法如下：

- 记录初始PAR。
- 记录结束PAR。
- 计算出降低的PAR：初始PAR–结束PAR。
- 降低百分比。

$$（降低PAR÷初始PAR）×100=降低百分比$$

良好的标准是70%。

- 结束模型PAR<5%=完美咬合。
- 结束模型PAR>10%=不可接受的咬合。
- 请谨记：
  - 分数是累积的，不同于IOTN
  - PAR≤10：有很大提高
- 如果个别患者丢失了初始研究模型，结束模型的PAR分数≤10说明有很大提高。

34.3　谁可以用PAR?

正畸团队里的任何一名成员都可用PAR分数，尤其是受过计算比例专业训练的成员。PAR可以用在任何一名接受过正畸治疗的患者的前后的研究模型上。英国初级保健信托（PCT）机构每年用这种方法评价超过30个样本的治疗结果。

允许正畸医师5%以内的病例得分为没有提高，但是如果超过5%的病例被评价为没有提高就是一个非常差的结果。

35

间隙分析
Space Analysis

在正畸治疗中间隙分析是用来计算牙弓所需要的间隙量。间隙分析要在治疗开始之前进行，这是为了确保治疗目标的合理性。

以下情况的纠正是需要进行间隙分析的：

- 拥挤。
- 切牙矢状向（AP）的改变（以获得正常2mm的覆盖）。
- 整平殆曲线。
- 扩弓（创造间隙）。
- 纠正上颌前牙角度（近远中轴倾）。
- 纠正上颌前牙唇倾度（转矩）。

35.1 拥挤

以牙弓中大多数牙齿的位置构建出弓形，用来计算拥挤量（图35.1）。一旦选定了最适合的牙形就可以开始测量。通过测量放在构建牙弓上的丝线来完成牙弓长度的测量。牙弓测量完成以后，需要测量所有牙齿的近远中向宽度。

所有牙冠的近远中宽度总和减去构建牙弓的长度：

近远中向冠宽度总和−构建牙弓长度=总拥挤度

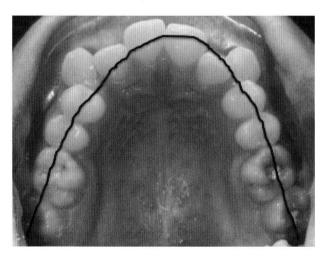

图35.1 评估牙弓拥挤程度

Textbook for Orthodontic Therapists, First Edition. Ceri Davies.
© 2020 John Wiley & Sons Ltd. Published 2020 by John Wiley & Sons Ltd.

上颌和下颌都需要单独测量。

拥挤度评价标准：

- 轻度：＜4mm。
- 中度：4～8mm。
- 重度：＞8mm。

以前临床医师的测量方法是将测量线放在包括移位牙齿的整个牙弓上，然后测量线的长度，进而和正常弓形长度进行对比。

35.2　切牙矢状向（AP）改变

当需要减小覆盖时，上颌切牙的移动就会产生矢状向的位置变化。切牙内收需要间隙，而唇倾切牙则创造间隙。在治疗结束后，每名患者都达到2mm正常覆盖是我们的矫治目标，但是在有些病例中，这个目标可能无法达到。

在减小覆盖过程中，1mm的切牙内收量需要牙弓中提供2mm的间隙。例如，如果一名患者存在6mm覆盖，那么达到治疗目标2mm的正常覆盖，就需要间隙。因为切牙内收1nm需要2mm的间隙，因此覆盖想要减小4mm就需要8mm间隙。

35.3　整平殆曲线

Spee曲线是下颌牙弓的纵殆曲线。整平Spee曲线需要间隙，曲线的深度越深，需要的间隙越多。根据深度的不同，整平殆曲线所需间隙量参考见表35.1。

测量Spee曲线深度时需要从第一恒磨牙远中尖到切牙作一个殆平面。曲线的深度就是前磨牙牙尖到这个殆平面距离（图35.2）。

表35.1　整平殆曲线所需要的间隙量

深度	所需间隙
3mm	1mm
4mm	1.5mm
5mm	2mm

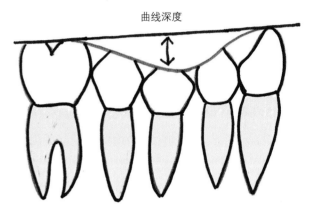

图35.2　整平Spee曲线需要间隙量

35.4　扩弓

扩弓是创造间隙的另一种办法。后牙段每扩弓1mm大约可以提供0.5mm间隙。扩弓只在后牙有反殆存在的情况下使用，如果在没有反殆存在的情况下使用，会增加咬合不稳定和颊侧骨开窗的风险。

35.5　创造间隙

创造间隙的方法有很多：

- 拔牙。
- 远中移动磨牙。
- 邻面去釉。
- 扩弓。

- 唇倾切牙。
- 任意以上方法组合或全部应用。

35.5.1　拔牙

拔牙是提供间隙最常用的方法。第一前磨牙和第二前磨牙是被拔除最多的牙齿。但是在考虑拔除前磨牙之前还应该检查是否存在愈后较差的牙齿，如果有应该优先拔除。拔牙的位置也取决于拥挤所在的位置，例如，第一前磨牙相对于第二前磨牙提供的间隙更靠近前牙段，如果拥挤存在于前牙区域，那么就应该考虑拔除第一前磨牙。

35.5.1.1　切牙

- 很少为了创造间隙而拔除。
- 只有存在以下情况下才被拔除：
  - 愈后很差
  - 磨牙关系是安氏Ⅰ类，存在下颌切牙拥挤
  - 骨性Ⅲ类错𬌗畸形，拔除下颌切牙可以帮助下颌切牙后退

35.5.1.2　尖牙

尖牙是牙弓的重要基石，是美观和功能的重要因素，例如，侧方咬合中的尖牙引导。拔除尖牙的考虑情况如下：
- 严重移位、异位或受影响后处于很差的位置。
- 侧切牙和第一前磨牙之间有较好的接触点。

35.5.1.3　第一前磨牙

第一前磨牙是最常被拔除的牙齿，考虑因素如下：

- 可能会产生自发式的排齐。
- 存在中度至重度的牙齿拥挤。

35.5.1.4　第二前磨牙

第二前磨牙是另一颗最常被拔除的牙齿，考虑因素如下：

- 存在轻度至中度的牙齿拥挤。
- 间隙关闭需要近中移动后牙。
- 第二前磨牙严重移位。

35.5.1.5　第一恒磨牙

如果第一恒磨牙愈后很差则考虑拔除。

35.5.1.6　第二恒磨牙

第二恒磨牙拔除的考虑因素如下：

- 上颌后牙需要远中移动。
- 需要创造间隙减轻前磨牙段的轻度拥挤。
- 为第三磨牙萌出创造额外的间隙。

35.5.1.7　第三恒磨牙

如果第三恒磨牙影响或导致相邻牙齿，如第二磨牙的破坏，则考虑拔除。

35.5.2　远中移动磨牙

应用头帽可以帮助达到磨牙的远中移动。口外拉力可以产生多达每侧2~3mm，双侧共4~6mm的远中移动。

35.5.3 邻面去釉

35.5.3.1 邻面去釉

有时邻面去釉（IPR）是为了创造间隙，需要在邻牙中间的近中面和远中面磨除少量釉质。通过磨牙在牙齿接触点之间产生的间隙来允许牙齿移动。邻面去釉也不只是为了创造间隙，也可以用来改善牙冠形态和接触点，以增强治疗后的稳定性。用抛光条磨除釉质，每颗牙齿大约可以磨除0.5mm，分别在牙齿的近中和远中每侧0.25mm。

35.5.3.2 涡轮机去釉

涡轮机去釉是最常用的方法。与抛光条相比，高速涡轮手机可以在牙弓中创造额外的3~6mm或更多的间隙。这种方法的缺点是对牙齿和牙周组织都造成损伤。

35.5.4 扩弓

扩弓是创造间隙的另一种方法。如前文所述，扩弓应该只应用于存在反𬌗的病例中，因此如果一个病例存在反𬌗就可以通过扩弓来获得间隙。后牙每扩弓1mm可以获得0.5mm间隙。当病例中存在下颌牙舌倾的反𬌗时，可以考虑下颌扩弓。

35.5.5 唇倾切牙

唇倾切牙可以创造间隙。每唇倾1mm可以在牙弓中提供大约2mm的间隙。

36

唇腭裂
Cleft Lip and Palate

唇腭裂（CLP）是一种常见的颅面畸形，由胚胎8周时腭的水平向不发育和互相融合失败导致。

有两种不同类型：

- 唇裂伴随或不伴随腭裂。
- 单独腭裂。

36.1　唇裂伴随/不伴随腭裂的患病率

在高加索人群中：

- 新生儿中患病率1：750（伴随腭裂）或1：1000（不伴随腭裂）。
- 男性高于女性，比例=2：1。
- 左侧发生率大于右侧。

36.2　单纯腭裂的患病率

在高加索人群中：

- 新生儿中患病率为1：200。
- 女性高于男性，比例=4：1。

36.3　与单纯腭裂有关的综合征

- Down's综合征。
- Treacher Collins综合征。
- Pierre Robin 综合征。
- Klippel–Feil 综合征。

36.4　病因

唇腭裂是一种多因素疾病，可以由以下因素组合形成：

- 遗传因素：唇腭裂的家族病史是可以遗传的。
- 环境因素：如果妊娠期间服用如下补剂和药物可以增加唇腭裂风险：
  - 维生素A
  - 海洛因
  - 抗惊厥药物
  - 类固醇
- 前面提到的综合征的一部分。
- 妊娠期间的叶酸缺乏是唇腭裂的促进因素，但是可以通过为所有妊娠女性补充叶酸来解决。

Textbook for Orthodontic Therapists, First Edition. Ceri Davies.
© 2020 John Wiley & Sons Ltd. Published 2020 by John Wiley & Sons Ltd.

36.5　发生

　　腭部的软硬组织发育起源于垂直舌体两侧的两个突起。在孕期第8周时，舌体下降使双侧突起垂直抬高，在腭中缝处水平连接，然后融合在一起。如果舌体没有下降，可能导致双侧突起无法在腭中缝处融合，从而导致腭裂。

　　融合失败可以导致以下任意一种症状：

- 唇裂伴随/不伴随牙槽突裂。

- 单侧裂（只一侧存在裂隙）
- 双侧裂（双侧同时存在裂隙）
- 唇腭裂：
  - 单侧唇腭裂（只一侧存在裂隙）
  - 双侧唇腭裂（双侧同时存在裂隙）

36.6　分型

　　唇腭裂有3个不同的分型（图36.1）。

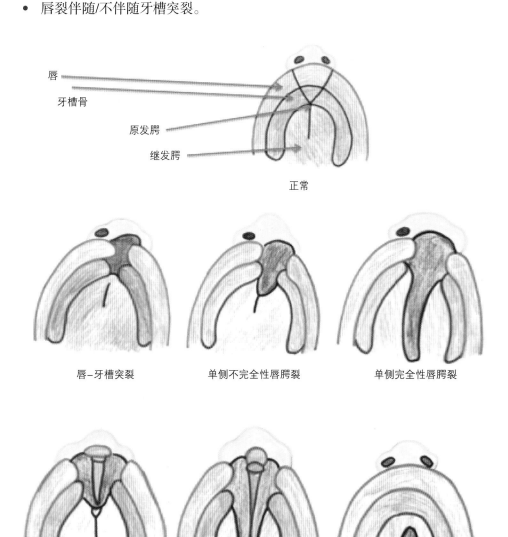

图36.1　不同类型的唇腭裂

- 唇-牙槽突裂（发生于原发腭）：唇-牙槽突裂可以影响位于切牙孔前方的前腭。造成的影响可以是一侧（单侧裂）也可以是双侧（双侧裂）。在单侧唇-牙槽突裂的病例中，鼻基底部扁平并偏离非裂侧。

- 唇腭裂：唇腭裂可以是单侧或双侧，有完全性裂和不完全性裂。唇腭裂病例中，唇腭裂处通常有一小部分牙槽骨向腭侧移动并向内凹陷，这样的情况会给整形外科医师和正畸医师排齐牙齿带来困难。

- 单纯腭裂：腭裂只发生在腭后部。裂隙可能只发生在软腭，但也可能延伸至硬腭。

36.7 临床问题

CLP患者可能会出现许多临床问题，这取决于裂隙的严重程度和位置。目前存在的问题如下：

- 喂养：CLP的婴儿很难获得口腔封闭。
- 听力：硬腭后部裂和软腭裂会影响听力。
- 语言：裂隙使软腭无法与咽部接触关闭气道，导致说话困难。
- 牙异常：CLP会影响牙齿发育，并可能导致：
  - 先天性牙齿缺失
  - 多生牙存在
  - 上颌尖牙阻生
  - 牙齿发育延迟
  - 牙齿发育不全
  - 过小牙
  - 第一前磨牙阻生
- 错𬌗畸形：常常出现前牙和后牙的反𬌗。
- 上颌生长不足：腭部修复后产生的瘢痕会对上颌的生长产生影响。
- 自卑：由于唇腭裂的存在，他们对自己的外表

不自信而自卑。

36.8 治疗团队

出生时患有CLP的婴儿都要接受CLP团队的治疗。组内成员都是丰富经验的临床专家。这个团队的组成包括：

- 正畸医师。
- 颌面外科医师。
- 整形医师。
- ENT外科医师——耳、鼻、喉。
- 语言治疗师。
- 专业的健康观察人员。

36.9 管理

唇腭裂团队会监管每一名患儿从出生到18岁生长发育停止的整个过程。每一名唇腭裂患者都涉及多学科的治疗方法：

- 出生：
  - 专业的健康观察人员来访
  - Rosti奶瓶帮助喂养
- 唇部修复：
  - 在6～12周进行肌肉纤维重新排列
- 腭部修复：
  - 在6～12个月进行，促进患儿语言功能的正常发育
- 语言治疗：
  - 治疗师有助于培养患儿良好的语言能力，发现语言异常
- 进一步手术治疗：
  - 在4～5岁之前，进一步手术的目的是在患儿开始上学之前提高面部美观性

- 正畸护理。

36.10 正畸意义

唇腭裂患儿在出生时就可以见到如下症状：

- 先天性牙齿缺失，大多数发生在上颌侧切牙。

- 多生牙，大多数发生于上颌侧切牙区域。

- 病理性牙齿。

    – 数量和形态异常

    – 釉质形成不全——釉质缺陷

    – 第一恒磨牙的异位萌出

- 反𬌗

- 扭转。

- 牙弓形态异常。

- 骨缺陷。

- 安氏Ⅲ类错𬌗畸形。

37

正颌外科手术
Orthognathic Surgery

37.1 定义

- 正颌外科是专业的颌面外科手术。通过对颌骨的重新排列达到提高美观和功能的目的。
- 牙面畸形是牙列和牙弓关系的畸形，其导致上颌或者下颌骨发生偏离，造成患者因美观或颌骨问题而产生功能性困难。

37.2 治疗指征

通常有如下3个方向上的问题时会选择手术治疗：

- 矢状向：
  - 严重的骨性Ⅱ类不调
  - 严重的骨性Ⅲ类不调
- 垂直向：
  - 严重的前牙开𬌗（AOB）
  - 严重深覆𬌗
- 水平向：
  - 骨性不对称

37.3 X线片

在考虑手术之前，需要拍摄相关的X线片来评估患者：

- 牙科全口曲面断层片（DPT）。
- 头颅定位侧位片和侧位分析：有助于提供牙面不同部分之间的关系的详细信息，例如：
  - 颅骨和颅底
  - 鼻-上颌复合体
  - 下颌
  - 上下颌牙列
- 上颌前部咬合片。

37.4 手术过程

有许多不同的外科手术术式，每名外科医师都有自己的临床偏好。最受欢迎的是可以避免产生额外的瘢痕的口内路径方式。对于上颌和下颌有不同的手术术式。

37.4.1 上颌手术

上颌骨有5种不同的常用术式，都可以用来

Textbook for Orthodontic Therapists, First Edition. Ceri Davies.
© 2020 John Wiley & Sons Ltd. Published 2020 by John Wiley & Sons Ltd.

治疗特定的畸形。

37.4.1.1 分段手术

上颌分段手术是将上颌骨前段作为一个整体牙块，包括骨支持组织。"牙块"这个词指的是将尖牙和切牙作为一个整体。图37.1的口内照片显示在切口形成以后可移动的分段。分段的牙齿可以向后移动减小深覆盖，也可以向上移动减小深覆𬌗。

这个术式也存在一定的风险，例如，牙齿损伤的发病率增加，或整个骨块的血液供应减少。眶下神经的损伤会导致脸颊、上唇和鼻子一侧的麻木。

37.4.1.2 Le Fort Ⅰ型

Le Fort Ⅰ型是最常见的上颌术式，在颊黏膜和上颌骨切一个马蹄形切口，游离上颌骨。一旦上颌骨被游离，只有腭侧血管和软组织附着在上面。这个切口下，上颌骨可以移动以获得如下改善：

- 上颌骨向上移动可以减小深覆𬌗，需要去除一段骨以达到骨块上抬。
- 上颌骨向下移动可以减小前牙开𬌗（AOB），需要进行植骨。
- 上颌骨向前移动可以改善上颌发育不足，需要进行植骨。
- 上颌骨向后移动可以改善上颌前突，需要移除部分骨质。

37.4.1.3 Le Fort Ⅱ型

Le Fort Ⅱ型截骨的覆盖面积大于Le Fort Ⅰ型，因此这个术式允许面中部的调整。为了纠正面中部问题，鼻骨和颧骨部分要涉及移动。手术切口可以是口内切口或口外切口。如果是口内切口，手术程序和Le Fort Ⅰ型相同；如果是口外路径，切口位置在眶下区域。

37.4.1.4 Le Fort Ⅲ型

当需要纠正任何颅面异常时，需采用Le Fort Ⅲ型截骨手术。进行这一术式需要双侧冠状切开翻瓣。

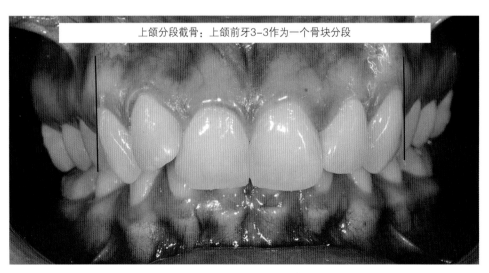

图37.1 上颌分段截骨

图37.2说明了这3种截骨术式：Le Fort Ⅰ型、Le Fort Ⅱ型、Le Fort Ⅲ型截骨。

37.4.1.5 手术辅助快速扩弓

手术辅助快速扩弓（SARPE）（图37.3）是通过使用上颌快速扩弓器（RME）逐渐扩张上颌骨，来解决上颌骨的横向问题。RME装置是将上颌第一前磨牙和磨牙用带环连接在一起，延伸出的刚性臂连接Hyrax扩弓簧组成。为了达到扩弓目的，外科医师手术劈开腭中缝。然后患者每天用钥匙转动4次，达到每天扩弓移动1mm。当上颌宽度扩展足够，RME需要在原位保持3个月，允许腭中缝区进行骨充填。过早移除RME容易导致复发。

RME发挥作用最常见的特征是中切牙区出现缝隙，反映的是上颌扩弓的结果。

37.4.2 下颌手术

可以用在下颌骨的术式主要有6种，可用于治疗特定的畸形。

37.4.2.1 分段截骨术

分段截骨不只可以用在上颌，也可以用在下

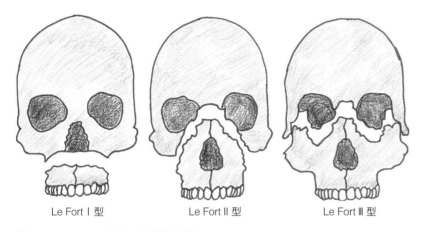

图37.2 Le Fort Ⅰ型、Ⅱ型和Ⅲ型

图37.3 手术辅助快速扩弓（SARPE）

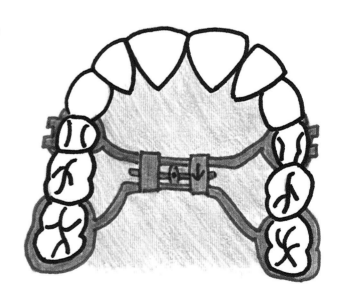

颌（图37.4）。下颌分段截骨的作用方式和上颌分段截骨类似，都是通过将一个区域的牙齿连带着它们的支撑骨和结构组织作为一个整体进行移动。截骨段包含双侧下颌尖牙及下颌切牙，根据需要可做截骨段的上下移动。减小深覆𬌗时可以考虑将骨块向下移动，反之前牙开𬌗病例将骨块上移。

这个术式的风险是移动量过大导致牙齿损伤或骨块血液供应减少。

37.4.2.2　垂直乙状切迹截骨术

这个术式主要应用在需要下颌骨向前移动的下颌发育不足的病例中。切口是从乙状切迹到下颌骨边界将下颌升支切开，可以将下颌骨分离以允许下颌向前移动（图37.5）。手术可以使用特殊器械在口内切开，也可以用标准仪器进行口外切口，口外切口会留下手术瘢痕。

这个术式的优点是很少发生神经损伤。

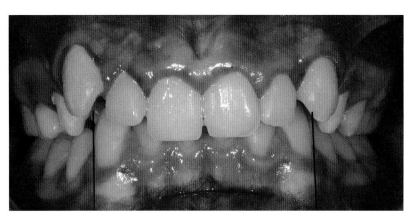

图37.4　下颌分段截骨术

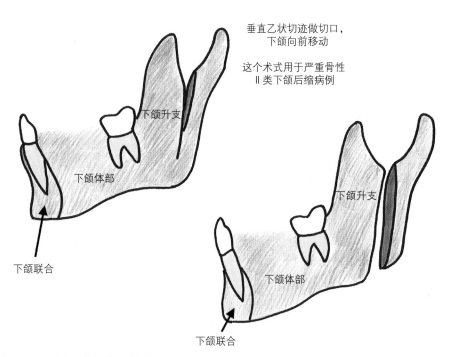

图37.5　垂直乙状切迹截骨术

37.4.2.3　双侧矢状劈开截骨术

双侧矢状劈开截骨术（BSSO）是下颌骨应用最多的手术。用于下颌存在严重的下颌后缩或下颌前突病例。在骨性Ⅱ类病例中，应用BSSO术式可以前移下颌，相反在骨性Ⅲ类病例中可以后退下颌。切口只能是从口腔内末端磨牙的后侧直接进入颊沟，平行穿过下颌角进行骨切开。

这个术式的风险是会对下牙槽神经造成损伤，导致下颌麻木，当颏神经也受损时会导致唇部和颏部的感觉异常。

图37.6显示了不同病例涉及的下颌移动。

37.4.2.4　下颌体部截骨术

下颌体部截骨术现在很少使用，但在下颌前突且下颌牙弓颏孔前部有天然间隙的患者可以考虑使用（图37.7）。

37.4.2.5　颏成形术

颏成形术是应用在颏部的手术（图37.8）。这个类型的手术几乎允许颏部向任何方向移动，但受骨接触区和肌肉的限制。

37.4.2.6　髁突后软骨移植

这个手术应用在存在严重下颌后缩的生长期患者。类似功能矫治器一样，这种手术通过在髁突后部嵌入一块软骨或自体软骨来帮助重塑关节窝，可产生立竿见影的效果。

37.4.3　双颌手术

在一些病例中，上颌和下颌都需要移动。双颌手术通过用螺钉重新定位来纠正上下颌存在的骨性不调。

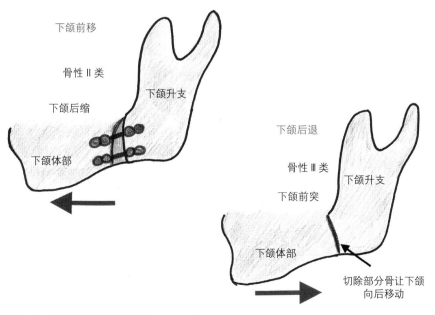

图37.6　双侧矢状劈开截骨术

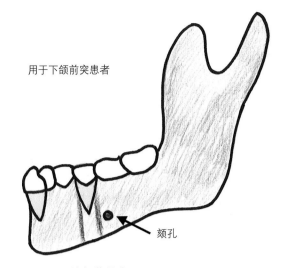

用于下颌前突患者

颏孔

图37.7　下颌体部截骨术

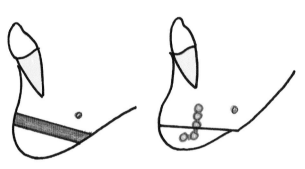

图37.8　颏成形术的切口位置

37.4.4　牵张成骨

这种类型手术用于治疗生长发育期儿童的严重骨性畸形。它有助于颅面异常的治疗，包括对截骨端应用增量牵引。做牵张的目的是希望减少后续所需的手术数量。

37.5　治疗的顺序

需要手术的病例在做手术之前需要以下一系列的治疗。

37.5.1　拔牙

第一个程序是考虑是否需要拔牙。在以下情况中需要考虑拔牙：减轻拥挤、整平曲线和需要纠正切牙倾斜度的病例即去代偿。未萌出的第三恒磨牙也要在治疗之前考虑拔除，因为外科医师可能会认为第三恒磨牙的存在干扰手术计划的制订。

37.5.2　手术前正畸治疗

患者手术之前的术前正畸可以解决以下问题：

- 排齐和整平。
- 协调牙弓。
- 去代偿。
- 为手术切口创造间隙。
- 整平和维持Spee曲线。

术前正畸通常是通过固定矫治完成，固定矫治较容易进行颌间弹性牵引，也可以获得良好的切牙矢状向和垂直向的纠正。术前正畸的主要目的是通过纠正切牙角度来去除牙齿代偿。去代偿使骨性不调的程度变得清晰，这将会使患者外貌看起来更差。很重要的一点是要确保患者可以意识到这个变化，并且让患者安心地知道这只是在手术完成之前暂时的。

整个过程需要12～18个月的时间，一旦术前正畸完成，就需要一套全新的记录，例如印模、照片和X线片。这是为了确保牙齿移动到位，为手术做好准备。

37.5.3　手术

　　手术在医院进行且需要住院2～4天。用小型钛板和螺钉将颌骨固定在新的位置。通过颌间牵引将颌骨在新位置闭口位进行固定。由于颌骨被固定在闭口位，手术后的前几天需要进流食，然后在4～6周内从软食逐渐过渡到正常饮食。手术后患者会即刻肿胀；在前2～3周肿胀会迅速减轻，在接下来的6～9个月缓慢消肿。

　　每一种手术方法都会有并发症。任何接受正颌手术的患者都会经历神经损伤、肿胀和淤青。确保每名患者在做手术之前都能意识到这些并发症。如果眶下神经受损，会导致颊部或一侧鼻部麻木或感觉异常。如果下颌骨下牙槽神经受损，也会导致一侧颏部和唇部麻木或感觉异常。

37.5.4　手术后正畸

　　一旦手术完成且患者已经完全康复，正畸治疗就可以完成了。术后正畸术旨在实现以下目的：

- 完成任何术前正畸没有做完的移动。

- 维持手术效果。
- 使分段截骨部分的牙根平行。
- 精细咬合调整。
- 在弹性弓丝上进行颌内牵引，帮助咬合调整紧密。

37.6　风险与受益

　　正颌手术是风险与受益并存。

　　风险：

- 感觉不适：肿胀、淤青和术后疼痛。
- 消失或改变神经感受。
- 颌骨功能减退。
- 感染。
- 复发。

　　受益：

- 功能提高。
- 美观提高。
- 自信提升。

38

保持与稳定
Retention and Stability

38.1　定义

- 保持是指最大限度地减少复发并维持治疗结束时的效果。
- 复发是正畸治疗结束后，牙齿又回到治疗前的位置。

38.2　复发的病因

复发的原因有4个：

- 牙龈和牙周纤维。
- 咬合因素。
- 软组织因素。
- 生长因素。

38.2.1　牙龈和牙周纤维

牙齿移动过程中，牙周膜被拉伸，牙齿在牙槽骨中移动。牙周韧带内的纤维在适应其新位置之前，有将牙齿拉回到原始位置的趋势。

扭转的牙齿更易复发，这是因为去扭转时牙周纤维被拉伸得更多。重要的是主动治疗结束后，需将牙齿在新位置保持足够长的时间，以减少复发的可能性，增加其稳定性。

可以考虑利用固定矫治器将牙齿保持在正确位置更长的时间，此外，还可以主动切断齿间纤维和齿-龈纤维，即环切术。

主动正畸治疗结束后，牙槽骨和不同的纤维都需要时间来稳定（图38.1）：

- 1个月，牙槽骨重建。
- 3~4个月，牙周纤维重新排列。
- 4~6个月，牙龈中的胶原纤维重新组织。
- 8个月或更长的时间，齿-龈纤维、齿间纤维中的弹性纤维才能重建。

38.2.2　咬合因素

正畸治疗后建立良好的咬合关系至关重要，因为它能够预防复发。治疗结束后咬合不良会导致复发。良好的牙尖交错关系更稳定。若咬合不良，会导致舌体处于牙列之间，这一压力可引起复发，出现后牙段及前牙段的开𬌗。

有两种方法可以使治疗结束后牙列更为稳定：

- 如图38.2所示，若下颌切牙切缘位于上颌切牙

Textbook for Orthodontic Therapists, First Edition. Ceri Davies.
© 2020 John Wiley & Sons Ltd. Published 2020 by John Wiley & Sons Ltd.

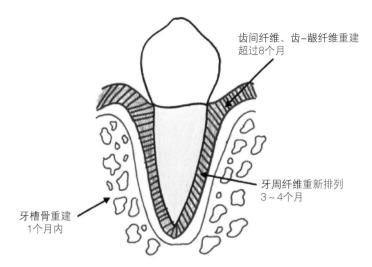

齿间纤维、齿-龈纤维重建
超过8个月

牙周纤维重新排列
3～4个月

牙槽骨重建
1个月内

图38.1 牙龈和牙周纤维

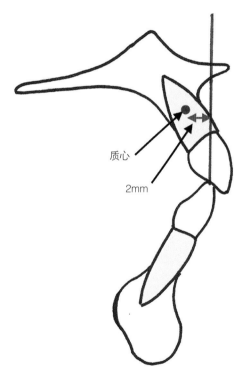

质心

2mm

图38.2 适宜的前牙关系

根长轴中点（质心）前方的0～2mm，稳定性会提高。

- 上下颌切牙角为135°或接近135°，会形成咬合停止，防止切牙过度伸长。

仅有一种不需要保持器的情况：纠正前牙反𬌗的阻断性治疗。这是因为反𬌗纠正后，可通过前牙正常的覆𬌗来保持。

38.2.3 软组织因素

中性区是指牙齿位于舌体、脸颊和唇之间的合适位置。舌头是最坚硬的软组织，可以对牙列产生影响。由于力的影响很大，因此保证治疗结束后牙齿处于中性区十分重要，可增加其稳定性。以Ⅱ类1分类患者为例，内收切牙时，要考虑到下唇、舌体的影响，降低复发的风险。如果牙齿移出中性区，则复发的可能性高。为保证牙周健康，也应使牙齿处于平衡状态。

关于中性区存在两个主要问题：首先，没有人确切知道其位置以及范围；其次，随着年龄的增长，肌张力会改变，因此中性区会随着年龄而改变。

38.2.4 生长因素

青春期结束，人类的生长发育完成。然而，整个生命过程仍可能会发生小的变化，可能会影响上颌骨、下颌骨的位置，导致口腔环境和对牙列的压力不断变化。若牙齿受到的力总是变化，随着年龄增长，可能会导致复发风险增大。晚期生长变化的一个例子是，无论患者是否接受过正畸治疗，下颌切牙都可能会出现拥挤。

38.3 复发是否常见?

无法明确复发的可能性大小,或某个患者会不会复发。因此,医师应认为所有患者都可能会复发。有关固定矫治器治疗后复发的研究表明,追踪正畸结束10年的患者,70%由于复发需要再次接受治疗。每隔10年,复发的程度会继续加重。由于不知道哪名患者会(或不会)经历复发,可能存在一些患者忘记或拒绝佩戴保持器但没有复发,而其他按时佩戴矫治器的患者出现复发的情况。

38.4 保持相关的知情同意事项

由于主动治疗结束后的保持阶段需要患者配合,因此在正畸治疗开始之前,必须告知患者所有有关复发和保持的重要性。每名患者都需要被告知有复发的可能性。

38.5 保持器

保持器主要用于减少复发并维持获得的结果。为每名患者选择正确的保持方案十分重要。选用哪种保持方法应考虑以下因素:

- 治疗效果的稳定性。
- 初始错殆类型。
- 使用的矫治器类型。
- 口腔卫生情况。
- 治疗效果的质量(是否需要稳定咬合)。
- 患者的依从性。
- 患者的期望值。
- 患者的偏好。

保持器有两种:活动保持器和固定保持器。

每种都有其优势与不足。

- 活动保持器:患者有责任保证按时佩戴,如果没有按时佩戴,必须接受可能由此产生的后果。由于能够摘除进行清洁,活动保持器的优点是能够维护良好的口腔卫生。保持器可以根据需要每天佩戴一定时间,从临床角度来看,患者需要按指示来进行佩戴保持器,以防止任何复发。
- 固定保持器:固定在牙齿上,患者不能自行摘掉。对于一些病例,正畸治疗后稳定性较差,因此可能需要使用固定保持器以防止复发。例如,治疗前的牙列散隙、扭转牙齿的纠正、下颌前牙的大量移动、缺乏牙周组织的支持,这些情况都需要固定保持器提供额外的稳定性。然而,由于固定保持器无法保持所有牙齿的稳定,患者同时需要备有活动保持器,被称为双重保持。当治疗结果不稳定、患者依从性差时,固定保持器的优势是能够直接固定于牙齿上;不足是如果保持器松动、脱落,需要临床医师将它们重新粘固于牙齿上。

38.6 活动矫治器

目前临床有很多种活动保持器,包括:

- Hawley保持器。
- 真空压膜保持器。
- Begg保持器。
- Barrier保持器。

38.6.1 Hawley保持器

Hawley保持器(图38.3和图38.4)是正畸治疗结束后常用的一种活动保持器,可维持治疗效果，防止复发。该保持器简单，但很牢固，由双曲唇弓、Adams卡环及丙烯酸基托组成。对于牙列缺损的患者，可以在Hawley保持器上制作"假牙"，但重要的是要确保将刚性止动附件固定在其近远端，以防止复发。

由于Hawley保持器与真空压膜保持器相比，殆面包裹少，因此它的优势是允许牙齿垂直向快速建殆。

Hawley保持器需要全天佩戴3~6个月，之后夜间佩戴。

Hawley保持器可以进行改良：

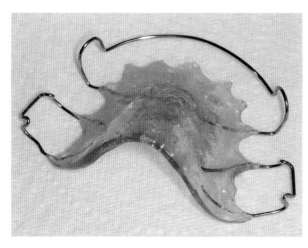

图38.3　Hawley保持器

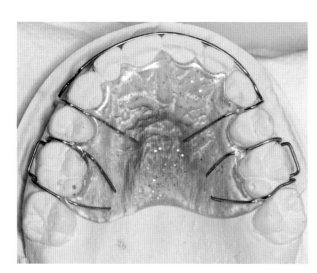

图38.4　Hawley保持器的殆面观

- 丙烯酸树脂唇弓：唇弓带有丙烯酸基托，紧贴牙齿表面。利于扭转牙的保持，防止复发。
- U形曲倒置：利于控制尖牙。
- 被动式前牙咬合平面导板（FABP）：利于深覆殆的保持。
- 唇弓与卡环焊接：弓丝不会造成咬合干扰。

优势：

- 弯制简单。
- 牢固。
- 强度能够维持横向宽度。
- 易于安置"假牙"。
- 吃饭时能够佩戴。
- 利于后牙建殆。
- 前牙平面导板能维持深覆殆的矫治效果。
- 唇弓可以用于切牙的简单移动。

不足：

- 患者接受度差，尤其是下颌。
- 与真空压膜保持器相比，费用高。
- 制作需要一定的时间。

38.6.2　真空压膜保持器

真空压膜保持器（图38.5和图38.6）是一种透明保持器，包裹所有牙齿来保持最终结果，防止复发。与Hawley保持器相比，其具有许多潜在的优势。

这种保持器可全天佩戴，除喝水外，进食或饮用任何饮品需要摘下保持器，2年后仅夜间佩戴。其他任何饮料，例如致龋性饮料，不能在佩戴保持器时饮用。因为保持器内，尤其是上颌保持器会残留致龋性液体，与牙齿切缘和牙尖接

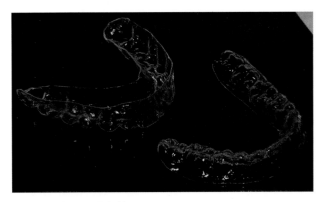

图38.5 真空压膜保持器

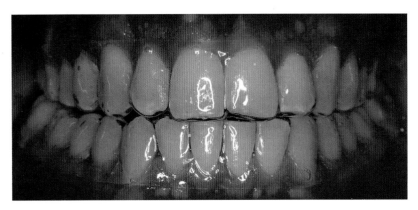

图38.6 佩戴真空压膜保持器

触，导致脱矿。

压膜保持器的不足是塑料边缘低于龈缘接触点，导致口腔卫生不良，并引起增生性牙龈炎。

优势：

- 美观。
- 较少影响发音。
- 费用较少。
- 易于制作。
- 对于下颌前牙控制较好，防止复发。
- 深受患者喜爱。

不足：

- 不利于后牙建𬌗。
- 耐磨性差，需要替换。

- 需要纳入第二磨牙，防止其伸长。

38.6.3 Begg保持器

若需要建立最终咬合，则考虑使用Begg保持器（图38.7和图38.8）。保持器由唇弓组成，尖牙处弯制调节曲，沿牙外形延伸至第二恒磨牙。建立咬合时需要全天佩戴保持器，咬合建立后只需夜间佩戴。

38.6.4 Barrier保持器

Barrier保持器（图38.9）能够对扭转的切牙进行较小的调整，也允许前磨牙建立最终咬合。在调整过程中应全天佩戴，调整完成后夜间佩戴。

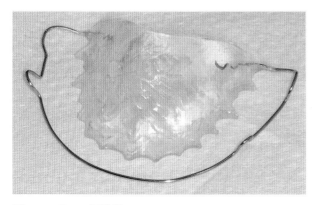

图38.7 Begg保持器

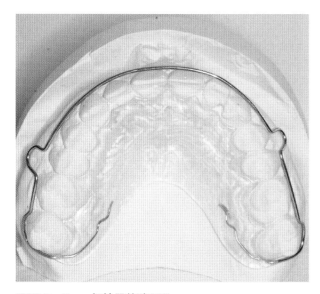

图38.8 Begg保持器的𬌗面观

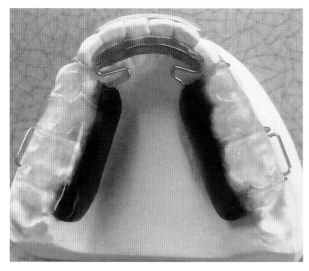

图38.9 Barrier保持器

38.7 固定保持器

固定保持器粘接在上下颌前牙的腭、舌侧面。粘接方式为常规酸蚀技术、复合树脂粘接。

有5种固定保持器：

- 多股不锈钢丝保持器（舌侧保持丝）（图38.10）：粘接于3-3，最常用的材料是0.0175英寸多股不锈钢丝。
- 刚性舌弓保持器（图38.11）：从尖牙延伸到尖牙，并仅在尖牙上粘接固定。这可能出现前牙复发。
- 预成固定保持器（图38.12）。
- 个性化保持器：椅旁或技工室制作。
- 增强纤维带保持器。

放置固定保持器有较高的操作技术要求。牙齿表面不能有任何牙结石（可能导致粘接失败），并保持干燥。粘接时，利用酸蚀技术，并使弓丝被动地固定在牙齿表面，使用复合材料进行粘接。若粘接失败，尽管只有部分脱落，也会导致复发。

佩戴固定保持器的患者同时需要佩戴活动保持器，这是双重保持，可以防止由于固定保持器脱落而导致的复发。晚上佩戴活动保持器不仅有助于防止由于固定保持器脱落导致的复发，同时可以防止后牙段的复发。患者需要定期检查固定保持器是否脱落。

固定保持器常用于特定问题的保持：

- 牙齿扭转。
- 切牙间隙。
- 广泛散隙。
- 严重错位的牙齿。
- 牙周问题。

优势：

- 美观。
- 不需要患者依从性。

不足：

- 失败率高。
- 不易保持口腔卫生。
- 需要长期保持、监控。

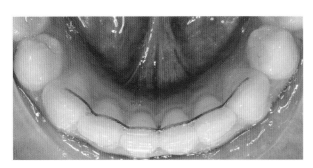

图38.10 多股不锈钢丝固定保持器

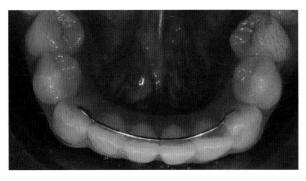

图38.11 刚性舌弓保持器

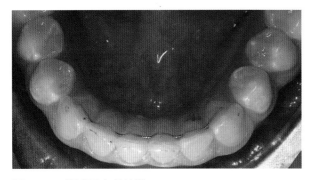

图38.12 预成固定保持器

38.8 保持器的维护

各种类型的保持器有不同的清洁方法：

活动保持器：

- 可摘：口腔卫生易于维护。
- 牙刷、牙膏：可用于基托保持器。
- 特殊清洁材料：例如保持器清洁剂，可用于清洗压膜保持器，不会降解塑料。

固定保持器：

- 不进行维护，可能会造成牙周问题和龋齿。
- 牙齿间清洁，需要用牙线、牙间隙刷等。

38.9 增加稳定性

为增加稳定性，可以考虑两种方法：环切术和邻面去釉。

- 环切术，又被称为嵴上纤维切断术。这个手术涉及牙槽骨上方的齿间纤维和齿-龈纤维。这些纤维会产生将牙齿拉回到其原始位置的力，特别是严重扭转的牙齿。治疗需在局部麻醉下进行，不需要牙周塞治剂。沿牙周袋做垂直切口，切断牙颈部周围的纤维，不接触牙槽骨。这种方法能够减少30%复发率，对上颌牙齿中最为有效。
- 邻面去釉，也被称为邻面成形，即去除牙齿近远中少量釉质。片切牙齿，并在牙齿间创造少量间隙。有学者建议，增大邻牙接触面，能够增强相邻牙齿之间的稳定性。

38.10 需要保持的牙齿移动类型

以下几种牙齿移动类型均需要保持器进行保持：

- 倾斜移动。
- 整体移动。
- 旋转移动。
- 压低移动。
- 伸长移动。

38.11 保持的相关建议

- 永久夜间佩戴（只要患者想要长久保持牙齿整齐）。
- 每晚需佩戴10～12小时。

38.12 5个关键点

1）复发是不可预测的。

2）复发的原因可能是正畸因素。

3）复发的原因可能是不良生长型。

4）在患者知情同意阶段，就应强调复发和保持的重要性。

5）患者必须清楚其在保持阶段的重要性。

38.13 去粘接后的效果和注意事项

- 保持阶段的复查是必要的。
- 保持稳定时，患者无须常规复查。
- 无须常规复查前，需要告知患者的注意事项：
  - 保持器的佩戴和护理，以及重新制作的费用
  - 需要长期保持
- 需要常规牙齿检查。
- 若存在有关保持器、牙齿不齐的问题，需尽快再次咨询正畸医师。
- 需要保存患者的档案和治疗记录。

39

阻断性矫治
Interceptive Treatment

39.1 定义

阻断性矫治也被称为早期矫治，是从7岁开始对早期混合牙列进行治疗。早期矫治可以去除牙齿在萌出过程中可能出现的咬合干扰，通过预防、阻断牙齿萌出后可能出现的干扰因素，来对牙列进行管理、控制。可以进行阻断性矫治的情况总结见表39.1。

39.2 临床应用：混合牙列早期

39.2.1 深覆盖

- 通过含唇弓的活动矫治器内收上颌切牙：
  - 用于骨性生长型较好，只需要内收上颌前牙的患者
- 功能矫治器：
  - 用于骨性II类伴深覆盖患者

39.2.2 多生牙

若多生牙的存在对其他恒牙有一定的危险，可以考虑拔除；若其独立存在，且暂时没有风险，可进行密切观察。

39.2.3 乳牙早失：间隙保持

当乳牙过早脱落，可以使用间隙保持器。以下临床情况可以考虑使用间隙保持器：

- 第二乳磨牙早失：
  - 第一恒磨牙近中移动，占据第二乳磨牙的位置，会导致第二前磨牙阻生
  - 保持间隙，使第二前磨牙顺利萌出
- 第一恒磨牙萌出前，第一乳磨牙早失：
  - 第一恒磨牙萌出前，第一乳磨牙早失，邻牙近中移动，导致第一前磨牙阻生
- 单侧乳尖牙早失（单侧）：
  - 单侧乳尖牙早失，牙弓内的其他牙齿发生漂移，导致中线不调、恒尖牙萌出间隙不足

39.2.3.1 活动矫治器

- 上颌活动矫治器可以用来保持间隙，以允许恒牙萌出或植入种植体（图39.1）。
- 优势：
  - 可随时摘除，易于患者维护口腔卫生
  - 恒牙萌出后，方便调改，例如，需要时可磨除基托材料

Textbook for Orthodontic Therapists, First Edition. Ceri Davies.
© 2020 John Wiley & Sons Ltd. Published 2020 by John Wiley & Sons Ltd.

表39.1　阻断性矫治的临床应用

临床应用	
混合牙列早期	• 深覆盖
	• 多生牙
	• 乳牙早失
	• 上颌中切牙迟萌
	• 第一恒磨牙阻生
	• 前牙反𬌗
	• 后牙反𬌗
	• 重度拥挤
	• 吮指习惯
混合牙列晚期	• 低𬌗牙
	• 上颌尖牙异位
	• 先天性牙齿缺失
	• 创伤性深覆𬌗
	• 深覆盖
	• 第一恒磨牙发育不良
恒牙列早期	• 先天性牙齿缺失
	• 牙列拥挤
	• 阻生牙

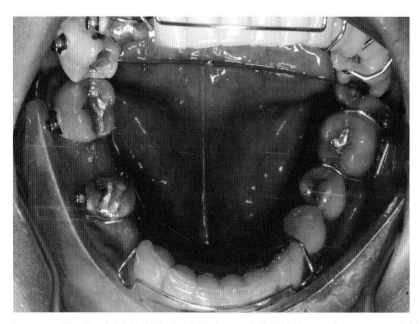

图39.1　𬌗面观：间隙保持器，远中移动45，为种植体植入开辟间隙，同时保持其他间隙

- 不足：
  - 需要患者的配合，若未按要求佩戴，间隙会减小甚至关闭
  - 随佩戴时间增加，固位变差

39.2.3.2 局部义齿（桥体）

- 美观性较好。
- 能参与咀嚼活动。
- 由于桥体能够恢复咀嚼功能，可以防止对颌牙过度萌出。
- 优势：
  - 易于维护口腔卫生
  - 患者可以自主摘下
  - 提高患者自信心
- 不足：
  - 依赖于患者的依从性，若不佩戴桥体，间隙会减小甚至关闭
  - 佩戴时间较长，固位性会变差

39.2.3.3 丝圈式间隙保持器

- 固定间隙保持器。
- 组成部分：磨牙带环，不锈钢丝弯制的圈曲延伸臂。
- 用于第二乳磨牙早失，防止第一恒磨牙近中移动。
- 延伸臂自第一恒磨牙带环起，至第一前磨牙的远中面，保持第二前磨牙的萌出间隙（图39.2）。
- 优势：
  - 固定于牙齿，患者无法自行摘戴
  - 易于就位
- 不足：
  - 清洁难度大
  - 调试完毕、粘接固位之前，需多次复查

39.2.3.4 远中靴形间隙保持器

- 固定间隙保持器。

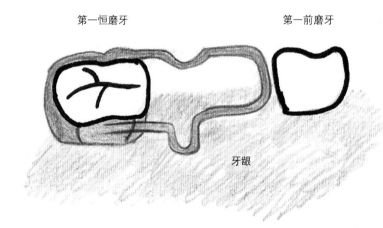

第一恒磨牙　　　　　　　　　第一前磨牙

牙龈

图39.2 丝圈式间隙保持器。圈曲延伸臂可以防止第一磨牙近中移动，维持间隙，至第二前磨牙萌出

- 作用机制与丝圈式间隙保持器类似。
- 组成部分：磨牙带环，不锈钢丝弯制的圈曲臂，延伸至前磨牙龈缘下1mm（图39.3）。
- 用于第二乳磨牙早失后，防止第一恒磨牙近中移动。
- 优势：
  - 固定于牙齿，患者无须自行摘戴
  - 与活动间隙保持器相比，间隙不易丢失
- 不足：
  - 清洁难度大
  - 调试完毕、粘接固位之前，需多次复查

39.2.3.5 舌弓

- 仅可用于下颌牙列固定间隙的保持。
- 组成部分：下颌磨牙带环及延伸的不锈钢舌弓，维持牙弓长度（图39.4）
- 用于下颌第二乳磨牙缺失后，防止下颌恒磨牙的近中移动。
- 延伸不锈钢舌弓维持下颌前牙，防止其舌倾。
- 优势：
  - 固定舌弓，患者无法自行摘戴

- 不足：
  - 清洁难度大
  - 调试完毕、粘接固位之前，需多次复查

39.2.3.6 带Nance托的TPA

- 可用于固定间隙保持，同时可作为支抗装置。
- 仅用于上颌牙弓。
- 组成部分：上颌第一磨牙带环，延伸臂至腭穹隆，与腭黏膜贴合的自凝树脂托（图39.5）。
- 利用腭穹隆、基骨抵抗第一磨牙近中移动，但仅用于上颌。
- Nance托对于黏膜有压力作用。
- 防止第一磨牙扭转。
- 优势：
  - 固定于口内，患者无法自行摘戴
  - 不依赖于患者的配合
- 不足：
  - 清洁难度大
  - Nance托压力过大时，黏膜形态会发生改变，甚至有覆盖Nance托的可能

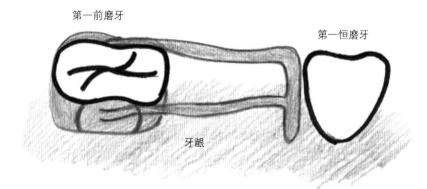

图39.3　远中靴形间隙保持器。与丝圈式间隙保持器类似，不同的是延伸臂位于第一前磨牙远中龈下1mm，防止第一恒磨牙近中移动

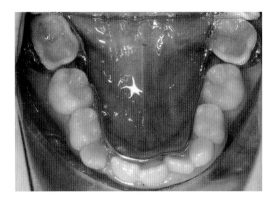

图39.4 舌弓

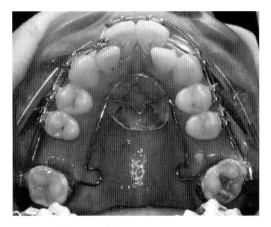

图39.5 带Nance托的TPA

39.2.3.7 TPA

- 可用于固定间隙保持，同时可作为支抗装置。
- 仅用于上颌牙弓。
- 组成部分：上颌第一磨牙带环，弯制0.9mm不锈钢丝跨过硬腭，与另一侧带环相连（图39.6）。
- 防止上颌第一恒磨牙近中移动，作用开始于上颌第一磨牙近颊根碰到骨皮质。
- 延伸臂能够维持上颌磨牙间宽度，有助于防止其近中移动。
- 优势：
    - 固定于口内，患者无法自行摘戴
- 不足：
    - 清洁难度大
    - 树脂托可由于压力过大，嵌入腭黏膜内

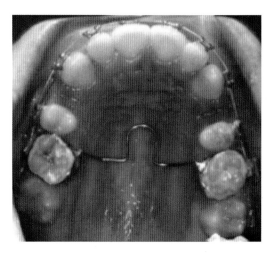

图39.6 TPA

39.2.4 上颌中切牙迟萌

上颌中切牙应于7岁左右萌出。当8~9岁仍无萌出迹象时，应确定中切牙迟萌的原因，并考虑干预，刺激其萌出。在进行治疗之前，应拍摄上颌前部咬合片或曲面断层片（DPT），以确定上颌中切牙的位置及萌出路径是否顺畅。可以考虑以下治疗方案：

- URA用于维持间隙：
    - 若该牙齿位置正常，URA可用来维持该牙齿萌出间隙，使其自行萌出
- 若该牙阻生，则需要进行暴露导萌：
    - 闭合导萌，粘接附件装置，活动矫治器配合金属链或结扎丝导萌；开窗导萌，活动矫治器配合刚性结扎或弹性结扎进行加力
    - 利用固定矫治器行片段弓治疗，通过上述附件、导萌链进行导萌

39.2.5 第一恒磨牙阻生

第一恒磨牙通常于6岁左右萌出。若未按时萌出，则需要进一步检查判断牙齿的位置。通过

适合的影像检查判断牙齿的位置后，需进行以下治疗措施。

- 定期观察：
  - 当第一恒磨牙于骨内位置正常时，可定期观察
  - 若牙齿位置不理想（无论阻生与否），需3~6个月定期复查，判断是否有改善
- 分牙：
  - 需远中移动第一恒磨牙
  - 通过黄铜丝实现分牙
  - 通过第一恒磨牙近中邻接点
  - 使用细丝钳置入
  - 每周加力
- 上颌活动矫治器：
  - 配合腭侧指簧，远中移动第一恒磨牙
- 固定矫治器：
  - 配合TPA、带Nance托的TPA，或头帽
  - 有助于实现牙列的远中移动，或第一恒磨牙的远中移动
- 头帽：
  - 用于远中移动第一恒磨牙
- 拔除第二乳磨牙：
  - 若第二乳磨牙牙根吸收严重，考虑拔除第二乳磨牙，利于第一恒磨牙的萌出
  - 该方法的缺点在于第二前磨牙萌出间隙不足，会导致其阻生，或该牙段的拥挤

39.2.6　前牙反𬌗

为纠正前牙反𬌗，可以考虑使用上颌活动矫治器。包括后牙𬌗垫，前牙扩弓螺簧或者Z形簧。另一种方法是采用局部矫治，通过前期圆丝、后期方丝，改变前牙的转矩，纠正反𬌗。

39.2.7　后牙反𬌗

后牙反𬌗常见于上颌牙弓狭窄，一般需要进行上颌扩弓。纠正后牙反𬌗有4种常见的方法：

- 活动矫治器：包括腭中缝扩弓螺簧，或者Coffin簧，配合后牙𬌗垫。
  - 用钥匙，每周加力，1/4圈，0.25mm
- 上颌快速扩弓器：
  - 较少用于17~18岁后，该年龄段腭中缝闭合，很难打开
  - 每天加力4次，扩弓1mm
- 四眼簧：
  - 扩展上颌牙弓，纠正后牙反𬌗
- 功能调节矫治器（Frankel）：
  - 通过矫治器的颊屏实现扩弓
  - 颊屏通过去除牙列外侧软组织的影响，实现扩弓

39.2.8　重度拥挤

若混合牙列期存在重度拥挤，可考虑早期矫治。由于牙齿的自行漂移，拥挤度可能得到纠正，因此需要定期复查、观察。若拥挤度并未减小，可以使用活动矫治器配合T形簧或Z形簧，在牙弓内为其他恒牙的萌出开辟间隙，或倾斜移动现有牙齿。

39.2.9　吮指习惯

- 持续存在的吮指习惯，由于拇指（或其他手指）的力量，可导致上下颌牙列的咬合干扰。
- 若7~8岁仍存在吮指习惯，尤其是上颌中切牙、侧切牙以及第一恒磨牙已萌出，需要早期干预破除不良习惯。

- 破除不良习惯的方法有：
  - 固定指簧阻止器（图16.4）
  - 活动指簧阻止器（图16.5）
  - 四眼簧，也可用于不良习惯的破除

39.3 临床应用：混合牙列晚期

39.3.1 低殆牙

低殆牙描述牙齿萌出，但殆面低于邻牙。此情况常见的原因是根骨粘连或萌出不足，意味着该牙与牙槽骨融合，牙周膜消失。当乳牙的继替恒牙缺失（例如，先天性牙齿缺失），同样需要采取措施。可以考虑以下方法：

- 定期观察：
  - 牙弓内不存在咬合干扰
  - 用于少数病例
- 保留：
  - 牙齿的保留有利于：
    ○ 更好的咬合功能
    ○ 防止邻牙倾斜
    ○ 防止对颌牙过度萌出
- 若牙齿完全未萌出：
  - 若邻牙发生倾斜，考虑拔除低殆牙

39.3.2 上颌尖牙异位

- 尖牙异位是指尖牙未按其正常萌出通道萌出。
- 尖牙异位可能导致阻生。
- 矫治策略：
  - 通过影像资料定期观察异位尖牙的位置
  - 拔除乳尖牙可能利于异位尖牙的萌出
  - 若12个月仍无萌出迹象，需要考虑其他方法干预，例如横向、矢状向上颌扩弓

- 仍无萌出迹象，则需要进行导萌

39.3.3 先天性牙齿缺失

- 牙齿缺失会对患者造成一些心理问题。若出现牙齿缺失，早期矫治应结合局部义齿改善患者口内情况。
- 临床上常见过小牙，通常与先天性牙齿缺失伴随出现。若需冠修复改善牙齿形态，则需调整间隙。

39.3.4 创伤性深覆殆

- 上颌活动矫治器配合前牙咬合平面导板（FABP）：
  - 允许下颌磨牙萌出，并压低下颌前牙
  - 利用楔形效应打开前牙咬合
- Clark's Twin Block矫治器：
  - 用于骨性Ⅱ类患者的治疗
  - 前导下颌，通过调节颌面部软组织和肌肉以减小前牙覆盖
  - 该期治疗结束后，后牙段开殆
  - 对于深覆殆患者效果较佳，能够刺激颌骨的垂直向生长，打开咬合

39.3.5 深覆盖

- 上颌活动矫治器联合唇弓：
  - 用于骨型较好的患者，仅需要内收上颌前牙
  - 唇弓加力，通过内收上颌前牙，减小前牙覆盖
- 功能矫治器：
  - 适用于骨性Ⅱ类伴前牙深覆盖患者
  - 前导下颌，通过调节颌面部软组织和肌肉以减小前牙覆盖

39.3.6 第一恒磨牙发育不良

- 第一恒磨牙釉质发育不全。
- 釉质严重发育不全者，需考虑拔除患牙。
- 此时需要第二恒磨牙萌出，占据第一恒磨牙位置；第三恒磨牙代替第二恒磨牙。

39.4 临床应用：恒牙列早期

39.4.1 先天性牙齿缺失

- 牙齿缺失。
- 固定矫治。
- 为修复开辟或维持间隙（种植牙或桥体修复）。
- 关闭间隙（前磨牙改形，代替尖牙；尖牙改形，代替侧切牙）。

39.4.2 牙列拥挤

- 固定矫治，改善拥挤。
- 可能考虑拔牙矫治。

39.4.3 阻生牙

- 开窗或闭合导萌。

- 固定矫治，𬌗向导萌阻生牙并排齐。

39.5 序列拔牙

该矫治方法最早源于20世纪40年代，目前较少使用。主要用于安氏Ⅰ类错𬌗伴上下颌牙列前牙段重度拥挤。该方法是正畸治疗的替代治疗，当时认为这一方法能够排齐牙列，而不需要借助任何正畸矫治器。

不足：

- 治疗阶段的每一次拔牙会产生一些美学问题。
- 该治疗措施会让患者体验感不好，甚至产生紧张情绪。
- 由于邻牙的近中移动，可能会导致间隙丧失。
- 由于下颌尖牙将于第一前磨牙位置萌出，若此时第一前磨牙尚未萌出，可能导致其阻生。
- 仅适用于安氏Ⅰ类错𬌗，该方法无法纠正切牙的前后向关系。
- 可能造成下颌前牙舌倾，导致深覆𬌗。
- 未能排齐上下颌牙列，仍需固定矫治介入。
- 患者需要多次拔牙。

表39.2列出何时、怎样使用该方法。患者共需序列拔除12颗牙齿。

表39.2 序列拔牙的步骤

步骤	注意事项
拔除4颗乳尖牙	- 8岁左右，上颌侧切牙萌出时 - 利用尖牙间隙排齐上颌切牙
拔除4颗第一乳磨牙	- 9岁左右，继替恒牙牙根发育完成1/2时 - 使第一前磨牙先于尖牙萌出
拔除4颗第一前磨牙	- 恒尖牙萌出前，确定尖牙位于颊侧，且近中倾斜 - 仅适用于中度至重度拥挤

40

成人正畸
Adult Orthodontics

正畸治疗不仅适用于低于18岁的青少年儿童，同样适用于那些不满足正畸治疗需求指数（IOTN）的患者及成人。近些年，成人正畸更为普遍。随着越来越多的矫治器可供选择，成人患者不用担心进行正畸治疗，因为有些矫治器可以适应不同的生活形式。对于需要正畸治疗的患者，仍然可以选择金属托槽，但若能在美观和社交方面上进行改进，就会有更多的成人希望得到治疗。

40.1 原因

成人正畸有很多原因：

* 牙齿美观：一些成人希望改善牙齿美观，例如，减轻拥挤，改善咬合功能，关闭间隙，减少覆盖。
* 修复治疗（多学科病例）：患者需要接受其他学科的治疗，例如：
  – 种植体：正畸治疗能够直立缺失牙邻牙的牙根，保证种植体植入有足够的空间。通常一颗种植体需要7mm间隙
  – 桥体：需要开辟或减小缺失牙的间隙，以保证桥体的修复治疗

  – 咬合重建：磨耗严重的牙齿需在排齐后进行咬合重建
  – 关闭间隙：不能进行修复治疗，关闭间隙可减少充填体的替换
* 复发：很多成人患者曾于幼年时行正畸治疗，但未佩戴保持器，牙齿向初始位置移动，再次寻求治疗。

40.2 特点

与青少年儿童相比，最大的不同是治疗时间增多，治疗时间明显增多与很多因素有关：

* 生长发育：非生长发育期的牙齿移动速度慢。
* 病史：成人服用的药物往往比儿童多，有些药物可以减慢牙齿移动的速度。众所周知，女性进行激素替代疗法（HRT）所服用的药物可能会对牙齿移动产生影响，因为骨质变硬，使牙齿运动变得困难。
* 期望：由于成人更清楚他们希望达到的目标，对治疗的要求更高。但是，他们比孩子依从性更好。
* 细胞活性降低：由于牙周膜血管减少，牙齿移动可能需要更长的时间，复诊更换弓丝可能会

Textbook for Orthodontic Therapists, First Edition. Ceri Davies.
© 2020 John Wiley & Sons Ltd. Published 2020 by John Wiley & Sons Ltd.

有更多的疼痛不适。根吸收的可能性增大。

- 牙科疾病：任何牙科病史都可能对治疗产生影响，例如牙周病、龋齿、牙齿磨损、牙齿缺失，影响最大是修复治疗，如冠修复，因为托槽的粘接效果不佳。对患有活动性牙周病的成人患者，不得进行正畸治疗。必须使患者充分意识到任何牙周疾病必须首先得到控制。

- 牙周膜：成人的复发率较高，因为韧带和纤维不能快速适应新的位置，因此应增加成人的保持阶段。

- 妥协治疗：由于成人没有生长发育的潜能，一些患者可能需要正颌外科手术以纠正其潜在的颌骨问题。例如，对于覆盖大的患者，需要通过正颌外科手术前徙下颌，如果该患者不愿接受正颌手术，则可能考虑妥协治疗，即"牺牲"覆盖。

有更多对美学和社交都不影响的选择。

- 目前唇侧透明固定矫治器的使用比较普遍。很多成人患者选择这种美观的托槽，并且可以使用白色、铁氟龙涂层的弓丝（图40.1）。

- 隐适美（Align Technology, San Jose, CA, USA）逐渐普遍起来。患者可以随时摘掉矫治器。为保证矫治器的效果，患者牙面粘接与牙齿颜色相近的附件，辅助牙齿移动。隐适美可用于拔牙矫治，可以佩戴颌间牵引（图40.2）。

- 舌侧矫治器，固定粘接于牙齿舌侧/腭侧面（图40.3）。这种矫治器的优势在于粘接在牙齿的内侧面，美观性好。不足之处在于治疗时间增加，很难适应，尤其是下颌牙齿区托槽对舌体的激惹较大。

40.3 美学矫治器

多年来，已经研发了很多矫治器，成人患者

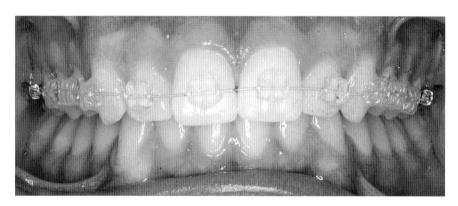

图40.1 美学托槽（Spa, DB Orthodontics, Silsden, UK），铁氟龙涂层的弓丝和透明附件

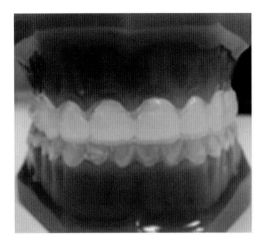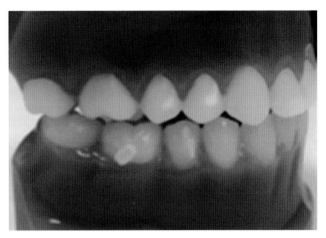

图40.2　隐适美模型：可见矫治器、附件、复合树脂舌钮

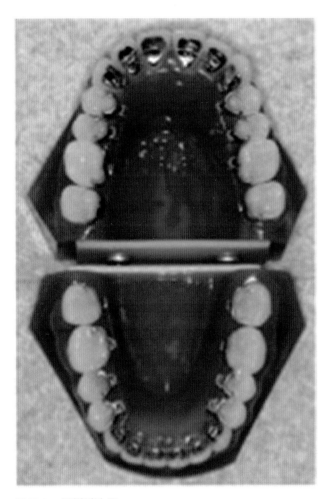

图40.3　舌侧矫治器

41

正畸材料
Orthodontic Materials

正畸治疗过程中需要用到很多不同的材料。每一种材料都有助于将不同的矫治器粘接于牙面，但用途不同。

常用的材料：

- 酸蚀剂。
- 粘接剂。
  - 复合材料
  - 水门汀

41.1 酸蚀剂

酸蚀剂是一种磷酸，呈液体或凝胶形式，用于粘接正畸附件前牙表面的处理。酸蚀剂中含有20%～40%的磷酸；目前最常用的是37%磷酸。凝胶形式的酸蚀剂优于其液体形式，易见且易定位。无论使用哪种形式的酸蚀剂，都必须认真谨慎。其接触黏膜或皮肤会引起灼伤，将导致永久性瘢痕形成。

41.1.1 酸蚀剂的使用

酸蚀是用于粘接正畸附件前牙齿表面的处理，暴露釉质的晶体结构（图41.1）。牙齿表面上的凹痕使粘接剂在这些结构间流动、渗透，产生机械结合。托槽底板的网格会增强这种机械结合。

对牙面进行酸蚀后，冲洗并充分干燥，出现白垩色改变，然后涂底胶。底胶的目的在于渗透至釉质表面，有助于提高粘接的有效性。在需放置附件的牙面上，使用毛刷涂抹底胶3秒，这时牙面发亮。牙面与底胶间会产生化学键，发生聚合，即两个分子结合在一起，共享解剖结构。若在此阶段唾液与牙面接触，会导致附件粘接失败，需要重新酸蚀。

可以采用两种方法对牙齿进行酸蚀：酸蚀技术和自酸蚀底胶。

41.1.2 酸蚀技术（37%磷酸）

酸蚀技术是将酸蚀剂置于牙齿表面进行酸蚀，放置20～30秒。之后用三用气枪进行冲洗（图41.2）并充分干燥。完全干燥后，将底胶涂于牙面，正畸附件再涂复合材料进行粘接。机械粘接变为化学粘接。酸蚀凝胶以及机械结合和化学结合的过程如图41.3所示。

Textbook for Orthodontic Therapists, First Edition. Ceri Davies.
© 2020 John Wiley & Sons Ltd. Published 2020 by John Wiley & Sons Ltd.

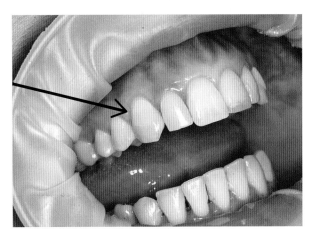

图41.1 暴露的晶体结构。酸蚀牙面后（箭头所示），暴露釉质内的晶体结构，有白垩色改变

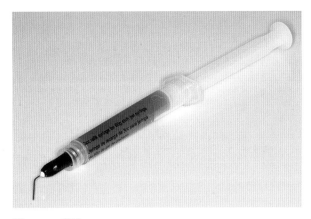

图41.2 磷酸

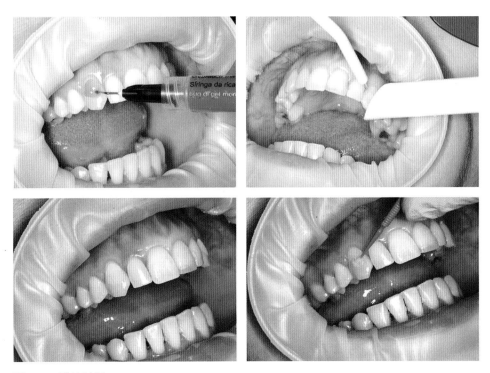

图41.3 酸蚀过程

41.1.3　自酸蚀底胶

自酸蚀底胶（Self-etch primer，SEP）是液体形式，看起来像棒棒糖，是酸蚀剂和底胶的结合（图41.4）。

它将整个酸蚀过程合并为一个步骤，直接放置复合材料粘接附件，酸蚀后不需要涂底胶。每个"棒棒糖"都含有磷酸酯单体，通过释放Ca^{2+}中和pH和酸度。该过程最大的优势是具有耐湿性，若牙面潮湿，正畸附件仍可以粘接至牙齿。

SEP有保护套：

- 将黑色储液槽内的液体挤入白色储液槽中，待其与白色储液槽汇合后，将其折叠，防止液体回流。
- 然后将白色储液槽和背面储液罐反复折叠，将白色储液槽的液体挤入紫色容器中，放在准备使用的一次性施药器上。一旦使用SEP，釉柱中心和边缘将以不同的速度溶解（差异溶解），产生多孔表面，与粘接剂产生机械锁结，形成了微机械结合。液体进入紫色容器

后，即可使用。液体为黄色，通过毛刷将液体涂在牙齿表面正确的待酸蚀区域。轻轻吹干单颗/多颗牙齿，表面形成均匀的粘接面，为复合材料的使用做好准备。

41.2　粘接剂

粘接剂是一种能够将固定矫治器和附件粘接到釉质表面的材料。主要用于首次粘接矫治器，或再次粘接从牙面脱落的矫治器。

许多正畸附件需要通过粘接剂固定于牙面。以下正畸附件需要使用粘接剂：

- 托槽：需要粘接固定。
- 附件：例如舌钮等。
- 磨牙带环：需要粘接固定。
- 矫治器：横腭杆，快速扩弓器，四眼簧，带Nance托的横腭杆。
- 弓丝：可将粘接剂用于粗糙或尖锐的弓丝末端，防止扎伤患者的颊黏膜或舌头。
- 牙面的附件：例如平面导板、殆垫、牵引树脂

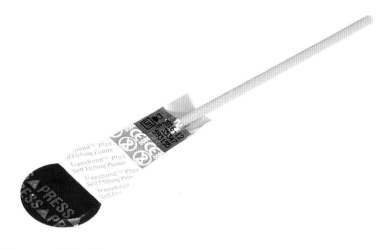

图41.4　自酸蚀底胶

扣、隐适美治疗附件等。

固定矫治器粘接于牙面，使正畸医师能够24小时施力。由于不能随意摘下，因此不用担心因为患者依从性差而影响牙齿移动。

有多种粘接剂，可以分为两类：

- 复合树脂。
- 水门汀。

41.2.1 复合树脂

复合树脂是一种填料颗粒大小约为1μm的树脂，用于粘接正畸附件。粘接时，牙齿和树脂之间存在物理粘接（微机械嵌合）、树脂与复合材料之间为化学粘接。将复合材料均匀涂于附件，再置于釉质表面。

正畸治疗中可选用多种不同类型的复合树脂：

光固化复合树脂，例如Transbond™（3M，St Paul，MN，USA）：

- 这些复合树脂的溶液中有激活剂，在与光接触时被激活。
  - 复合树脂在光固化和普通光下均可固化
  - 有更长的工作时间
  - 需要波长为450nm的光
- 自固化，例如玻璃离子水门汀（GIC）：
  - 两种混合在一起的基底物，一种是激活剂，另一种是树脂与酶的混合物
  - 激活剂开始化学反应
  - 在一定时间内完成固化
  - 自固化
- 双重固化，例如Grengloo™和Blugloo™（Ormco，Glendora，CA，USA）：
  - 化学固化和光固化聚合的结合

  - 复合材料部分为光固化，部分为较慢的化学固化
  - 初始固化为光固化
  - 4分钟完成化学固化
- 2种糊剂。
- 2种糊剂，2种树脂。
- 单一糊剂和树脂。
- 单一糊剂（需光固化）。

41.2.2 水门汀

以下为临床常用的粘接带环的水门汀：

- 玻璃离子水门汀（GIC），例如Fugi LC®（GC Corporation，Tokyo，Japan）、Intact（Orthocare，Saltaire，UK）：
  - 自行凝固，无须光固化
  - 释放氟
  - 减少脱矿和龋坏
  - 加水凝固
  - 用于：
    ○ 粘接托槽
    ○ 粘接带环
    ○ 咬合导板
    ○ 殆垫
    ○ 粘接其他矫治器
  - 不需要提前酸蚀处理
  - 优势：
    ○ 不需要酸蚀
    ○ 加水固化
    ○ 10秒混匀胶囊
    ○ 与Transbond比，更容易拆除
    ○ 氟可以减少脱矿和龋坏
  - 不足：
    ○ 皮肤刺激性

◦ 价格昂贵

◦ 粘接强度不足

– GIC是最常用的带环粘接材料，因为：

◦ 释放氟

◦ 对不锈钢丝和釉质具有亲和力（自然吸引力）

◦ 用于粘接其他附件

- 由于以下原因，粘接带环首选磷酸锌：

– 相对较高的抗压强度

– 方便的凝固时间

– 多余的水门汀容易去除

- Band-Lok（Reliance Orthodontic Products，Itasca，IL，USA）。

- Poly-F® Plus（Dentsply Sirona，York，PA，USA）。

41.2.3 预涂粘接剂托槽（APC托槽）

APC托槽（图41.5）的底板预涂了光固化树脂。每个托槽有独立包装。

41.3 充填体、修复冠、贴面的粘接

41.3.1 汞合金充填体和冠

与正常牙体组织相比，正畸附件与汞合金充填体、冠的粘接并不牢固。汞合金充填物/冠需要进行常规酸蚀处理，但是需要涂抹底胶以实现良好的机械结合。用棉球在牙面上涂金属底胶。涂底胶后，进行正畸附件的粘接、光固化。

41.3.2 瓷充填体、冠

- 牙面用9.3%氢氟酸处理。

- 酸蚀后涂瓷底胶。

- 将底胶涂抹于牙面。

- 托槽的光固化粘接。

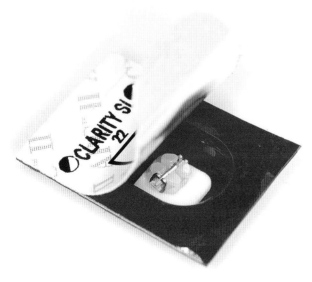

图41.5 预涂粘接剂的托槽

42

弓丝结扎
Archwire Ligation

42.1 概念

弓丝结扎是指将弓丝固定在托槽槽沟的过程。

42.2 理想的弓丝结扎系统的特性

- 安全且牢固。
- 可以与弓丝完全接触。
- 低摩擦力。
- 操作简单快捷。
- 当需要时可以允许高摩擦力。
- 有助于保持良好口腔卫生。
- 患者感觉舒适。

42.3 方法

主要有3种结扎方法：

1）不锈钢丝结扎。
2）弹性皮圈结扎。
3）自锁托槽（见第28章）。

42.3.1 不锈钢丝结扎

不锈钢丝结扎主要用于：

- 常规结扎。
- 扭转牙结扎。
- 连续结扎。
- 被动结扎。
- 托槽下层结扎。
- Kobayashi牵引钩。

优势：

- 安全且牢固。
- 可以全部、部分和远中结扎。
- 与弹性皮圈相比，摩擦力更低。

不足：

- 结扎丝头可以导致软组织创伤。
- 对口腔卫生维护有潜在影响。
- 耗费时间。
- 对陶瓷托槽产生划痕。

42.3.2 弹性皮圈结扎

弹性皮圈结扎是常规结扎方式的一种。弹性结扎可以进行标准结扎或8字形结扎。8字形结扎可以提供更大的力量。

优势：

- 操作快速。
- 经济。

- 患者舒适。

不足：

- 摩擦力大。
- 安全性低。
- 对口腔卫生维护有潜在影响。
- 结扎力和对牙齿的控制随时间推移而降低。
- 不能与弓丝完全接触。

43

正畸治疗的风险与收益
Risks and Benefits of Orthodontic Treatment

43.1 风险

正畸治疗的风险分为以下3类：

- 口外风险。
- 口内风险。
- 常规风险。

43.1.1 口外风险

- 侧貌变平坦：拔牙可以使侧貌变平，尤其是在凹面型患者中，拔牙可以使面型看起来更凹陷。
- 颞下颌关节紊乱，但还没有确切证明。
- 眼部外伤：因为面弓受伤可导致失明。
- 面弓过敏：可发生金属镍过敏。

43.1.2 口内风险

- 脱钙：口腔卫生不良和饮食习惯差的患者容易出现。
- 去除托槽时发生釉质断裂：去除陶瓷托槽时也会发生中切牙出现裂隙。

- 牙根吸收：矫治力量过大会导致牙根吸收。所有正畸病例中都会出现牙根变短（固定矫治中 1~2 mm）。其他会导致牙根吸收的情况如下：
  - 圆钝牙根
  - 管状短根
  - 牙外伤史
  - 咬指甲
  - 矫治过程过长
  - 压低
  - 大范围移动
  - 转矩控制
  - 颌间牵引

- 治疗期间口腔卫生不良可导致牙龈增生。牙龈发炎可导致牙齿松动。
- 治疗前存在未控制的牙周炎：矫治器可使牙周炎加重。
- 由于口腔卫生不良导致牙周附着丧失。
- 之前受过创伤的牙齿会出现牙髓活力丧失。
- 溃疡：矫治器的摩擦或弓丝过长等导致黏膜损伤。

Textbook for Orthodontic Therapists, First Edition. Ceri Davies.
© 2020 John Wiley & Sons Ltd. Published 2020 by John Wiley & Sons Ltd.

43.1.3　常规风险

- 疼痛：牙齿移动和黏膜刺激导致牙齿的酸软疼痛感觉。
- 患者满意度差：医患之间缺乏沟通。
- 患者的期望值：可能是期望值太高。
- 医患之间沟通较差。
- 患者依从性差：患者不按医嘱配合。
- 保持差：缺乏沟通和明确佩戴要求。
- 辐射：拍摄X线片要暴露在辐射中。
- 选择不治疗：患者选择不进行治疗的风险需要向患者解释清楚。

43.2　收益

正畸治疗的收益主要分以下3大类：

- 心理收益。
- 牙齿健康收益。
- 功能收益。

43.2.1　心理收益

- 提升自尊心。
- 增强自信。
- 提升社交互动。
- 阻断校园霸凌，例如存在深覆盖的患者。

43.2.2　牙齿健康收益

- 降低创伤：例如牙齿覆盖减小会降低创伤的发生。深覆𬌗会导致牙齿磨损和牙周破坏，"切对切"的对刀咬合会导致釉质磨损。
- 缓解牙齿拥挤：有助于提升口腔卫生。
- 提升牙周健康。
- 咀嚼功能：有助于切断和咀嚼食物。
- 阻断不良习惯：吮指习惯和适应舌肌提供的推力。
- 美观：获得更美观和愉悦的笑容。
- 降低牙齿感染导致邻牙牙根吸收的风险。
- 先天性牙齿缺失：关闭间隙或为种植和固定桥修复开辟间隙。

43.2.3　功能收益

- 语言发音提升。
- 提升TMJ功能，但未被证实。
- 咀嚼功能：有助于切断和咀嚼食物。

44

口腔卫生
Oral Hygiene

口腔卫生（OH）是指保持口腔和牙齿的清洁，以预防牙齿问题，如最常见的龋齿、牙龈炎和呼吸异味。

44.1 口腔卫生：治疗之前

在开始正畸治疗之前必须有良好的口腔卫生标准。在初步评估时表现为口腔卫生不良的患者，如果不能首先提高口腔卫生是不能继续正畸治疗的。要给予患者口腔卫生指导与复查，直到患者可以保持很好的口腔卫生。

对于口腔卫生不良的患者需要考虑实施以下程序：

- 推迟正畸治疗直到口腔卫生提高。
- 给予提高口腔卫生的指导，要让患者意识到良好口腔卫生的重要性。
- 追踪复查直到可以维持良好的口腔卫生。
- 给患者展示正畸过程中口腔卫生不良导致牙齿损害的照片，例如，牙齿脱矿。
- 拍摄患者治疗之前的口腔卫生情况照片，与复诊时的口腔卫生做比较。
- 观察牙龈健康情况，评价口腔卫生情况。

44.2 口腔卫生良好和口腔卫生不良的临床特征

口腔卫生良好（图44.1和图44.2）：

- 牙龈健康：浅粉色牙龈。
- 牙齿或托槽周围没有菌斑存在。
- 龈缘周围没有炎症。
- 无着色。
- 没有食物残渣。
- 刷牙时没有牙龈出血。

口腔卫生不良（图44.3）：

- 牙龈不健康：红、肿、牙龈增生。
- 牙龈边缘发炎。
- 托槽和牙齿周围存在菌斑。
- 残留食物残渣。
- 存在着色。
- 刷牙时牙龈出血。
- 去除托槽时存在牙齿脱矿。

Textbook for Orthodontic Therapists, First Edition. Ceri Davies.
© 2020 John Wiley & Sons Ltd. Published 2020 by John Wiley & Sons Ltd.

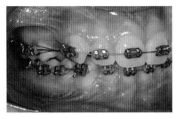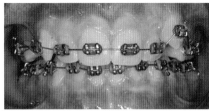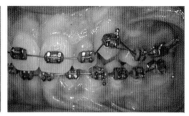

图44.1 治疗初始的口内像：正中和颊侧位示良好的口腔卫生

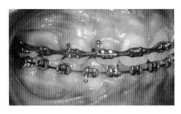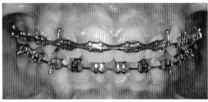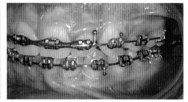

图44.2 治疗过程中的口内像：正中和颊侧位示良好的口腔卫生

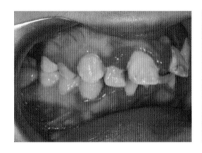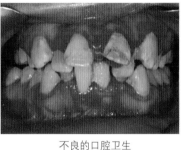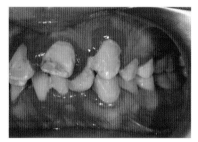

不良的口腔卫生

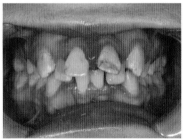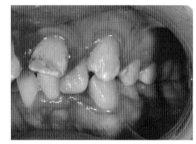

改善后的口腔卫生

图44.3 正中和颊侧位示不良的口腔卫生和改善后的口腔卫生

44.3 口腔卫生不良患者的处理方法

对口腔卫生不良的患者要给予正确的指导建议和改善的机会。对存在口腔卫生不良的患者首先要拍摄临床照片。照片可以帮助患者展示他们口腔维护中漏掉的区域和需要提高的区域。在给予患者指导后，如果有拍摄的照片，在后续的复诊中最好用照片给患者展示他们口腔卫生提高的成果。

应该给予患者以下指导建议：

- 每天早晚用含氟牙膏刷牙2分钟：每颗牙齿3秒：
  - 手动牙刷：每颗牙齿上画圈移动
  - 电动牙刷：牙刷要放到每颗牙齿上
  - 不要用水漱口，而是把牙膏留在口腔中，让氟化物渗入牙齿
- 牙线或牙间隙刷：早晚在牙齿和龈缘以上应用牙线。即使出现牙龈出血，也不要减少次数。
- 含氟漱口水漱口：每天应用两次，一次上午，

一次下午。这样可以使F⁻在白天吸收。

- 应用菌斑显色片。

在牙齿模型上给患者指导牙齿清洁方法。也要给患者展示牙齿损伤和脱矿的照片。如果患者在预约复查时口腔卫生没有改善，那么就要推迟治疗或不要开始治疗。

44.4 口腔卫生情况有改善的患者的处理方法

一旦患者的口腔卫生有改善，就必须进入以下程序：

- 同意开始正畸治疗。
- 告知患者如果想要健康的牙齿，那么口腔卫生的提高需要贯穿整个治疗过程和以后的生活。
- 得到患者的同意：
  - 强调良好口腔卫生的重要性
  - 建议少吃/喝巧克力、甜食和碳酸饮料，如果要吃，建议只在吃饭时吃。建议父母少给孩子买碳酸饮料
- 告诉患者如果在后续治疗过程中出现口腔卫生差，将会去除托槽。

44.5 按约复诊时需要给予的口腔卫生建议

- 给予患者维持口腔清洁的指导。在模型上演示清洁方法。
- 以DVD形式展示建议的清洁方法。
- 给患者一个牙刷套装。
- 给佩戴托槽的患者潜在问题提供建议：
  - 会产生牙痛
  - 如果是活动矫治器，在运动时需要摘下来

  - 固定矫治器：可以应用口腔保护套
  - 保护蜡：用于阻断创伤
  - 软组织创伤：溃疡
  - 疼痛/酸软：止痛片

44.6 预防脱矿

- 强烈建议患者必须改善口腔卫生，并且强调重要性。
- 警告患者如果下次复诊口腔卫生没有改善，将会去除托槽停止治疗。
- 如果是儿童，对患者的糟糕口腔卫生情况，给予患者父母书面提醒。
- 去除弓丝。
- 完全去除托槽。

44.7 不同矫治器的口腔卫生指导

44.7.1 活动矫治器

- 电动牙刷/手动牙刷：
  - 早晚各清洁牙齿2分钟
  - 如果使用电动牙刷，保持在每颗牙齿上3秒
  - 如果使用手动牙刷，在每颗牙齿上打圈刷牙3秒
- 牙线/锥形刷：
  - 在牙齿和龈缘之间可以用牙线清洁
  - 合适型号的锥形刷也可以有同样的作用
- 漱口水：
  - 漱口水一天使用两次，理想状态时上午和下午的晚些时候各一次作为常规的氟摄入
- 矫治器的清洁：
  - 早晚刷牙的时候清洁矫治器
  - 进食后清洁矫治器上的食物残渣
  - 用牙刷和牙膏清洁矫治器，或者用保持器

清洁片溶解在温水中，可以对矫治器进行清洁和杀菌

44.7.2 功能矫治器

- 电动牙刷/手动牙刷：
  - 早晚各清洁牙齿2分钟
  - 如果使用电动牙刷，保持在每颗牙齿上3秒
  - 如果使用手动牙刷，在每颗牙齿上打圈刷牙3秒
- 牙线/牙间隙刷。
  - 牙齿和龈缘之间可以用牙线清洁
  - 合适型号的牙间隙刷也可以有同样的作用
- 漱口水：
  - 漱口水每天使用两次，理想状态时上午和下午各一次作为常规的氟摄入
- 矫治器的清洁：
  - 早晚刷牙的时候清洁矫治器
  - 进食后清洁矫治器上的食物残渣
  - 用牙刷和牙膏清洁矫治器，或者用保持器清洁片溶解在温水中，可以对矫治器进行清洁和杀菌

44.7.3 固定矫治器

- 初戴托槽的48小时内避免吃任何颜色鲜艳或色彩丰富的食物，因为牙齿可能会永久染色。
  - 规避的食物：番茄酱、浓汤、棕色调味酱、芥末、烘豆、咖喱等
  - 可以吃/喝的食物：水、牛奶、柠檬水、意大利面、白奶酪、马铃薯、鱼、薯条等任何颜色浅的食物
- 正畸牙刷/常规牙刷：
  - 每天早晚各清洁牙齿和托槽4分钟
  - 用2分钟刷牙齿，在每颗牙齿上打圈刷3秒

- 用2分钟刷托槽，清理托槽周围，弓丝下方和托槽带环周围
- 牙间隙刷：
  - 用牙间隙刷清理两个托槽之间弓丝下方的菌斑和食物残渣
- 锥形刷：
  - 用锥形刷清洁托槽两侧堆积的菌斑和食物残渣。这样可以防止托槽周围的菌斑堆积而导致脱矿
  - 合适型号的锥形刷可以在牙间使用，作为牙线的替代
- 牙线：
  - 牙线可以替代锥形刷用于清理托槽的四周
  - 牙线可以清洁弓丝下方和牙齿邻接点与牙龈之间的区域
- 漱口水：
  - 前3天不要使用含氟漱口水，因为它可以使牙齿永久染色
  - 3天以后，漱口水每天使用两次，理想状态是上午晚些和下午晚些各一次，保证整天都有氟摄入
- 菌斑显色片：
  - 前3天不要使用菌斑显色片，因为它可使牙齿永久着色
  - 3天以后，可偶尔使用菌斑显色片以确保清洁到位
  - 清洁牙齿后，咀嚼菌斑显色片1分钟后吐出。显示深紫色和浅紫色的区域是清洁牙齿时没有刷到位的菌斑堆积区域
- 饮食：
  - 避免食用可以导致托槽脱落或其他损伤的食物：硬/黏食物和碳酸饮料。包括硬面包、太妃糖、硬坚果、泡泡糖/口香糖、比萨饼边

45

脱矿
Decalcification

脱矿是指牙齿钙流失。在酸的侵蚀作用下，釉质中钙流失，就会发生去矿化。脱矿也是龋齿的前期阶段。

脱矿会有不同的表现：轻度脱矿病例表现为牙齿上的白色病变，严重的脱矿病例表现为导致龋齿的棕色病变。图45.1是一个轻度脱矿的病例，在牙齿上可以看到白色的病变。

45.1　病因

导致脱矿的3个主要因素：

- 不良口腔卫生导致的菌斑堆积：在菌斑中的细菌会将碳水化合物和糖转化为酸。
- 饮食：高糖饮食的患者摄入的糖是菌斑中细菌的养料，被细菌转化为酸，导致釉质的脱矿。
- 固定矫治器：口腔卫生不良的患者，由于没有有效的清洁，会导致托槽和弓丝下的菌斑聚集。口腔卫生不良的患者会更容易产生脱矿。

45.2　发生

在正畸学中，80%～85%的患者经历了脱矿。不正确刷牙的患者更容易发生脱矿。口腔卫生不良的患者必须被告知，他们存在对牙齿造成损害的风险。应向患者展示不同程度脱矿病例的

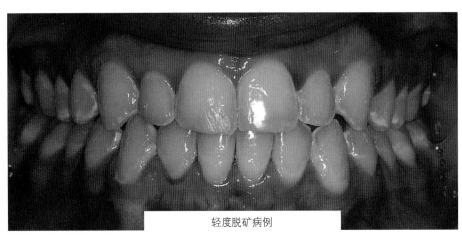

轻度脱矿病例

图45.1　轻度脱矿病例

Textbook for Orthodontic Therapists, First Edition. Ceri Davies.
© 2020 John Wiley & Sons Ltd. Published 2020 by John Wiley & Sons Ltd.

照片，帮助他们明确如果他们不能提高口腔卫生，他们的牙齿会发生什么。

每名口腔卫生不良的患者都应该意识到这个问题，并给予机会提高口腔卫生，因此临床医师应展示正确的提高方法。正畸患者应掌握正畸套装里的牙刷、锥形刷、牙线、牙间隙刷的清洁技巧。在牙椅上应用菌斑显色片可以让患者明确哪些地方被忽视。拍摄口腔卫生不良患者的临床照片，在4周后复诊拍摄新照片进行对比，与患者一起检查是否有改善。

第一次复诊时，如果患者的口腔卫生仍然不好，就去除弓丝，给患者4周时间去提升口腔卫生。如果仍然没有提高，考虑停止后续治疗。

45.3　预防

患者自身和临床医师主要有4种方式预防脱矿：

- 良好口腔卫生：
  - 确保医师给患者做了良好的口腔卫生指导
  - 所有患者必须在整个治疗期间保持良好的口腔卫生
- 饮食建议：
  - 患者必须意识到他们需要限制糖的摄入。如果他们吃糖类食物，必须是在正餐时间。原因是当我们吃东西时，口腔pH会从6降到1。两餐之间持续的pH降低会增加釉质脱矿的风险，可能导致龋齿。pH < 5.5就会导致牙齿受到酸侵蚀
- 使用含氟牙膏/漱口水：
  - 所有患者都必须应用含氟牙膏和漱口水，以确保日常氟的摄入
- 辅助方法：
  - 为了帮助预防口腔卫生不良，临床上医师应避免使用易于堆积菌斑的弹性结扎皮圈，考虑使用不锈钢丝或氟释放皮圈结扎

45.4　治疗

脱矿可以通过叫作釉质成形术的方法来治疗，即在抛光膏中混合18%的氢氟酸来去除部分牙齿表面。这样可以改善脱矿牙齿的外观。通常在病变形成3个月稳定后，才考虑用这种方法。

46

氟斑牙
Fluorosis

氟斑牙是在牙齿发育期过量的氟摄入导致的釉质发育障碍。氟斑牙的常见临床表现是釉质斑块。

氟斑牙有不同的表现：轻度病例表现为釉质内出现微小的白色条纹或斑点，严重病例表现为釉质内出现变色或棕色的斑纹/染色。图46.1是一个轻度氟斑牙病例。

46.1 发生

在1～4岁时，如果儿童摄入过量的氟化物，就有氟斑牙的风险。氟化物不只存在于我们日常清洁牙齿的牙膏和漱口水中，也存在于瓶装水、食物甚至是公共区域的水中。重要的是，这个阶段的所有儿童在清洁牙齿时都要有家长监督，不要吞下任何含氟化物的牙膏。儿童在8岁后就不再有氟斑牙的风险，因为此时牙冠已经完全发育完全。

46.2 可以导致氟斑牙的产品

以下产品含有氟化物可以导致氟斑牙：

- 含氟漱口水。

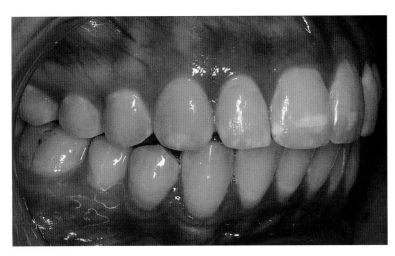

图46.1 右颊侧视角的氟斑牙

Textbook for Orthodontic Therapists, First Edition. Ceri Davies.
© 2020 John Wiley & Sons Ltd. Published 2020 by John Wiley & Sons Ltd.

- 含氟牙膏。
- 未检测其氟化物含量的瓶装水。
- 食物。
- 公共区域供水：不同地域的氟化反应不同。

46.3　治疗

通过以下方法可以对氟斑牙进行美容治疗：

- 牙齿漂白。
- 微量磨除。
- 复合树脂修复。

- 瓷贴面。

46.4　预防

氟斑牙可以通过以下方法预防：

- 8岁以下的儿童应由成人监督刷牙，以防止吞咽牙膏。
- 应用极少量的牙膏：一个豌豆大小的量，一天只用两次。
- 确保牙膏全部被吐出而没有被吞咽。

47

氟化物
Fluoride

氟化物是一种盐，可以添加到自来水或牙膏中，降低龋坏发生率。氟化物有助于坚固牙齿，抵抗酸的侵蚀，减少龋齿导致的牙体缺损。

47.1 影响

氟化物对牙齿的影响：

- 增加矿化。
- 减少脱矿。
- 减少菌斑内部酸的生成。
- 减少口腔中的细菌数量。

47.2 牙膏成分

牙膏所含成分如下：

- 氟化钠：有助于强化釉质，使牙齿表面再矿化。
- 研磨剂：清除食物残渣和表面污渍。

47.3 牙科产品

现代牙科产品中的氟化物含量不同：

- 牙膏：1450ppm。
- 漱口水（每天用）：0.05%，22ppm。
- 多乐氟（Duraphat®，牙科用）：22600ppm。
- 处方多乐氟：5000ppm。

47.4 应用

氟化物可以局部使用，直接进入釉质结构。局部使用含氟化物的产品有助于正畸治疗中牙齿的矿化：

- 牙膏。
- 漱口水。
- 氟化凝胶/保护漆。
- 释放氟化物的水门汀，例如玻璃离子。
- 释放氟化物的弹性牙套。

氟化物还可以通过食品和饮料（例如，某些地区的饮用水）应用于全身。大米、面粉和蔬菜等食物如果用含氟水煮沸，也会含有氟化物。

47.5 风险

过量摄入氟化物对牙齿有害。如果1～4岁摄

Textbook for Orthodontic Therapists, First Edition. Ceri Davies.
© 2020 John Wiley & Sons Ltd. Published 2020 by John Wiley & Sons Ltd.

入过量氟化物，牙齿会出现着色/斑点状阴影，甚至有患氟斑牙的风险（见46章）。

8岁之后的儿童患氟斑牙的风险较低，但直到恒牙完全萌出前仍然有小概率患氟斑牙的可能。当所有牙齿均已萌出，此时牙冠已经发育完成，便不再有患氟斑牙的风险。

47.6 其他影响釉质发育的原因和条件

还有许多其他因素会影响釉质发育，例如：

- 感染：风疹、麻疹。
- 成釉障碍（Amelogenesis）。
- 甲状旁腺功能减退。
- 药物。
- 营养不良。
- 早产。
- 血液和代谢紊乱。

48

釉质形成不全
Hypoplastic Enamel

釉质形成不全是由于釉质内的矿物质较少，表现为牙齿表面呈黄褐色并且凹陷增多，可导致托槽粘接失败。所以，釉质形成不全的牙齿，建议酸蚀时间加倍，有时甚至需要酸蚀两次。图48.1和图48.2是釉质形成不全的临床照片。

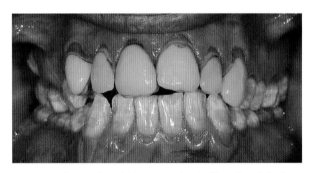

图48.1 釉质形成不全的正面观（上颌前牙贴面修复）

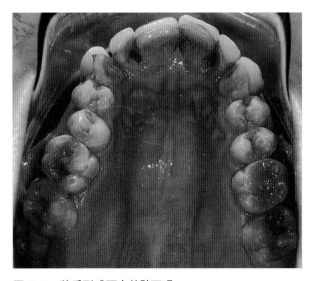

图48.2 釉质形成不全的𬌗面观

48.1 病因

导致釉质形成不全的原因有以下几种：

- 创伤。
- 环境因素：胎儿牙齿发育阶段曾因为发烧、营养不良或者低钙血症导致了釉质中成釉细胞的损害。
- 细菌感染。
- 釉质形成缓慢。
- 腹腔疾病。

Textbook for Orthodontic Therapists, First Edition. Ceri Davies.
© 2020 John Wiley & Sons Ltd. Published 2020 by John Wiley & Sons Ltd.

49

釉质矿化不良
Hyperplastic Enamel

釉质矿化不良是由于釉质过度矿化而造成牙齿表面的釉质缺损。表现为白色或乳白色，与釉质形成不全的牙齿相似，釉质矿化不良牙齿表面缺损增加，可导致托槽粘接失败。建议酸蚀时间加倍或酸蚀两次。图49.1是釉质矿化不良的临床照片。

49.1　病因

釉质矿化不良的原因与釉质形成不全的原因相同：

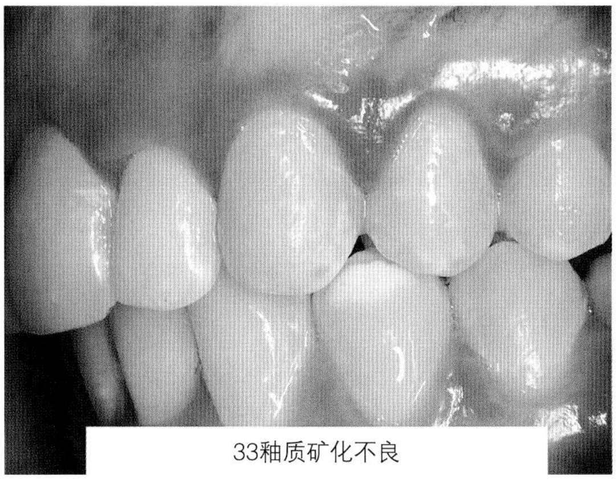

- 创伤。
- 环境因素：胎儿牙齿发育阶段曾因为发烧、营养不良或者低钙血症导致釉质中成釉细胞受损。
- 细菌感染。
- 釉质形成缓慢。
- 腹腔疾病。

釉质形成不全和釉质矿化不良都属于釉质发育不良。

33釉质矿化不良

图49.1　33釉质矿化不良

Textbook for Orthodontic Therapists, First Edition. Ceri Davies.
© 2020 John Wiley & Sons Ltd. Published 2020 by John Wiley & Sons Ltd.

50

（英国）牙科总理事会（GDC）
General Dental Council (GDC)

英国牙科总理事会（GDC）是面向英国所有牙科从业人员的管理机构，包括专科医师、牙医、保健专家、牙科助理医师、正畸助理医师、牙科技师、牙科临床技师和护士。其主要职能是保障患者的安全，并维护公众对牙科服务的信心。每一名合格的牙科专业从业人员（DCP）都必须在GDC注册，并遵守其标准。

牙科专业从业人员获得在英国执业所需的培训和资格之后，GDC负责将所有从业人员注册在案，这能确保他们为患者治疗时达到较高标准。同样，GDC会进一步考查低于标准的从业人员，确保每名牙科专业从业人员适合执业。GDC在保障患者的权益同时提升牙科行业内部自信，这些举措走在了口腔卫生保健规则的前列。

50.1　GDC作用

GDC有以下作用：

- 口腔卫生从业人员注册：
  - 所有牙科专业人员获得从业资格后必须在GDC注册才能在英国执业
  - 任何未经注册而执业的人员会被GDC起诉至法院，根据具体情况判处监禁或高额罚款

- 制定培训标准：
  - 所有牙科从业人员必须遵守GDC制定的标准
  - 这些标准包括培训标准
  - 未经GDC培训认证的从业人员无法注册

- 制定牙科执业及行为标准：
  - 每名牙科从业人员都必须遵守牙科操作和行为标准，这些标准的主要包括"GDC 9项原则"（见下一章节）
  - 任何不遵守以上原则的从业人员将会被所属医师适任委员会调查

- 通过继续教育（CPD）确保牙科从业人员的专业水平能与时俱进：
  - 所有牙科从业人员都要进行继续教育
  - 每个从业人员在为期5年周期里都需要接受不同时长的继续教育
  - 继续教育所需时长：牙医150小时、牙科专业保健人员75小时、护士50小时

- 处理患者投诉：
  - 所有有关牙科从业人员的投诉都与GDC有关
  - 患者可以向GDC检举从业人员的不当行为，GDC会对其进行进一步调查
  - 根据违规的严重程度，从业人员可能面临被起诉、除名或者一段时间的停职

- 加强患者保护：

Textbook for Orthodontic Therapists, First Edition. Ceri Davies.
© 2020 John Wiley & Sons Ltd. Published 2020 by John Wiley & Sons Ltd.

- GDC致力于加强对患者的保护，确保所有的牙科从业人员都能遵守有关培训、临床操作和继续教育的准则
- GDC也有权调查任何不遵守其标准的从业人员

50.2　GDC原则

GDC原则是由GDC制定的、所有牙科从业人员都必须遵守的标准。本原则明确了牙科执业和操作标准。最初为6项原则，在2013年修订为9项原则，每名在册的牙科从业人员都会收到修订过的专业手册。手册包含了在册人员需要遵守的所有准则及对具体准则的指导，这些指导帮助从业人员达到标准。

这些原则包括道德标准、绩效标准和行为标准，三者同样重要。这些标准都是基本原则，与标准不符的从业人员将被除名并且不能继续从事牙科专业工作。GDC有权警告、暂停牙科专业从业人员的执业资格，或将任何不适合执业的牙科专业从业人员除名。

GDC的9项原则是：

1）把患者的利益放在第一位。

2）与患者进行有效沟通。

3）取得患者有效的知情同意。

4）维护和保护患者隐私。

5）建立清晰有效的投诉程序。

6）与同事合作时确保患者利益最大化。

7）不断巩固和发展专业知识与技能，并在所属专业范围内执业。

8）对处于危险的患者要提高警惕。

9）确保本人的个人行为能保持患者对本人和牙科行业的信赖（https://standards.gdc-uk.org）。

可以在牙科团队的标准手册中找到关于患者的期望和每项原则具体要求的详细内容。

50.3　继续教育

每名GDC在册人员都需遵守继续教育原则，此原则在2008年首次提出，同时为了保证执业注册长期有效，立法要求每名牙科从业人员都需要遵守此原则。继续教育确保了所有从业人员都能掌握最新的知识和技能，以造福患者。

在为期5年的周期里，牙医需要接受继续教育时长为250小时，而其他牙科从业人员需要150小时，分为可验证和非可验证继续教育两种形式。可验证继续教育具有继续教育证书，印有继续教育名称、编号、主题以及教育时长。牙科从业人员将可验证继续教育证书保存妥当，以便后期GDC查验。非可验证继续教育不需要任何证据，这种形式的继续教育目的是让从业人员继续研修其业务，巩固患者的信心。牙医需要75小时的可验证继续教育时长和175小时非可验证继续教育时长。其余从业人员需要50小时的可验证继续教育时长和100小时的非可验证继续教育时长。

2018年8月，GDC改变了所有注册者进行继续教育的方式。取消了非可验证继续教育，现在只需要可验证继续教育（enhanced continuing professional development，ECPD）。在5年周期中取消了非可验证继续教育部分并增加了可验证继续教育的时长。现在继续教育所需时长为牙医150小时、牙科专业保健人员75小时、护士50小时。还有一些其他变化。首先每名注册者需要提交一份职业发展计划（PDP），要求每名注册者每年填写其年度继续教育主题。可验证继续教育同样需要证书和课程反思性总结等证明材料。通过反思性学习，牙科从业者可以回顾他们已经完

成的学习课程，反思学到的内容，如何将这些知识应用到日常工作中，以及以后如何贯彻落实这些知识。除了填写反思性学习记录后，注册者还需要填写一份继续教育活动日志，它将与职业发展计划紧密相关。继续教育活动日志为每名注册人员提供了所有继续教育培训的书面证明，而且任何继续教育培训都是可核实的。图50.1展示了继续教育活动日志的形式，以及每个部分所需填写的信息。

所有获得的继续教育证书需要保存在继续教育活动日志中，以电子版或纸质版两种方式存留均可。无论哪种存档方式都需要在继续教育完成后及时更新，以便于GDC访问及查询。

为了防止注册者在5年周期里不能完成任何所需的可验证继续教育。GDC会设置基本继续教育和推荐继续教育设置主题。基本继续教育是指每名从业者在5年周期里都需要完成的继续教育，不按时完成会有被除名的风险。推荐继续教育指的是GDC强烈推荐的继续教育主题，并不做硬性要求。

GDC要求的基本继续教育：

- 医疗紧急事故：10小时/5年。
- 消毒和净化：5小时/5年。
- 放射影像和辐射：5小时/5年。

GDC建议的推荐继续教育：

- 法律和道德问题。
- 投诉处理。
- 口腔癌的早期诊断。
- 儿童和青少年的安全防护。
- 脆弱成人的安全防护。

每名GDC在册人员都有一个eGDC电子账号。账号可在线访问，注册者可以登录并申报所需的继续教育，在线管理注册事宜，支付注册的相关费用，并完成他们的年度更新流程。继续教育日志在继续教育模块记录。在这个页面，5年周期的每一年被划分成几个部分，通过一个下拉菜

姓名：   GCD编号：   培训轮次：

日期	学习时长	是否为可被证实的继续教育？（例如，证书）	继续教育活动的题目、提供者和内容	发展成果	继续教育活动如何让我的日常工作受益
完成继续教育的日期	能被证实的继续教育学习时长	哪种类型的证据证明已完成继续教育	这部分需要提供继续教育活动的题目、提供者和培训内容	A, B, C, D 指出相应培训取得的收获	这部分需要对你所完成的继续教育进行反馈，要注意以下几点： 在继续教育中学到的哪些内容对你的日常工作和患者有益 你的日常工作有变化/提高，你是如何做出这些变化的？ 如果没有变化/提高，继续教育为你确认了哪些工作中已经知道和正在做的事情？ 你完成继续教育的好处是什么？继续教育如何改善你的工作并使患者受益？

图50.1 继续教育活动日志

单，可以记录以小时为单位的学习时间。继续教育需要当年记录，不能补加。在申报继续教育计划时，每个注册者需要确认以下事项：

- 我已阅读和知晓继续教育的要求。
- 本声明中记录的时间是在本培训年度内进行的。
- 维持继续教育记录（包括个人发展计划）。
- 从事的继续教育（如果适用）与我的业务领域相关。
- 本声明所包含的信息是完整和准确的。

　　每名注册者需要保证上传的继续教育的真实性。5年周期结束时，所有的从业人员都需要在eGDC中提交所有完成的继续教育。GDC会随机抽取一批注册周期期满的人员，并要求他们出示相关证明文件进行查验。因为不知道是否会被选中，所以及时更新继续教育信息非常重要。未提供证明的注册者将接受GDC调查，并有除名风险。

50.4　GDC注册

　　GDC注册表上列出了所有从业人员。当牙科专业从业人员获得执业资格时，需要填写相关的文件并告知GDC。从业人员相关资格升级同样需要告知GDC。比如牙科护士获得正畸助理医师的资格后需要及时通知GDC，以便注册更新。

　　有3种独立登记注册：

- 牙医。
- 牙科从业人员。
- 专科医师。

　　在英国，牙科从业人员未经注册而从业是违法的。相关当事人会受到进一步调查，并面临被起诉和永久取消在英国执业资格的可能。

　　注册者在注册时会获得一个GDC号码和相关身份证书。因为每次注册时间为1年，每年需要支付会费。会费可通过多种方式支付，例如直接扣款、每年一次性支付或者通过eGDC账户支付。如果错过支付会费的时间，将会被自动取消从业资格，并且直接导致从业者无法继续工作。

　　此外，每名注册者都必须有个人赔偿保险。它并不由GDC提供，而是通过某些牙科保障公司或医疗保障（MPS）公司提供。牙科从业者在没有赔偿保险的情况下无法从业。他们在每年支付会费时需要声明赔偿保险已经在eGDC账户更新。任何弄虚作假者会被取消从业资格，并且失去工作机会。

50.5　专业指导委员会

　　专业指导委员会（PCC）是GDC的法定委员会，它受命调查所有针对从业人员的指控，并评估事件的严重程度。这些评估可能导致注册者失去在该专业领域的工作资格。委员会成员来自所属医师适任委员会，包括牙科专家和非专业人士。

　　牙科从业者可能被提交专业指导委员会调查的行为包括以下10条：

1）治疗效果不佳。
2）欺诈，不正当索赔，指控操作有误。
3）处方问题。
4）镇静问题。
5）没有赔偿保险。
6）操作管理不当。
7）未按照治疗标准治疗（国家医疗服务体系/私立医院）。
8）交叉感染问题。

9）未经有效知情同意就开始治疗。

10）不在牙医/正畸医师的指导下进行工作。

在做出指控之后，专业指导委员会必须：

- 判断注册者的执业能力是否合格，如果合格则取消指控。
- 如果注册者的执业能力不合格，委员会将提出警告。
- 监督注册者遵守某些指定条件达36个月，此命令可立即生效。
- 暂时取消注册者注册资格12个月，此命令可立即生效。
- 彻底取消注册者注册资格。

因此，专业指导委员会在处理严重违规的从业者时，有多种选择：

- 警告：判定注册者仍有执业能力，委员会将发出警告声明，不需要采取限制措施。
- 限制：委员会在规定的时间内限制注册者执业。
- 停职：委员会可以暂时取消注册者注册资格，即注册者不能在此段时间内工作。
- 除名：取消注册者执业资格，并且该注册者将不能在英国从事该职业。这是最严重的处理结果。

注册者有对专业指导委员会的处理申诉的权利。听证会在伦敦的史密斯菲尔德会议中心或伦敦温波尔街的GDC举行。

牙科从业者若被警告或者定罪，警察方有权通知GDC。GDC收到通知后，专业指导委员会会进行进一步调查，决定从业者能否胜任工作。

50.6 执业范围

GDC网站上可找到正畸助理医师的执业范围。助理医师须充分了解自己的执业范围，否则可能超范围执业从而对患者造成伤害。不明确自己执业范围的助理医师不适合执业，超过执业范围的患者须转诊。

正畸助理医师的执业范围如下。

50.6.1 哪些是正畸助理医师能做的工作？

正畸助理医师可以从事以下工作：

- 识别、选择、维护和使用适当的仪器：
  - 正畸助理医师应熟练掌握正畸器械的适用范围，否则会损害牙齿或矫治器
- 提供口腔和矫治器的卫生健康指导：
  - 正畸助理医师必须对正畸患者进行有效的口腔卫生指导，否则会损害患者健康权益
- 将患者转诊：
  - 正畸助理医师必须判断是否将患者转诊给正畸医师或其他专科人员，例如，将口腔卫生不良的患者转诊至口腔保健师
- 正畸医师不在时的急诊处理：
  - 正畸助理医师能做一些正畸相关的急诊处理，例如，剪短或回弯过长的弓丝。嵌入口腔黏膜的矫治器需要先咨询正畸医师，例如，嵌入腭顶的横腭杆。如果正畸医师当天不在场，可改约患者或转至急诊科处理
- 取咬合记录、读取正颌面弓：
  - 在医院颌面外科工作的正畸助理医师可以为即将进行正颌手术的患者制取咬合记录，读取正颌面弓数据
- 佩戴正畸医师调整后的活动矫治器：
  - 正畸助理医师只能调整固位组件，活动矫

治器上的加力组件必须由正畸医师调整，之后由正畸助理医师进行佩戴

- 佩戴被动活动矫治器：
  - 正畸助理医师可以佩戴被动活动矫治器，例如保持器
- 调整固位组件：
  - 正畸助理医师只能调整固位组件，活动矫治器上的加力组件必须由正畸医师调整
- 粘接矫治器时的牙面预备：
  - 包括酸蚀、粘接、放置附件和光照固化
- 分牙、粘接托槽和带环：
  - 正畸助理医师可进行分牙、粘接托槽和粘接带环的操作
- 粘接固定矫治器：
  - 正畸助理医师可按要求粘接固定矫治器，例如酸蚀、粘接、矫治器放置和光固化
- 放置、结扎和去除弓丝：
  - 助理医师可以根据正畸医师的书面处方预约患者进行定期调整。包括去除弓丝，更换新的弓丝，并根据矫治器系统进行快速结扎、橡皮圈结扎或关闭自锁托槽结扎盖
- 拆除矫治器和复合树脂：
  - 根据正畸医师的指示，助理医师可使用慢速手机和碳化钨钻头去除矫治器和复合树脂并抛光牙面
- 安装正畸医师调整后的头帽装置：
  - 正畸医师在口外弓上加力，助理医师负责安装
- 制取印模和拍照：
  - 正畸助理医师可制取研究模型。根据正畸医师医嘱，这些研究模型可用于制作各种矫治器或是保持器。助理医师还可以拍摄所需的照片存档，如初始、中期和结束的照片记录。取得X线片拍摄资格的助理医师也可根据正畸医师的医嘱拍摄X线片

- 灌注和修整模型：
  - 正畸助理医师可在技工室进行模型的灌注和修整。之后，模型可用作研究模型或制作保持器

50.6.2 哪些是正畸助理医师禁止做的工作？

正畸助理医师禁止从事以下工作：

- 制订诊疗方案：
  - 只有正畸医师才能制订诊疗方案，助理医师不允许制订治疗方案
- 洁治龈下结石：
  - 不允许助理医师洁治龈下结石。如果助理医师发现龈下结石，应建议患者转诊到洁牙师处洁治和维护
- 放置临时正畸装置：
  - 不允许助理医师放置临时正畸装置，需要正畸医师操作
- 局部麻醉：
  - 不允许助理医师进行局部麻醉操作，需要正畸医师操作
- 全冠重新粘接：
  - 如果全冠在正畸过程中松动，不允许正畸助理医师重新粘接。若有合适的粘接剂则可由正畸医师重新粘接，或直接转回原牙医处处理
- 使用高速手机：
  - 有些正畸治疗，例如邻面去釉（IPR）和去除粘接剂时会用到高速手机，需要正畸医师操作。助理医师只允许使用低速手机去除牙面上和托槽上的复合树脂或水门汀
- 邻面去釉（IPR）：
  - 有时需要IPR来获得间隙，只能由正畸医师

操作，不允许助理医师进行IPR

- 调整活动矫治器上的加力部分：
  - 不允许助理医师调整活动矫治器上的加力部分，应由正畸医师进行加力后由助理医师戴入患者口内
- 调整弓丝：
  - 在固定矫治的精细调整阶段，需要在不锈钢或β-钛丝上进行弓丝弯制。这类操作只能由正畸医师操作。不允许助理医师弯制弓丝

GDC会将操作超出执业范围的正畸助理医师判断为不适于执业，正畸助理医师面临被GDC除名或起诉，被处理的助理医师将不能继续从事相关工作。

50.7　平等和多样

2010年，《平等法》取代了1976年的《种族关系法》和1995年的《残疾歧视法》。《平等法》目的是保证雇主和雇员在公平的环境中，旨在加强法制。为了防止不同形式的歧视，有9点需要特别注意。

50.7.1　9个受保护点

该法案基于9个受保护点确保人们免受歧视。

- 年龄：
  - 该法案保护所有年龄段的雇员，但是年龄因素也是雇主能为其歧视辩护的唯一因素
- 残障：
  - 该法案保护所有残障人士，保障他们受到平等对待
- 变性：

- 任何开始进行或完成变性的人都应在工作中受到公平、公正的对待，不得有任何歧视
- 婚姻和民事伴侣关系（同性伴侣得到认可享有与男女婚姻同等的法律地位）：
  - 该法案保护已婚或有民事伴侣关系的雇员不受歧视。单身的雇员不受其保护
- 怀孕和生育：
  - 该法案保护怀孕或生育妇女不受歧视
- 种族：
  - 该法案保护雇员不受种族歧视，例如不同肤色、国籍、族裔
- 宗教或信仰：
  - 该法案保护雇员不受任何基于宗教或信仰有关的歧视
- 性别：
  - 该法案保障人们不受任何关于性别相关的歧视，也不因性别而出现同工不同酬
- 性取向：
  - 该法案保护双性恋、男同性恋、异性恋和女同性恋者不受任何性取向的歧视

50.7.2　歧视的类型

歧视分为6种类型

- 直接歧视：
  - 因为某个弱势群体特征，当事人受到比其他人更低的待遇
- 关联歧视：
  - 当事人与有受保护人群有关联而受到的直接歧视
- 认知歧视：
  - 因为他人认为当事人有某个受保护特征，当事人遭到歧视

- 间接歧视：
  - 当事人因其具有受保护的特征而受到适用于除他以外所有人的规则或政策的歧视时
- 骚扰：
  - 当遭到冒犯时，即使无礼行为不是针对某个人的，同样可以提出申诉
- 受害：
  - 当一个人受到虐待，可根据法律提出投诉或申诉

50.7.3　平等、多样和包容的战略目标

针对牙科从业者的六大策略目标：

- 通过有效管理保护患者。
- 公平管理工作团队。
- 成为一个公平、有能力的雇主，能包容并支持所有员工。
- 基于公平和多样化，建立运营政策、制度及实施标准。
- 让公众和投资者参与政策、程序的设计和实施。
- 将平等和多样性与治理和管理过程相结合。

51

尖锐伤
Sharps Injury

正畸治疗中，操作针、刀片及其他尖锐器械时可能造成尖锐伤。牙科从业者需要掌握发生尖锐伤后的应对和感染预防的措施。

尖锐伤可能引起以下3种病毒感染：

- 人类免疫缺陷病毒（HIV）。
- 乙型肝炎病毒。
- 丙型肝炎病毒。

51.1　尖锐伤后应采取的措施

带有患者血液或唾液的尖锐器械划破或穿透医护人员的皮肤时，应立即采取以下急救措施：

- 停止治疗并挤压伤口使之渗血。
- 用肥皂和水清洗伤口，然后擦干，用防水敷料包扎伤口。

完成前两个步骤后，处理锐器损伤的下一步是：

- 确定原因。
- 检查患者的病史，发现问题及时联系患者。
- 向上级医师报告该事件。
- 如果患者是确诊或疑似HIV或丙型肝炎携带者，立即致电最近的急诊科、职业健康科或微生物科，寻求建议和咨询。
- 完善事故登记本。

51.2　调查患者和被刺伤者

在锐器损伤后，患者和临床医师（被刺伤者）都应进行以下调查：

1）患者同意后抽取其10mL血液，并进行血源性病毒筛查。
2）抽取10mL医师血液，并存档2年。

如有必要，应向医师提供心理咨询。

Textbook for Orthodontic Therapists, First Edition. Ceri Davies.
© 2020 John Wiley & Sons Ltd. Published 2020 by John Wiley & Sons Ltd.

52

健康和安全
Health and Safety

1974年《工作场所健康和安全法案》旨在保护英国公民的健康和安全，规定了雇主有责任保护在职雇员的健康、安全和福利。除了保护雇员之外，雇主也有责任保护在其办公场所的其他人的健康和安全，这包括访客、临时工、个体经营者、客户和普通公众。

以下术语非常重要：

- 健康：指的是保护身体和心理不因材料、工艺和操作步骤引发疾病。
- 安全：指的是保护人们免受身体上的伤害。
- 危害：指的是潜在伤害。
- 风险：指的是造成伤害的可能性。

52.1　雇主的义务

雇主有以下义务：

- 提供安全的工作场所。
- 提供安全的设备。
- 提供安全的工作系统。
- 保证员工操作安全且称职。
- 监督员工。

52.2　员工责任

员工对自身安全也负有责任，员工需要做到以下几点：

- 按说明书使用设备。
- 报告紧急危险事件。
- 报告健康和安全隐患。
- 为保护自己和他人的安全，合理操作。

52.3　牙科执业相关规章

为确保牙科执业的健康和安全，必须制订以下政策：

- 健康与安全。
- 消防规程。
- 着装规范。
- 医疗紧急情况处理。
- 交叉感染控制。
- 灭菌程序。
- 免疫接种。
- 机会均等。
- 举报揭发。

52.4 临床环境

对于临床环境，必须有具体的健康和安全规定：

- 医疗废物处理。

- 限制交叉感染。
- 消毒程序。
- 个人防护装备（PPE）。
- 风险评估。

53

对有害物质的管控（COSHH）
Control of Substances Hazardous to Health (COSHH)

2002年《有害健康物质管控条例》规定了雇主的相关义务，保证雇员和他人的安全。为保护工作场所免受与工作相关的有害物质危害，条例包含风险评估、接触控制、健康监测和应急预案等方面。同样，员工也有责任保护自身安全，接触危险物质时需小心谨慎。

遵循COSHH指南是一项法律要求。所有雇主必须书面评估风险，明确所有有害物质和化学品，列出：

- 有害物质。
- 潜在受害者。
- 潜在受害途径。
- 风险等级。
- 控制措施到位。

要求所有员工阅读并签署评估报告，并定期更新。

Textbook for Orthodontic Therapists, First Edition. Ceri Davies.
© 2020 John Wiley & Sons Ltd. Published 2020 by John Wiley & Sons Ltd.

54

伤害、疾病和危险事件报告（RIDDOR）
Reporting of Injuries, Diseases and Dangerous Occurrences (RIDDOR)

2013年《伤害、疾病和危险事件报告（RIDDOR）条例》要求所有雇主、自营业者和其他场所负责人必须上报特定工作地点的所有不良事件。

所有重大事故和危险事件必须上报给健康和安全执行局。下列与工作相关的事件需要上报：

- 死亡。
- 导致员工或个体经营者缺勤或不能履行其日常职责的伤害。
- 非工作人员，例如患者或访客发生意外。
- 员工或自营业者患有职业病。
- 可能导致发生伤害的危险事件。

55

同意
Consent

同意是临床中的一个步骤，指的是患者允许医师对其进行治疗。

55.1　同意的类型

同意分3种类型：

- 默认同意：指患者通过自己的行为表明同意接受治疗。
  - 比如患者来到预约的地方并坐在牙椅上
- 表示同意：通过直接询问，患者同意接受治疗。
  - 例如预约患者时直接询问患者，患者口头同意治疗
- 知情同意：为患者提供充分且可靠的信息，解释并使患者充分理解，使他们能够根据个人需求做出最佳决定。
  - 例如告知患者正畸治疗的所有风险和益处、治疗目标和所受限制后，患者同意利益最大化的治疗方案

这些不同类型的同意有详细解释。

55.1.1　默认同意

55.1.1.1　时机

- 在治疗的每个阶段，从接诊到出院，都要取得患者同意。
- 在第一次就诊（评估）时和每次预约复诊开始时都需要取得患者的同意。
- 任何程序性工作都不能在默认同意的基础上进行。

55.1.1.2　如何进行？

- 患者通过预约到诊并坐在椅位上意味着默许同意，这表明患者对前来就诊的原因已有所了解。
- 患者以他们的行动表示同意赴约。
- 默认同意的前提是患者自愿：患者自愿表明知道自己在哪里，目的是什么。

Textbook for Orthodontic Therapists, First Edition. Ceri Davies.
© 2020 John Wiley & Sons Ltd. Published 2020 by John Wiley & Sons Ltd.

55.1.2 表示同意

55.1.2.1 时机

- 包含从转诊到出院的每个治疗阶段。
- 在患者初次就诊进行临床检查时，必须征得患者的同意。
- 即使治疗计划不变，在治疗的每个阶段都仍必须明确获得患者的同意。
- 向患者详细解释所有治疗阶段并给予充足信息后取得患者同意，后期回访时向患者获得后续治疗的知情同意。

55.1.2.2 如何进行？

- 表示同意是由患者口头承诺获得，并记录在患者临床记录中。
- 表示同意相比默认同意更有利于保护医师和患者权益。
- 在初次就诊进行临床检查时，以及在每一个治疗阶段（预约）进行下列步骤时，均须获得患者明确的同意：
  - 每次预约阶段解释检查的原因和后续程序，有助于患者了解治疗进程
  - 在患者有理解和知情同意的能力前提下，表达同意意味着患者必须表达自己的想法和感受，同意并接受后续程序。表达同意需要患者完全参与到谈话中，在谈话中患者可以提出问题并得到解答，便于患者完全理解治疗程序

55.1.3 知情同意

55.1.3.1 时机

- 在患者初次就诊临床检查时，须获得知情同意。在进行放射检查、印模和拍照等检查时，须获得患者的知情同意。
- 开始治疗前须获得知情同意。
- 在治疗阶段，如果患者的治疗计划有改变，需要再次取得知情同意。
- 须告知患者不同治疗阶段的信息，有助于患者获得后续知情同意。

55.1.3.2 如何进行？

- 知情同意可以通过口头或书面方式获得：
  - 口头同意：与患者交流并确保患者充分理解所有情况，将上述谈话登记在临床记录中
  - 书面同意：由患者或监护人与临床医师签署的书面文件，书面同意是最佳选择
- 须用患者能理解的术语和语言解释治疗的风险与益处、目的与限制、时间与费用、患者承诺与依从性，以及不接受治疗的选择。以上非常重要，因为它有助于患者调整期望值。
- 要获得有效的知情同意，必须由患者或有能力理解治疗协议的父母/监护人自愿同意。患者须获得充分的信息，以便自愿做出决定，而不能被迫做出决定。可以使用Typodont、照片和以往病例的研究模型向患者演示治疗过程，有助于患者理解。

55.2 为何要征得同意

需要征得同意的原因如下：

- 对患者的伦理和道德义务：征得患者同意有利于保护患者和他们的选择权。
- 法律要求：护理质量委员会（CQC）共识2和《2008年卫生和社会护理法》的法规18。
- 征得患者知情同意可以同时保护患者和参与治疗的牙科从业者。

55.3 取得同意的时机

从转诊到患者出院，治疗的每个阶段都须获得患者同意。在转诊之前，牙医需要征得患者同意并充分告知相关信息。此外，患者可以随时选择拒绝治疗，临床医师必须尊重这一选择。

- 初诊（评估）：
  - 默认同意——患者赴约
  - 表示同意——临床检查
  - 知情同意——放射检查、取印模。知情同意包括口头和书面临床记录
- 开始治疗前：
  - 知情同意——口头同意并在临床档案中进行书面记录
  - 由患者父母/监护人、患者、临床医师签署书面同意书，选择最佳临床方案
- 在治疗的每个阶段：
  - 表示同意——如未改变治疗方案，需要获得新的口头和书面同意并记录在临床档案中
  - 知情同意——如果治疗计划有变，需要获得新的口头和书面同意。最好的做法是在此基础上由患者/父母或监护人与临床医师签署一份书面知情同意书
  - 重要的是，所有治疗阶段都需向患者解释清楚，并且在后续治疗时能够追溯信息并获得患者后续同意

55.4 表达同意的主体

- 如果患者年龄在16岁以下，且不能证明他们有责任能力，则需要父母/监护人代替其行使同意权。
- 这一过程被称为弗雷泽资格（Fraser competency），在此过程中，临床医师需要使患者知悉治疗的风险和好处、目标和限制，使患者能做出最佳治疗选择。
- 16岁以上的患者有合法同意权，但临床医师仍有义务确保他们充分了解不同治疗的风险和好处、目的和局限性。
- 对于18岁以上的患者，其理解治疗方案的能力可能因为学习障碍而受到影响，临床医师应该对其理解能力进行评估，本着患者利益最大原则与患者一同做出决定。注意，任何成人都不能代表其他成人做出决定。
- 所有工作人员都应该参与获得知情同意的过程。

55.5 取得同意的方式

有以下两种取得同意的方式：

- 口头形式：患者口头表示同意进行治疗。
- 书面形式：患者、家长或监护人和临床医师签署治疗知情同意书。这是最好的选择。
- 为了获得有效的知情同意，必须患者/家长或监护人自愿表示同意：
  - 绝不能强迫患者接受正畸治疗
  - 患者须自己做决定
  - 为了获得有效的同意，患者或家长/监护人必须能够充分理解所提议的治疗方案

上述都属于有效同意。

56

疼痛控制和焦虑控制
Pain and Anxiety Control

疼痛和焦虑控制在正畸治疗中非常重要。通常，牙齿移动会让患者感到不适和触痛，所以需事先让患者认识到正畸治疗并非没有疼痛。控制焦虑也是正畸治疗的重要部分，因为在正畸治疗中患者的合作度很重要，配合度低的患者会增加治疗难度，治疗时间会变长。

一些定义：

- 疼痛：是由疾病或受伤引起的一种非常不愉快的身体感觉，也可以是精神上的痛苦或苦恼。
- 焦虑：是对结果不确定的事情感到担心、紧张或不安的一种情绪，或是对做某事或希望某事发生的强烈愿望或担忧。

正畸医师需要公平对待每名患者，并使其知悉治疗后果。如果患者表现出过度紧张/焦虑，医师可通过向患者解释预约、预约后和整个治疗流程的细节来增强他们的信心。有些特殊患者对牙科治疗异常紧张，有些患者接受过镇静下的牙科治疗，但在正畸临床中并不适合配合镇静。镇静治疗只适用于重度焦虑或有身心残疾的患者。

56.1　疼痛控制

须告知患者何时可能感到疼痛以及如何缓解疼痛。

疼痛可能出现在正畸治疗的任何阶段。

- 分牙：在牙齿邻面放置分牙皮圈后，患者会感受牙齿受力。
- 粘接托槽后：治疗后当晚可能感觉轻微疼痛，一般会持续1周。
- 弓丝调整：放置弓丝后牙弓局部会有受力感，一般在当晚开始并持续几天。

患者可能需要服用缓解疼痛的药物，例如：

- 对乙酰氨基酚。
- 诺洛芬。
- 布洛芬，这也可以缓解炎症。
- 阿司匹林（超过16岁）。

须注意患者过敏史，一般可建议患者服用平时经常使用的止痛药物。哮喘病患者不宜服用布洛芬。

Textbook for Orthodontic Therapists, First Edition. Ceri Davies.
© 2020 John Wiley & Sons Ltd. Published 2020 by John Wiley & Sons Ltd.

56.2　焦虑控制

患者的焦虑会影响正畸治疗。正畸患者通常是因为有正畸治疗的主观诉求而寻求矫治，所以他们的配合度较高。相反，正畸诉求不高的患者配合度往往较差。如果你发现患者配合度较差，可以考虑暂停治疗。

56.2.1　正畸助理医师在焦虑控制中的作用

治疗的早期阶段患者不了解正畸治疗程序，可能会感到焦虑不安。正畸助理医师必须向患者解释后续操作，有助于患者放松情绪。应向所有患者解释每步操作过程，告知接下来会发生什么，他们会有什么感觉，等等。例如：

- 分牙：当分牙圈放置在邻接点后，相邻牙会感觉到压力，就像食物嵌塞的感觉一样。
- 托槽粘接：在托槽粘接过程中会按压托槽确保托槽粘接剂在牙齿周围均匀分布，此时牙齿可能会感受到压力。
- 粘接剂的味道：粘接过程中患者需要保持舌体不动，否则可能尝到难闻的粘接剂味道。
- 印模制取：向患者解释制取印模具时口腔有饱胀感。

56.2.2　粘接预约

在预约时，向患者解释治疗过程以及治疗感受非常重要：

- 口腔预备：
  - 颊拉钩：颊拉钩的作用是提供视野，方便正畸医师操作。向患者解释清楚以便患者

放松。另外，一旦颊拉钩就位，患者并不会感到不适
  - 牙面抛光：向患者解释，牙面抛光就像在家里用牙膏牙刷清洁牙齿一样
  - 酸蚀：一些酸蚀剂看起来像注射针，所以要让患者放心，这不是针，并在使用前向患者展示如何使用
  - 三用水枪：告知患者三用水枪只是空气和水，在患者面前展示其功能
  - 吸引器：向患者解释它像一个真空吸尘器，在使用前在患者手上测试一下，让他们了解其用途
- 安装托槽：向患者解释粘上托槽的感觉，以及如何粘在牙齿上、光固化灯的用途。
- 安装弓丝：向患者说明当弓丝入槽时，牙齿可能会有受力感。
- 注意事项：说明所有的注意事项，让患者放心他们不会有事，仅仅可能会有几天或1周的不适，牙齿可能会酸软不适。

56.2.3　预约调整

在预约中，必须要做到以下几点：

- 自信——一个自信的助理医师会让患者在预约时感到更安心和放松。
- 关心患者的近况。
- 告知患者今天的治疗比较轻松，不会像首次那么长。
- 预约提醒。
- 告知当日复诊的内容，例如，你还记得我什么时候把弓丝放进去的吗？我们今天要做的不过换一根不同的弓丝。
- 告知患者将发生不适的感觉，解释固定弓丝时牙齿会有受力感，几天后该部位可能会有疼痛

感，但会逐渐减轻。

- 初次复诊后患者逐渐习惯牙医的工作，并对下次的复诊有所准备，所以后期复诊患者的焦虑感会降低。

57

急诊处理
Emergency Care

在正畸治疗的过程中，可能会出现一些意外情况需要急诊处理。在正畸治疗的整个疗程内，患者需要爱护自己的托槽，这是因为托槽频繁脱落或损坏会延长矫治疗程。

处理急诊患者，需要遵循以下流程：

- 检查患者病史。
- 将身份告知患者。
- 找出问题所在。
- 评估矫治器状况和存在问题。
- 尽量简化问题使患者感到舒适。

在第59章会讲述怎样处理急诊

57.1 常见临床问题

57.1.1 活动矫治器

- 流涎（流口水）：
  - 延长戴用矫治器时间，有助于适应矫治器所带来的异物感。待适应佩戴矫治器后，流涎症状会逐渐改善
- 发音不清晰（患者可能口齿不清）：
  - 延长戴用矫治器时间，适应后，发音会逐

渐改善

- 矫治器固位不良：
  - 调整矫治器的卡环（常为箭头卡环）等固位装置，有助于矫治器良好固位，同时使患者感觉舒适
- 矫治器金属部件压迫牙龈：
  - 调整卡环防止其紧贴牙龈或者压迫牙龈
- 金属部件损坏：
  - 首先评估金属部件损坏程度。是否可以修复
  - 如果可修复，需要对患者制取印模，并将印模和矫治器一同送到技工室
  - 不足：在矫治器修复完成前，患者无法戴用矫治器，可能会导致复发
- 树脂损坏：
  - 首先评估树脂损坏程度。是否可修复
  - 如果可修复，需要对患者制取印模，并将印模和矫治器一同送到技工室
  - 不足：在矫治器修复完成前，患者无法戴用矫治器，可能会导致复发
- 硬腭疼痛：
  - 患者可能没有恰当地清洁矫治器的腭侧面，因此需要评估患者清洁矫治器范围
  - 建议患者清洁活动矫治器腭侧面以防止疼

Textbook for Orthodontic Therapists, First Edition. Ceri Davies.
© 2020 John Wiley & Sons Ltd. Published 2020 by John Wiley & Sons Ltd.

痛和黏膜感染

57.1.2 功能矫治器

功能矫治器和活动矫治器面临很多类似的问题，同时还存在其他问题：

- 牙齿/颌骨疼痛：
  - 向患者确认是否在矫治器佩戴时产生了疼痛。正常佩戴矫治器所产生的疼痛是正常的，患者逐渐适应矫治器后疼痛就会缓解。建议他们服用对乙酰氨基酚、诺洛芬或者布洛芬进行止痛
- 白天佩戴时矫治器脱落：
  - 矫治器可能固位不良，此时可以调整卡环增加固位
  - 建议全天佩戴矫治器，否则无法达到预期效果
- 夜晚佩戴时矫治器脱落：
  - 患者可能在白天没有佩戴矫治器造成矫治器脱落，或者夜晚睡觉时将其从口腔取出
  - 建议患者全天佩戴矫治器并检查矫治器固位情况，确保矫治器固位良好
- 部件压迫组织：
  - 如果卡环压迫患者牙龈，矫治器太紧，可将卡环适度调松
  - 如果树脂压迫牙龈，使用钻针和磨头调磨树脂部分并抛光，防止磨伤黏膜

57.1.3 固定矫治器

57.1.3.1 弓丝

- 弓丝过长（弓丝从最末端托槽伸出）。
  - 剪断远中末端过长的弓丝以保证患者舒适

度，或者将弓丝末端进行退火处理后回弯

- 由于弓丝从托槽中脱位导致牙齿移位：
  - 将从托槽槽沟脱位的弓丝重新入槽，重新排齐牙齿
  - 更换更小尺寸、弹性更好的弓丝重新排齐牙齿
- 弓丝向一侧移位：
  - 取下弓丝，重新放置
  - 末端回弯
  - 弯制阻挡曲，防止弓丝侧滑
- 结扎丝翘起：
  - 将结扎丝末端弯于弓丝下方，避免扎到患者舌体
- 结扎丝/结扎皮圈脱落或松弛：
  - 更换结扎丝或结扎皮圈
  - 使用结扎皮圈结扎增大摩擦力
  - 结扎皮圈比不锈钢结扎丝产生的摩擦力更大

57.1.3.2 带环

- 带环松脱或者断裂：
  - 重新粘接带环，若原有带环丢失则更换新带环并重新粘接
  - 若带环断裂则更换新带环
- 托槽脱落或丢失：
  - 重新粘接脱落的托槽或者暂不粘接直到下次复诊，剪断脱落托槽末端的弓丝

57.1.3.3 过敏

- 患者因脸颊肿胀就诊。
  - 向正畸医师咨询，并告知患者可能出现了过敏反应
  - 正畸医师可能需要拆除矫治器

57.1.3.4　Nance弓、四眼簧扩弓器和横腭杆

- 矫治器断裂：
  - 取出断裂的矫治器，使用树脂磨头调磨尖锐末端或者使用复合树脂对尖锐区进行遮挡
- 矫治器嵌入腭部（图57.1）：
  - 请正畸医师取出矫治器，如果正畸医师不在现场的话在他们的指导下取出矫治器。正畸助理医师不能自行取出矫治器
  - 如果正畸医师没有在现场，可以建议患者在急诊科或全科医师处就诊
- 矫治器从舌侧鞘脱出。
- 矫治器松脱：
  - 清洁矫治器并重新粘接

57.1.3.5　牙齿

- 自觉牙齿不牢固/松动：
  - 告知患者正畸治疗过程中出现一定程度的牙齿松动是正常的。这是因为正畸治疗过程中移动的牙齿周围牙槽骨会发生持续性改建。正畸结束后牙齿周围的牙槽骨会变坚固
  - 转诊至正畸医师处，检查是否出现牙根吸收
- 自觉牙齿松动/疼痛：
  - 告知患者这种感觉是正常的，这是因为牙齿移动过程中牙齿会出现疼痛和敏感，尤其是在正畸治疗的开始阶段
  - 建议患者使用抗敏感牙膏，必要情况下可以服用对乙酰氨基酚、诺洛芬和布洛芬止痛
  - 转诊正畸医师处进行检查，根据需要拍摄X线片检查牙根吸收情况
- 由于跌倒/撞击导致牙齿移位：
  - 转诊至正畸医师处，使用小尺寸弹性弓丝（0.014英寸/0.016英寸含铜镍钛丝）排齐牙齿
  - 拍摄X线片检查牙齿是否受伤

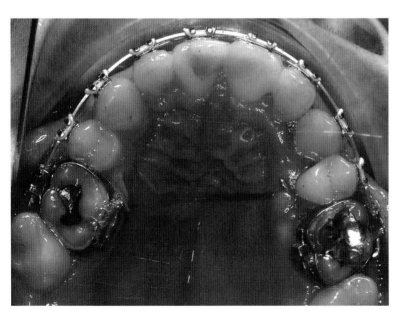

图57.1　腭杆嵌入软组织

- 若牙齿受到撞击，需检查牙齿活力
- 若牙齿易受创伤，至少3个月内不要对牙齿施加重的矫治力

57.1.3.6 创伤

- 脱落或未脱落托槽导致的溃疡：
    - 暂时去除已经脱落的托槽，直到下次复诊再行粘接，以利于溃疡愈合
    - 建议使用正畸蜡，对溃疡区域使用温盐水冲洗或者使用溃疡治疗药物，这些均利于溃疡愈合
    - 正畸治疗初始时出现磨嘴是正常的，口腔适应1周后，磨嘴情况可缓解
- 弓丝过长导致溃疡：
    - 使用末端切端钳剪去末端过长弓丝
    - 建议在该区域使用正畸蜡预防溃疡
    - 弓丝一旦被剪断，建议使用温盐水或者溃疡治疗药物促进溃疡愈合

57.1.3.7 头帽

- 矫治器损坏：

- 停止戴用并立刻去正畸医师处就诊
- 矫治器夜间戴用时移位：
    - 停止戴用并立即就诊

57.1.3.8 粘接保持器

- 保持器松动：
    - 暂不处理，直到下次复诊再行处理，如果保持器边缘锐利或者给患者造成其他问题，可以将保持器取掉
    - 修复粘接保持器
- 患者无法适应保持器：
    - 转诊到正畸医师处，如果患者无法适应保持器，可能需要停戴保持器。向患者说明不戴用粘接保持器可能出现的风险，建议每晚佩戴活动矫治器10～12小时，预防复发
- 保持器刺激舌体：
    - 告知患者这是正常现象，需要时间去适应
    - 如果患者确实无法适应粘接保持器，建议每晚佩戴活动矫治器10～12小时，预防复发

58

正畸器械
Orthodontic Instruments

58.1　Adams曲簧成型钳

- 由超硬不锈钢制成，钳刃由碳化钨制成。
- 一侧钳喙是圆形，另一侧钳喙是方形（图58.1）。
- 弯制活动矫治器上用于加力的曲并进行调整。
- 高压灭菌消毒后，将其放置到器械润滑油中，防止生锈。

58.2　Adams通用钳

- 由超硬不锈钢制成，钳刃由碳化钨制成。
- 双喙均为方形（图58.2）。
- 用于调整活动矫治器上的曲和卡环以及头帽上的面弓。
- 比Adams曲簧成型钳硬度大。
- 高压灭菌消毒后，将其放置到器械润滑油中，防止生锈。

58.3　温氏钳（Weubgart钳）

- 由镀硬铬的不锈钢制成（图58.3）。
- 用于插入或取出弓丝。
- 也用于末端回弯或整平弓丝。

58.4　鸟嘴钳

- 由不锈钢材料制成，喙短而细，形似鸟嘴（图58.4）。
- 用于固定矫治器中细丝弯制。
- 不能用于活动矫治器。

58.5　末端切断钳

- 由镀铬的不锈钢制成，钳刃由碳化钨制成（图58.5）。
- 用于剪断末端弓丝。
- 以直角方向放入口腔并紧贴颊管远中剪断末端弓丝。

58.6　结扎丝切断钳

- 由镀硬铬的不锈钢材料制成（图58.6）。
- 钳刃由碳化钨制成。
- 仅用于剪切结扎丝，不能用于剪切弓丝。

Textbook for Orthodontic Therapists, First Edition. Ceri Davies.
© 2020 John Wiley & Sons Ltd. Published 2020 by John Wiley & Sons Ltd.

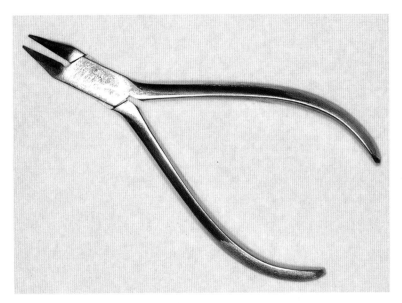

图58.1　Adams曲簧成型钳

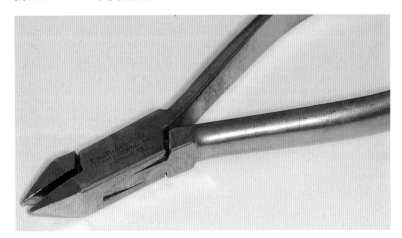

图58.2　Adams通用钳

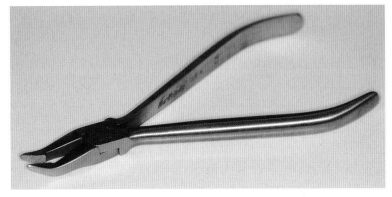

图58.3　温氏钳

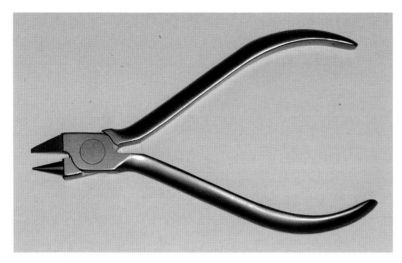

图58.4　鸟嘴钳

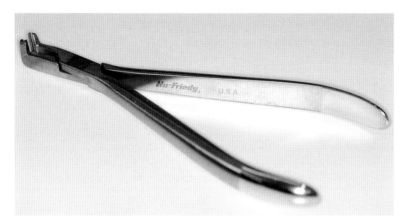

图58.5　末端切断钳

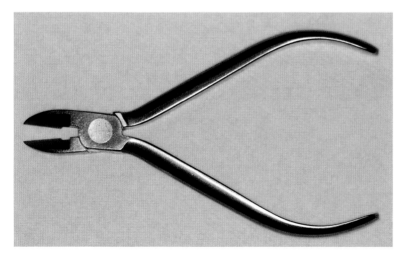

图58.6　结扎丝切断钳

58.7 后牙去带环钳

- 由镀硬铬的不锈钢材料制成。
- 用于去除磨牙带环。
- 将去带环钳的𬌗面阻挡部位放置在牙齿的𬌗面，将钳子的另一个臂放置在磨牙带环的龈端，破坏粘接剂取出带环（图58.7）。

58.8 推带环

- 也被称为Mershon推带环。
- 由不锈钢材料制成（图58.8）。
- 帮助带环在牙齿上就位。

58.9 带环就位器

- 也被称为咬合棒。
- 由尼龙材料制成（图58.9）。
- 在粘接带环时辅助带环就位。
- 高压灭菌消毒。

58.10 倒转粘接镊

- 由不锈钢材料制成（图58.10）。
- 粘接托槽时夹持托槽。
- 挤压镊子可以打开。
- 用镊子夹持托槽用于涂布粘接剂。
- 镊子尖的另一端与托槽沟贴合，可用于托槽垂直向定位。

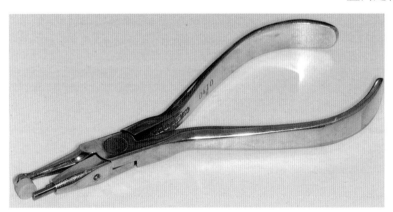

图58.7 后牙去带环钳

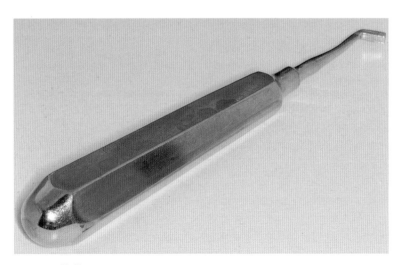

图58.8 推带环

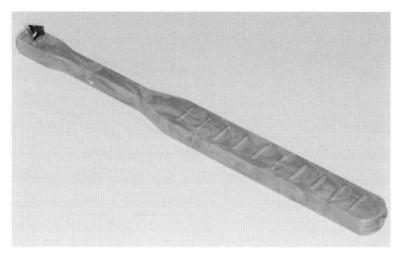

图58.9　带环就位器

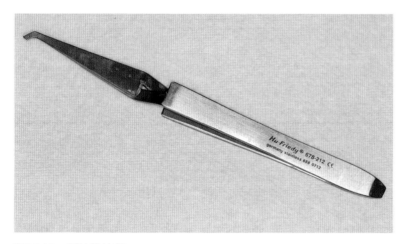

图58.10　倒转粘接镊

58.11　转矩钳

- 不锈钢手柄器械。
- 用于将直长的不锈钢丝弯制成弓形。
- 在弓形中给方丝加转矩。

58.12　去托槽钳

- 由超硬不锈钢材料制成，钳刃由碳化钨制成（图58.11）。
- 用于去除托槽，包括舌侧托槽。
- 喙缘与托槽翼贴合。

58.13　尼龙材质去托槽钳

- 由尼龙材料制成。
- 钳喙之间有金属丝（金属丝可以替换）。
- 通过将托槽拉起以去除托槽。
- 高温灭菌消毒。

58.14　成角型去托槽钳

- 由硬铬镀层的不锈钢材料制成（图58.12）。
- 用于去除托槽。
- 将钳喙放置于托槽翼周围，去除托槽。

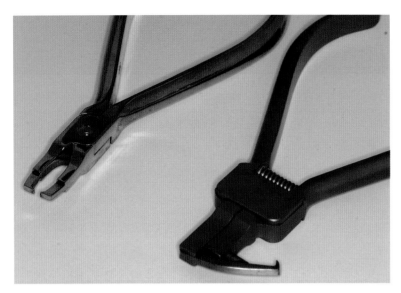

图58.11 去托槽钳

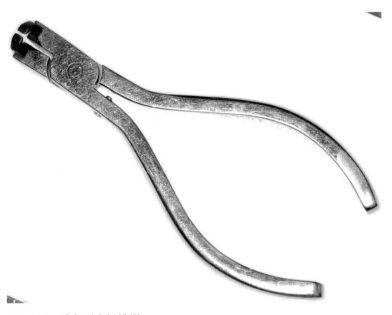

图58.12 成角型去托槽钳

58.15 游标卡尺

- 由不锈钢材料制成（图58.13）。
- 用于在口腔内或者模型上测量间隙、牙弓宽度或者牙齿宽度。

58.16 托槽定位器

- 由不锈钢材料制成。

- 用于测量每颗牙齿上托槽的垂直向位置。
- 每个臂上均有固定高度的喙（图58.14）。
- 高温灭菌消毒。

58.17 微型蚀刻机

- 也被称为喷砂机（图58.15）。
- 帮助清洁或者预备牙面，或者固定矫治器。

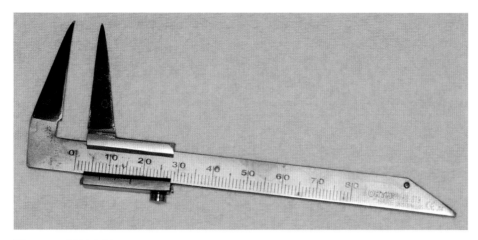

图58.13 游标卡尺

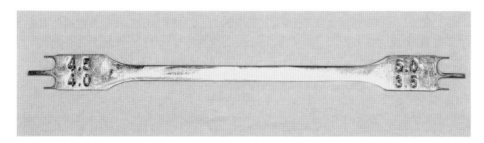

图58.14 托槽定位器（Boon规）

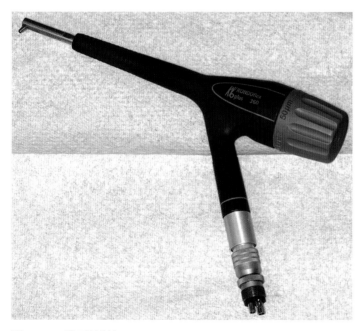

图58.15 微型蚀刻机

58.18　扁平充填器

- 由不锈钢材料制成（图58.16）。
- 用于涂抹正畸带环粘接剂和涂布托槽粘接剂。
- 辅助定位粘接保持器。

58.19　Tweed钳

- 由镀硬铬的不锈钢材料制成。
- 在方丝上弯制曲。

58.20　蚊式钳

- 由镀硬铬的不锈钢材料制成（图58.17）。
- 主要用于夹持弹性附件。
- 金属附件会损伤蚊式钳。

- 可用于放置弹性附件，如分牙装置、镍钛闭隙曲。

58.21　Mathieu式针持钳

- 由镀硬铬的不锈钢材料制成（图58.18）。
- 用于夹持皮圈或长的结扎丝结扎托槽。
- 仅用于金属部件。

58.22　Mauns粗丝切断钳

- 由不锈钢材料制成。
- 非常容易生锈。
- 可以切断任意尺寸弓丝。
- 不能用于口内操作。

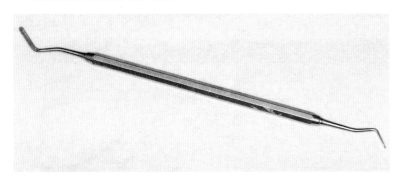

图58.16　扁平充填器

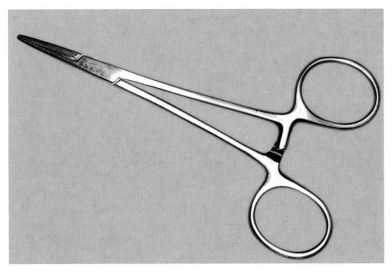

图58.17　蚊式钳

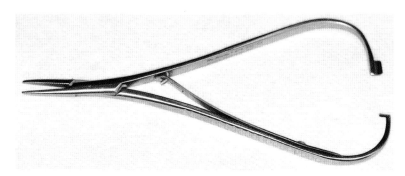

图58.18　Mathieu式针持钳

58.23　Mitchell修整器

- 粘接带环后用于去除牙面上多余的粘接剂（图58.19）。
- 在拆除带环后，去除树脂和粘接剂。

58.24　分牙钳

- 也被称为柯氏钳。

- 由镀硬铬的不锈钢材料制成（图58.20）。
- 在牙齿之间放置分牙装置，为带环创造间隙。

58.25　开口器

- 由透明塑料材料制成（图58.21）。
- 在粘接托槽时用于撑开唇部和脸颊。
- 低温高压灭菌消毒，但是这种消毒方式会导致开口器变脆并折断。

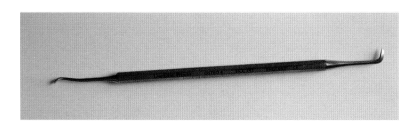

图58.19　Mitchell修整器

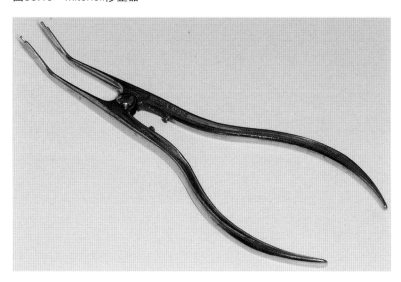

图58.20　分牙钳

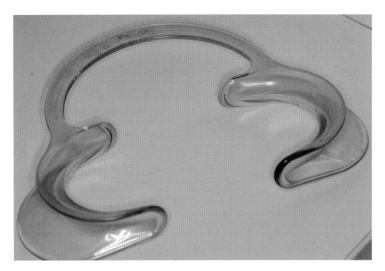

图58.21 开口器

58.26 不锈钢直尺

- 用于口内或者模型上测量覆𬌗和覆盖（图 58.22）。

58.27 三喙钳

- 由镀硬铬的不锈钢材料制成（图58.23和图 58.24）。
- 在弓丝上弯制小的弯曲。
- 用于在口腔内调整四眼簧扩弓器。

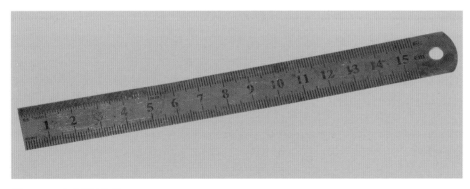

图58.22 不锈钢直尺

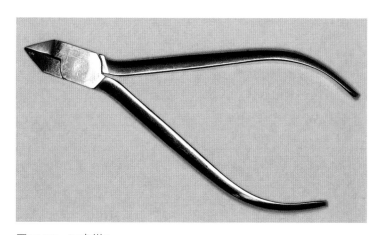

图58.23　三喙钳1

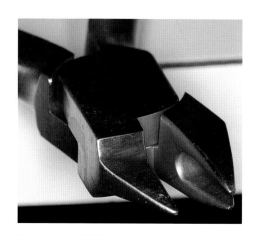

图58.24　三喙钳2

58.28　转矩钳

- 由镀硬铬的不锈钢材料制成（图58.25）。
- 用于在方丝上弯制小的曲，或在弓丝施加转矩。
- 根颊向转矩：顺时针扭转弓丝。
- 根舌向转矩：逆时针扭转弓丝。

58.29　结扎丝折叠器

- 由不锈钢材料制成（图58.26）。

- 引导和折叠结扎丝末端。

58.30　颊拉钩

- 由塑料材料制成（图58.27）。
- 成对使用，在拍照过程中拉开唇颊。
- 高压灭菌，但是可能随着时间的推移脆性增加。
- 低温消毒。

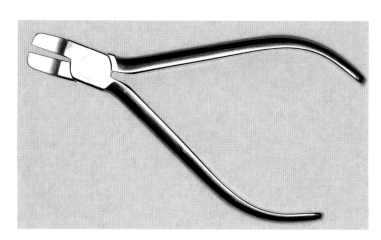

图58.25　转矩钳

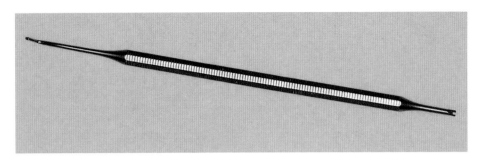

图58.26　结扎丝折叠器

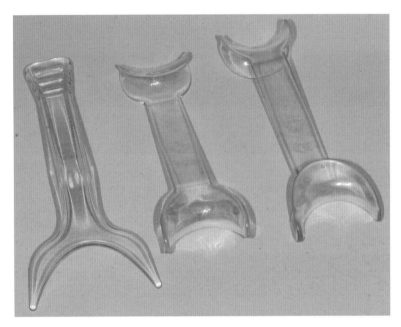

图58.27　颊拉钩

58.31　照相用反光板

- 成型反光板（图58.28）。
- 必须小心处理，以免划伤。
- 拍摄口内像时，便于拍摄整个牙弓。
- 高压灭菌。

58.32　慢速手机

- 由碳化钨图层的不锈钢材料制成（图58.29）。
- 低速运转伴随振动。
- 转速在4000r/min。

- 使用弹簧锁卡住车针。
- 在口腔内使用成角慢速手机。
- 不会穿透釉质。
- 有水喷雾以确保牙齿冷却。

58.33　去粘接剂车针

- 玫瑰头形状的碳化钨卡锁车针（图58.30）。
- 可呈梨状、火焰状、倒锥状、扁平裂隙状（图58.31）、锥形和花蕾形。
- 用于在拆除矫治器后去除树脂和粘接剂。

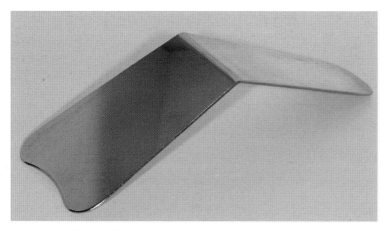

图58.28　照相用反光板

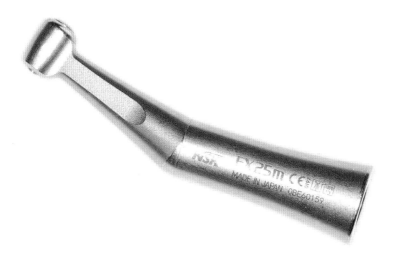

图58.29　慢速手机

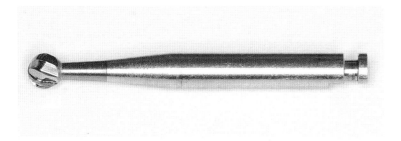

图58.30　玫瑰头形状车针

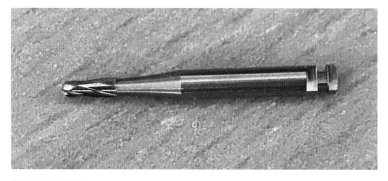

图58.31　裂钻

58.34　Moore轴芯

- 由不锈钢材料制成（图58.32）。
- 卡锁结构。
- 夹持抛光盘。

58.35　调磨树脂车针

- 由不锈钢材料制成（图58.33）。
- 通过摩擦力固位车针。
- 在直柄手机上使用。
- 用于调磨活动矫治器树脂。

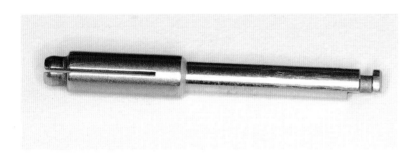

图58.32　Moore轴芯

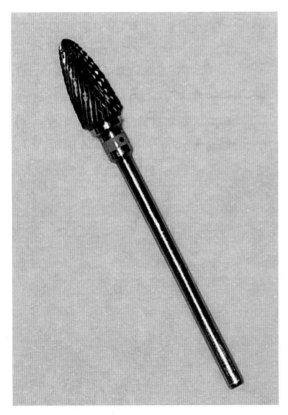

图58.33　调磨树脂车针

59

医疗突发事件
Medical Emergencies

医疗突发事件随时可能发生，因此对于临床医师应学会如何处理。当遇到医疗突发事件时，我们可以使用DRS ABCDE方法（表59.1）。

59.1 在口腔诊疗中常见的医疗突发事件

- 速发型过敏反应。
- 哮喘。
- 急性心脏病：心脏病发作和心绞痛。
- 癫痫发作。
- 低血糖。
- 高血糖。
- 脑卒中。
- 晕厥。
- 窒息。

表59.2详细说明了最为常见的医疗急诊的症状、管理和治疗方法。

59.2 窒息患者

59.2.1 成人

1) DRS（危险、反应、呼救）。
2) 要求患者咳嗽。如果这种方法没有效果，那么请进行如下操作：
   - 击打背部5次。
     - 站在患者身后
     - 使患者轻微向前倾斜
     - 扶住患者下颌骨
     - 猛击患者后背
     - 检查
     - 再击打一次，检查（最多5次）

   如果以上没有效果：
   - 腹部冲击法5次：
     - 站在患者身后
     - 将手臂放在胸骨剑突下的腹部
     - 双臂环绕着患者，用力挤压并向上提拉
     - 检查
     - 冲击，检查（最多5次）
3) 如果以上两种方法均没有效果，则需要拨打急救电话，在救护车抵达之前，需重复以上动作。

Textbook for Orthodontic Therapists, First Edition. Ceri Davies.
© 2020 John Wiley & Sons Ltd. Published 2020 by John Wiley & Sons Ltd.

表59.1 DRS ABCDE

D–危险（Danger）

- 检查患者附近可能存在的所有危险因素，例如水、弓丝、器械或者相关危险因素

R– 反应（Responsiveness）

- 检查患者是否有反应

    – 与患者交流："你好，能听到我说话吗？"

    – 如果成人和儿童患者没有反应，捏一下耳垂或斜方肌以评估是否失去知觉

    – 如果是婴儿患者没有反应，用力吹患者脸颊或捏耳垂

S–呼救（Shout for help）

- 呼救，叫人带来急救箱和除颤仪，同时请人拨打急救电话

A–气道（Airway）

- 检查患者口内是否存在异物阻塞气道

- 气道有无肿胀

B–呼吸（Breath）

- 将耳朵贴于患者口腔附近同时观察患者胸口起伏

- 你应该知道

    – 速率：成人每分钟呼吸12~20次，儿童每分钟呼吸20~30次

    – 模式：浅呼吸、深呼吸或者均匀呼吸

C–循环（Circulation）

- 观察患者肤色

- 检查毛细血管回流（甲床）：按压甲床，保持5秒，然后松开。计算几秒内血液回流。正常情况下2秒内出现血液回流。如果超过2秒，患者可能出现低血压，此时勿使用硝酸甘油（GTN）喷雾剂

D– 无意识（Disability）

- 观察其意识等级

    – A：警觉（Alert）：患者是否警觉？

    – V：言语（Verbal）：能否与其交流？

    – P：疼痛（Paim）：如果患者有反应，则询问其是否疼痛

    – U：无反应（Unres ponsive）

E–暴露（Exposure）

- 检查所有创伤

- 皮疹、瘀伤、肿胀或全身乏力（脑卒中患者会出现全身乏力）

- 如果患者出现低血糖，检查血糖

4）如果患者无意识并且停止呼吸，则应在拨打急救电话的同时按照DRC ABC方式进行操作。

59.2.2 儿童

1）DRS（危险、反应、呼救）。

2）要求患者咳嗽。如果这种方法没有效果，那么请进行如下操作：

- 击打背部5次：

    – 站在患者身后或者将患者腹部置于自己膝盖处

其余方法均同成人处理方法。

表59.2 最为常见的医疗急诊

医疗急诊	表现和症状	管理	治疗
速发型过敏反应	• 突然发作 • 肿胀：唇部，眼睛和舌头 • 呼吸急促 • 喘息声：大声，刺耳，高音调喘息声 • 声音沙哑：刺耳或紧张的声音 • 肤色苍白 • 湿热/出汗 • 脸色发红或面色苍白 • 皮疹	DRS ABCDE 拨打急救电话，呼叫救护车	肾上腺素： • Epipen：成人或青少年 • 拟订： – 成人≥12岁：注射500μg（0.5mL的1∶1000） – 儿童6～12岁：注射300μg（0.3mL的1∶1000） – 儿童<6岁：注射150μg（0.15mL的1∶1000） – 股前外侧部给药（大腿上方） 吸氧： • 15L/min
哮喘	• 哮鸣音 • 呼吸困难 • 无法说一整句话 • 肤色发青 • 颤动	DRS ABCDE 如果两次吸入器吸药后没有反应或情况严 重危及生命，请拨打急救电话叫救护车 拨打急救电话	沙丁胺醇： • 100μg/吸入 • 2～10次吸药，即每次间隔10秒 • 如果两次吸药后无反应，拨打急救电话 • 如果患者无法自理则使用垫片 吸氧： • 15L/min • 10分钟吸氧–10分钟吸入器吸药

续表

医疗急诊	表现和症状	管理	治疗
急性心脏：心脏病发作和心绞痛	心脏病发作： • 中度挤压性中央性胸痛，疼痛可放射至颈、肩、左上臂和背部 • 苍白出汗 • 恶心/呕吐 • 呼吸困难 心绞痛： • 胸部疼痛不适 • 可感到紧绷，顿或沉重的痛感 • 患者平时有这样的痛感吗？	DRS ABCDE 如果服药后心绞痛没有缓解则拨打急救电话	硝酸甘油（GTN）喷雾： • 舌下喷雾2次 • 当毛细血管压<3时，仅给喷雾 阿司匹林： • 300mg，口服，碾碎或者咀嚼 • 如果患者有胃溃疡或者已经服用阿司匹林和血液稀释片，则无须再使用 • 如果患者服用阿司匹林且已知其服用剂量，可补充剂量至300mg

癫痫发作	• 突然发作
	• 丧失意识
	• 抽搐
	• 可能会咬舌
	• 口吐白沫
	• 尿失禁
	• 发作过后不能回忆
		DRS ABCDE
		如果症状超过5分钟以上就需要拨打急救电话呼叫救护车
		患者需要在他人陪伴下回家
		不要将任何物品置于患者口内
		不要拉扯患者
		发作停止后使患者处于安静环境中
		如果发作时间不长可能是低血糖所致，血糖浓度低于3mmol/L可能诱发癫痫
			口服咪达唑仑：
			• 如果癫痫时间延长（超过5分钟）
			• 口服剂量
			  – >10岁：使用10mg
			  – 5~10岁：使用7.5mg
			  – 1~5岁：使用5mg
			如果不起作用，通过其他方式给药

续表

医疗急诊	表现和症状	管理	治疗
低血糖	- 颤抖 - 口齿不清 - 视力模糊 - 出汗 - 复视 - 局促不安 - 神志不清 - 暴躁（进攻性） - 患儿可能昏昏欲睡	DRS ABCDE 检查血糖 如果患者血糖低于3mmol/L，则为低血糖。 如果高于3mmol/L则是正常 如果患者无反应，则拨打急救电话呼救护车	有意识并能吞咽： - 10～20g葡萄糖例如橘子汁、汽水、4片葡萄糖片 或者葡萄糖凝胶 无意识以及不能吞咽： - 成人和>8岁儿童：肌肉注射葡萄糖1mg - <8岁的儿童：肌肉注射0.5mg 建议在大腿上1/3处肌肉注射 若不能进行肌肉注射，则在口腔颊沟内含服葡萄糖凝胶
脑卒中	F-面部（Face）：微笑时口角或眼睑下垂 A-手臂（Arm）：举起双臂并坚持15秒，有一侧手臂是否垂下？ S-语言（Speech）：发音不清 T-测试（Test）：测试这3个症状	DRS ABCDE 立即拨打急救电话呼叫救护车 确保气道通畅恢复患者平躺 禁止进食、进水	吸氧 15L/min
晕厥	- 感觉虚弱 - 头晕目眩 - 晕倒 - 轻微头痛 - 丧失意识 - 肤色苍白 - 出汗 - 心跳缓慢 - 低血压 - 恶心/呕吐	DRS ABCDE 将患者放平并将腿抬高 松解衣服 如果患者无反应，检查生命体征	吸氧： - 15L/min

59.2.3 婴儿

1）DRS。

2）如果患者年龄足够大且能够理解你所说的，那么让患者咳嗽。如果这种方法不起作用，则进行如下操作：

- 击打背部5次：
  - 将患儿面朝下抱于怀中
  - 扶住下颌骨
  - 拍打患者背部
  - 检查（将患者侧向倾斜）
  - 如果需要重复以上步骤，最多5次

  如果击打背部没有效果：

- 胸部挤压5次：
  - 让患儿平躺于怀中
  - 两个手指向胸部上内方向用力推压
  - 检查（将患者侧向倾斜）
  - 重复挤压腹部，最多挤压5次

3）如果以上两种方法均不起作用，拨打急救电话同时重复以上步骤，直到救护车抵达。

4）如果患者没有意识和停止呼吸，进行DRS ABC和拨打急救电话。

5）婴儿，发生窒息需要呼叫救护车过来检查。

如果误吸异物，异物就会卡进右肺。如果异物进入肺部，让患者坐直并且鼓励患者咳嗽。如果此时异物没有被咳出，可以拍打背部或者使用腹部冲击法。若此时异物仍在体内，那么应该呼叫救护车并且给氧。救护车到达后根据需要将患者送到医院进一步观察，拍摄X线定位异物所在位置。

59.3 心脏骤停患者

59.3.1 成人

DRS ABC：

- 危险：检查是否有危险。
- 反应：询问患者"你好，能听到我说话吗？"如果没有反应，捏患者耳朵或者斜方肌。
- 呼救：请人去拿医药箱和除颤仪等，请人拨打急救电话。
- 气道：检查是否有异物阻塞，如果没有，将头倾斜一侧并抬起下颌。
- 呼吸：将下颌向后上抬起。将耳朵靠近患者口腔感觉患者呼吸并观察患者胸部起伏。呼吸频率应该在12～20次/min。
- 胸部按压：开始心肺复苏（CPR）。
  - 深度：5～6cm
  - 速率：100～120次/min
  - 比率：30∶2（按压30次，人工呼吸2次）
  - 部位：胸部中心，胸骨下1/3，双手交叉
  - 使用除颤仪并拨打急救电话，继续心肺复苏直到救护车到达
  - 如果出现生命体征，则停止心肺复苏，使患者平躺并保持气道通畅

59.3.2 儿童

DRS ABC：

- 危险：检查是否有危险。
- 反应：询问患者"你好，能听到我说话吗？"检查生命体征、肤色和任何反应。
- 呼救：请人去拿医药箱和除颤仪，请人拨打急救电话。

- 气道：检查是否有异物阻塞，如果没有阻塞，将头部倾斜并轻微抬起。
- 呼吸：将下颌向后向上抬起。将耳朵靠近患者口腔感觉患者呼吸并观察患者胸部起伏。呼吸频率应该在20~30次/min。
- 胸部按压：开始CPR。
  - 深度：4~5cm
  - 速率：120次/min
  - 比率：15:2（按压15次，人工呼吸2次）
  - 部位：胸部中心，胸骨下/1/3，年龄比较大的儿童用两只手，年龄小的儿童使用一只手
  - 使用除颤仪并拨打急救电话，继续心肺复苏直到救护车到达
  - 如果出现生命体征，则停止心肺复苏，使患者平躺并保持气道通畅

59.3.3　1岁以内的婴儿

DRS ABC：

- 危险：检查是否有危险。
- 反应：将婴儿抱到你面前，捏他们的耳朵、向面部吹气。
- 呼救：请人去拿急救箱，请人拨打急救电话。
- 气道：检查是否有异物阻塞，如果气道通畅则将婴儿的头部自然放平，如果不通畅则一只手指放在婴儿颈部并将其向头的方向抬平。
- 呼吸：将婴儿放平，靠近他们的嘴和鼻子，观察是否存在呼吸。
- 胸部按压：开始CPR。
  - 深度：4~5cm
  - 速率：120次/min

- 比率：15:2（按压15次，人工呼吸2次）
- 部位：在乳头连线中间，仅使用两个手指，轻微向上抬起头部。注意：并不是所有的患者都这样操作
- 拨打急救电话并继续按压直到救护车到来
- 如果出现生命体征，则停止心肺复苏，使患者平躺并保持气道通畅

59.3.4　孕妇

DRS ABC：

- 危险：检查是否有危险。
- 反应：询问患者"你好，能听到我说话吗？"如果没有反应，捏患者耳朵或者斜方肌。
- 呼救：请人去拿医药箱和除颤仪等以及请人拨打急救电话。
- 气道：检查是否有异物阻塞，如果没有，将头倾斜一侧并抬起下颌。
- 呼吸：将下颌向后向上抬起。将耳朵靠近患者口腔，感觉患者呼吸并观察患者胸部起伏。呼吸频率应该在12~20次/min。
- 胸部按压：开始CPR。
  - 深度：5~6cm
  - 速率：100~120次/min
  - 比率：30:2（按压30次，人工呼吸2次）
  - 部位：胸部中心，胸骨下1/3，双手交叉。将患者向左倾斜30°侧卧，这样可以减轻心脏腔静脉的压力以及使子宫下移
  - 使用除颤仪并拨打急救电话，继续心肺复苏直到救护车到达
  - 如果出现生命体征，则停止心肺复苏，使患者平躺并保持气道通畅

60

牙齿萌出时间
Eruption Dates

乳牙（表60.1）和恒牙（表60.2）的牙齿钙化时间和正常萌出时间均不相同。

乳牙的牙根通常在12～18个月完全形成，恒牙的牙根通常在24～36个月完全形成。

表60.1 乳牙萌出和钙化时间

牙齿	萌出	钙化
A	6个月	
B	7个月	
C	18个月	胎龄0～16周
D	12个月	
E	24个月	

表60.2 恒牙萌出和钙化时间

上颌			下颌	
牙齿	萌出	钙化	牙齿	萌出
1	7岁	3~6个月	1	7岁
2	8岁	10~12个月 3~6个月	2	8岁
3	11岁	3~6个月	3	10岁
4	9岁	1~2岁	4	9岁
5	10岁	1~2岁	5	11岁
6	6岁	出生时	6	6岁
7	≥12岁	3岁	7	≥12岁
8	≥18岁	7岁	8	≥18岁

Textbook for Orthodontic Therapists, First Edition. Ceri Davies.
© 2020 John Wiley & Sons Ltd. Published 2020 by John Wiley & Sons Ltd.

61

拔牙模式
Extraction Patterns

正畸治疗计划有不同的拔牙模式。拔除牙位主要取决于错𬌗类型和牙弓需要间隙的量。

61.1　Ⅰ类错𬌗病例

轻度到中度拥挤（图61.1）。

- 不需要太多的间隙，所以拔除第二前磨牙。
- 建立Ⅰ类磨牙关系。
- 对称和代偿拔牙。

```
5 │ 5
───┼───
5 │ 5
```

图61.1　Ⅰ类轻度到中度拥挤拔牙模式

中度到重度拥挤（图61.2）。

- 因为需要更多的间隙，所以拔除第一前磨牙。
- 建立Ⅰ类磨牙关系。
- 对称和代偿拔牙。

```
4 │ 4
───┼───
4 │ 4
```

图61.2　Ⅰ类中度到重度拥挤拔牙模式

61.2　Ⅱ类错𬌗病例

轻度到中度拥挤同时下颌排列较为整齐（图61.3）。

- 为了减小前牙覆盖，前牙段需要更多的间隙，所以拔除上颌第一前磨牙。
- 建立完全的Ⅱ类磨牙关系。
- 对称拔牙。

```
4 │ 4
───┼───
```

图61.3　Ⅱ类轻度到中度拥挤拔牙模式

上下颌中度到重度拥挤（图61.4）。

- 为了减小前牙覆盖，前牙段需要更多的间隙，所以拔除上颌第一前磨牙。
- 对于骨性Ⅱ类患者，在内收下颌前牙过程中不希望加重Ⅱ类关系，需近中移动下颌后牙。

```
4 │ 4
───┼───
5 │ 5
```

图61.4　Ⅱ类中度到重度拥挤拔牙模式1

Textbook for Orthodontic Therapists, First Edition. Ceri Davies.
© 2020 John Wiley & Sons Ltd. Published 2020 by John Wiley & Sons Ltd.

替代方案（图61.5）：

- 下颌中度拥挤：拔除下颌第二前磨牙。
- 下颌重度拥挤：拔除下颌第一前磨牙。
- 建立Ⅰ类磨牙关系。
- 对称或者代偿拔牙。

$$\begin{array}{c|c} 4 & 4 \\ \hline 4 & 4 \end{array}$$

图61.5　Ⅱ类中度到重度拥挤拔牙模式2

61.3　Ⅲ类错𬌗病例

在Ⅲ类患者中，由于下颌牙齿更前突，需要考虑拔牙来内收前牙。有3种方案供选择。

上颌第二前磨牙和下颌第一前磨牙（图61.6）。

$$\begin{array}{c|c} 5 & 5 \\ \hline 4 & 4 \end{array}$$

图61.6　Ⅲ类拔牙模式1

- 下颌前牙段需要更多的间隙。
- 建立Ⅰ类磨牙关系。
- 对称或者代偿拔牙。

或者仅拔除下颌第一前磨牙（图61.7）。

图61.7　Ⅲ类拔牙模式2

- 下颌前牙段需要更多的间隙。
- 建立Ⅰ类咬合关系。
- 对称拔牙。

或者仅拔除下颌1颗切牙（图61.8）。

图61.8　Ⅲ类拔牙模式3

61.4　对称拔牙和补偿拔牙

对称拔牙意思是牙弓两侧均拔除牙齿，以防止牙弓中线偏向一侧。例如，拔除上颌双侧第一前磨牙。

补偿拔牙意思是拔除对颌牙齿以建立良好的咬合。例如，拔除预后较差的25，那么拔除35建立良好的咬合关系。

62

融合牙和双生牙
Tooth Fusion and Gemination

融合牙是两颗独立的牙齿融合在一起，每颗牙齿均有独立的髓室和根管。

双生牙是由一个内向的凹陷将一个牙胚不完全分开而形成，通常牙齿外观较大，有一个共同的牙根和根管。

图62.1为融合牙和双生牙形态示意图。两者牙根情况不同，因此临床上只能通过牙科X线检查帮助医师评估和鉴别牙根数量，对两者进行鉴别。

融合牙和双生牙尽管在恒牙列中也会出现，但是在乳牙列中最为常见，融合牙和双生牙多见于切牙。

62.1 治疗

发生在乳牙列与恒牙列的融合牙和双生牙可考虑不同的方案。

- 在乳牙列中，如果出现融合牙或者双生牙，其可能会自动脱落。然而，其若没有自动脱落则可考虑拔除。
- 在恒牙列中，正畸治疗时常考虑拔除融合牙或者双生牙。

如果融合牙或者双生牙大小合适且不是很宽，可以考虑将其予以保留。由于牙冠结合处的釉质有发展成龋洞的风险，所以若保留该牙齿，需保持良好的口腔卫生。也可将牙齿改形至正常牙齿大小，但该方法较少使用。

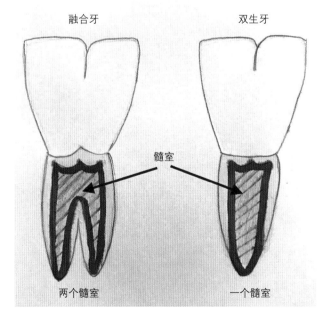

图62.1 融合牙和双生牙

Textbook for Orthodontic Therapists, First Edition. Ceri Davies.
© 2020 John Wiley & Sons Ltd. Published 2020 by John Wiley & Sons Ltd.

63

额外注释
Extra Notes

表63.1包含了学生希望了解的并且与正畸相关的附加主题的注释。

表63.1　正畸相关注释

3D扩弓螺簧	第一天在中线处转动钥匙，2~3天后在前部转动钥匙。注意：不在同一天加力
主动自锁托槽	在工作弓丝上表达更多的转矩
美学托槽	塑料或陶瓷托槽。塑料托槽无法表达转矩且容易扭曲变形
热激活镍钛丝	弓丝加热后会变成红色，且加热后弓丝的超弹性也会随之消失
Ⅲ类错𬌗弓丝	由于Ⅲ类错𬌗患者下颌不需要表达全部转矩，所以可以使用0.017英寸×0.025英寸的弓丝
评估弓形	将初始模型和弓形进行匹配，选择最为贴合的弓形
球型末端卡环	由于一些磨牙没有倒凹，所以在功能矫治器中球状突邻间钩比箭头卡环运用更多。且可以放置在弓丝下，可以运用到固定矫治器中
根分叉	在牙冠根方、牙根之间的区域叫根分叉区
Bolton分析	分析牙齿大小不调，测量尖牙、侧切牙和中切牙宽度。如果上下颌比例不协调，则考虑修复
粘接保持器	用于间隙、扭转、拥挤和其他复发高风险的患者。可以使用0.0175英寸的麻花丝制成
2–2粘接保持器	非常适用于Ⅱ类完成病例，该保持器去掉尖牙部分
3–3粘接保持器	非常适用于Ⅰ类完成病例
4–4粘接保持器	放置于尖牙颊侧或者尖牙缺失患者以防止复发
棕色斑点	牙齿上的棕色斑点，可能是龋坏或者病变
头影测量	包括拍摄和分析头颅定位侧位片
末端回弯	有助于防止弓丝从末端托槽脱出，同样可以防止前牙唇倾
安氏Ⅲ类错𬌗	将左右侧的尖牙托槽互换，可以防止尖牙近中倾斜。下颌保持使用圆丝帮助下颌切牙舌倾。方丝会使下颌前牙唇倾。
唇腭裂	常见骨性Ⅲ类错𬌗，这是因为下颌继续生长而上颌发育延迟
脱矿	80%的正畸患者治疗后出现牙齿脱矿
龈缘	健康的牙龈龈缘位置正常，牙龈退缩患者需要改善龈缘位置

Textbook for Orthodontic Therapists, First Edition. Ceri Davies.
© 2020 John Wilev & Sons Ltd. Published 2020 bv John Wilev & Sons Ltd.

续表

氯乙烷	使弓丝弹性增大，便于满尺寸弓丝入槽
扩弓装置	活动扩弓矫治器更容易产生牙齿倾斜和牙齿颊倾。四眼簧和快速扩弓器产生的牙齿倾斜较小，且可以使牙齿整体移动。加宽不锈钢方丝或者β-钛丝可进行扩弓，常用于反𬌗的纠正。头帽可以通过面弓进行扩弓。交互牵引可以扩展上颌牙弓
拔除第一恒磨牙	拔除比较困难，会缩小牙弓长度
氟化物	牙膏中含有1450ppm氟化物
系带修整术	牵拉唇部向上，如果牙龈变白并延伸到切牙腭侧，则需要系带修整
Hawley保持器	对于容易复发的患者，有助于建𬌗，矫治器需要紧贴切牙
下颌第二前磨牙阻生	可在舌/腭侧萌出
种植体	种植体需要7mm的种植间隙
知情同意	以下内容需要知情同意：矫治器类型、需要保持、拔牙、患者复诊频率，需要按时复诊，风险和收益，目标和局限，优点，缺点，替代方案和不治疗的选择
X线片显示尖牙过大	尖牙可能腭部异位
磁共振扫描	由于不锈钢材质托槽是磁性的，所以进行磁共振扫描时需要拆除金属托槽。全瓷托槽可以进行扫描
切缘结节	位于切嵴，在牙齿萌出后消失
MBT 参数	希望能更容易表达转矩，则将托槽槽沟由0.022英寸×0.028英寸改为0.018英寸×0.025英寸，小尺寸的弓丝就可以表达转矩
缺失上颌侧切牙病例	由于上颌尖牙牙根更偏唇侧，所以上颌尖牙可使用上颌侧切牙托槽以利于表达根舌向转矩。将尖牙托槽粘于第一前磨牙上可使其牙冠颊倾。当考虑尖牙替代侧切牙时可以使用该方法
磨牙带环	常在带环的近中标记带环大小。使用压带环钳将带环就位。检查带环是否合适，检查带环是否倾斜以及带环上颊管是否与𬌗平面平行
镍钛拉簧	容易发生形变，需要格外注意口腔卫生。提供恒定力值并且衰减较小
牙瘤	牙瘤有两种类型：组合型（有较多小团块组成）和混合型（一个大团块组成）
补偿托槽	由于前磨牙区托槽常脱落，因此为了防止托槽脱落，该区域托槽底板较大
纳入第二磨牙	有助于深覆𬌗的矫正（楔形效应）
预成方丝弓	内收和外展=托槽底板的厚度。轴倾=托槽槽沟角度。转矩（颊舌向）=使用方丝时与托槽的角度
压膜保持器	包绕𬌗面，影响建𬌗。患者治疗结束时需要建立良好的咬合，这是因为这种保持器无法自动建立良好的咬合关系
初级保健信托（PCT）	如果患者无法来牙科诊所，当地的初级保健信托需要联系患者，询问其是否需要到当地牙医处就诊或者是否需要资金帮助。初级保健信托和牙科理事会合作，可处理员工和政府关系、基金和投诉问题
尖牙代替侧切牙的问题	尖牙颜色更黄，龈缘较高，牙齿形态更宽且尖牙的形态更突
功能矫治器重新加力	两种方法：椅旁，在𬌗垫上增加树脂；送技工室，需要新印模和咬合蜡记录
高位头帽牵引减小前牙开𬌗	压低上颌后牙段可减小前牙开𬌗，这种楔形效应可以促进下颌前旋，使MMPA和LAFH减小，使牙冠的颊侧压低大于舌侧，从而减小前牙开𬌗
低位头帽牵引减小深覆𬌗	伸长上颌后牙段减小深覆𬌗，这种楔形效应可以促进下颌后旋，增加MMPA和LAFH，使牙冠颊侧伸长大于舌侧，从而减小深覆𬌗

去除横腭杆或者Nance托	使用高速手机可以去除牙弓间弓丝，这项工作只有正畸医师可进行操作。如果继续固定矫治需保留带环
自锁托槽	主动自锁托槽在托槽翼下额外有个金属弹片，主动自锁托槽可对弓丝主动施力。被动自锁托槽槽沟盖是平的且无额外弹片，对弓丝无主动加力的作用
短根	其病因可能是牙齿发育受到干扰
牙龈点彩	牙龈表面呈橘子皮样
转矩	如果能触摸到牙根外形则说明转矩足够。如果转矩不够，可以在弓丝上施加转矩后入槽
易位牙	两种类型：真性和假性易位牙。最常见的易位牙为上颌尖牙和上颌第一前磨牙，下颌侧切牙和下颌尖牙
挂弹性皮圈的方式	小圈曲，U形曲，牵引钩，在弓丝上焊接Kobayashi牵引钩

64

定义
Definitions

见下方表64.1。

表64.1 定义

磨牙关系	
安氏Ⅰ类	上颌第一磨牙的近中颊尖咬在下颌第一磨牙颊沟处
安氏Ⅱ类	上颌第一磨牙的近中颊尖咬在下颌第一磨牙颊沟近中
安氏Ⅲ类	上颌第一磨牙的近中颊尖咬在下颌第一磨牙颊沟远中
切牙关系	
Ⅰ类	下颌切牙边缘嵴咬在上颌中切牙舌隆突或者稍靠切方
Ⅱ类1分类	下颌切牙边缘嵴咬在上颌中切牙舌隆突后方。上颌中切牙唇倾以及覆盖增加
Ⅱ类2分类	下颌切牙边缘嵴咬在上颌中切牙舌隆突后方。上颌中切牙舌倾伴随较大或者较小的覆盖。常见的特征是侧切牙唇倾
Ⅲ类	下颌切牙边缘嵴咬在上颌中切牙舌隆突前方。覆盖变小或者变成反覆盖
尖牙关系	
Ⅰ类	上颌尖牙牙尖咬在下颌尖牙和第一前磨牙邻间隙
Ⅱ类	上颌尖牙牙尖咬在下颌尖牙和侧切牙邻间隙近中
Ⅲ类	上颌尖牙牙尖咬在下颌第一前磨牙和第二前磨牙邻间隙远中
其他定义	
少数牙缺失	缺失牙，常常先天缺失一颗或一颗以上乳牙或者恒牙
少牙症	6颗以上的牙缺失
无牙畸形	所有牙均缺失
多生牙	除正常牙齿排列外多出的牙齿
阻生牙	由于拥挤或者牙弓内有阻碍牙齿萌出的因素导致尖牙或者牙齿不能萌出
深覆𬌗	后牙咬合时在垂直向上咬合过深。垂直向上，上颌切牙咬过下颌切牙超过4mm则为深覆𬌗
正常覆𬌗	后牙咬合时上颌切牙咬在下颌切牙1/3牙冠高度1/3内

Textbook for Orthodontic Therapists, First Edition. Ceri Davies.
© 2020 John Wiley & Sons Ltd. Published 2020 by John Wiley & Sons Ltd.

续表

覆𬌗加深	后牙咬合时上颌切牙咬在下颌切牙牙冠高度超过1/3以上
覆𬌗减少	后牙咬合时上颌切牙咬在下颌切牙牙冠高度小于1/3
不完全覆𬌗	后牙处于咬合时，下颌切牙与上颌切牙或腭黏膜均无咬合接触关系的切牙关系
完全覆𬌗	下颌切牙和软硬组织接触
前牙开𬌗	当后牙咬合时，下颌切牙在垂直方向上未被上颌切牙覆盖
后牙开𬌗	当后牙咬合时，下颌后牙在垂直方向上未被上颌后牙覆盖
反𬌗	对颌牙齿在颊腭向或者颊舌向异常的关系
后牙反𬌗（POB）	牙尖交错𬌗时下颌牙齿的颊尖咬在上颌牙齿颊尖的颊侧
前牙反𬌗（AOB）	当后牙咬合时，一颗或者多颗上颌切牙咬在下颌切牙的舌侧
正锁𬌗	牙尖交错𬌗时，下颌牙齿的颊尖咬在上颌牙齿腭尖的腭侧面
覆盖	水平面上，上下颌切牙间距离。正常2~4mm
双牙弓前突	牙尖交错位时，上下颌切牙均前突唇倾
阻抗中心	位于物体上的一个点，是物体周围约束其运动阻力的简化中心，与质心相似
力矩	能够引起物体旋转的倾向
力偶	在固定矫治器中，当弓丝入槽后就会产生一对力偶，力偶可以产生扭转、牙齿倾斜和转矩
牙科全口曲面断层片（DPT）	对上下颌进行X线照射，产生二维影像
头影测量片	头颅真实的侧面影像，显示颅骨和面部骨骼的二维影像
上颌前部咬合片（USO）	上颌前部和前牙的X线影像
平行投照法	评估和定位阻生牙的方法
活动矫治器	患者可以自行摘戴的一种正畸矫治器，这种矫治器有助于维持患者口腔卫生。活动矫治器既包括对牙齿主动加力的矫治器，也包括被动维持牙齿位置或者维持牙弓内间隙的矫治器
功能矫治器	在Ⅱ类错𬌗畸形中可前导下颌的固定或活动矫治器，该矫治器可以引起面部软组织的拉伸从而促使牙齿和骨骼的改变
固定矫治器	固定在牙齿上的正畸矫治器，患者不能自行摘戴
头帽	联合其他矫治器（固定或者活动）发挥作用，可以提供口外支抗或者口外牵引力
支抗	控制不需要的牙齿移动
正畸治疗需求指数（IOTN）	用于评估正畸治疗的必要性
同行评估评级（PAR）	用于评估治疗的成功性
唇腭裂	颜面部发育异常
保持	把复发降低到最小以及维持治疗的最终结果
知情同意	患者有权允许施行治疗措施与否
融合牙	两颗相互独立的牙齿融合在一起。每颗牙齿均有独立的髓室和根管
双生牙	由一个内向的凹陷将一个牙胚不完全分开而形成，通常牙齿外观较大，有一个共同的牙根和根管